医学生学习笔记

——生理学

阿虎医考研究中心

主　编　李晗歌　吴春虎

编　委（以姓氏笔画为序）

王　昕（中国医学科学院肿瘤医院）

王　亮（北京同仁医院）

王健仰（中国医学科学院肿瘤医院）

李晗歌（北京协和医学院）

吴春虎（阿虎医考研究中心）

陈　博（北京协和医院）

蔺　晨（北京协和医院）

人民卫生出版社
·北　京·

图书在版编目（CIP）数据

生理学 / 李晗歌，吴春虎主编 . —北京：人民卫生出版社，2021.6

（医学生学习笔记）

ISBN 978-7-117-31736-8

Ⅰ.①生… Ⅱ.①李… ②吴… Ⅲ.①人体生理学–医学院校–教学参考资料 Ⅳ.①R33

中国版本图书馆 CIP 数据核字（2021）第 113861 号

人卫智网	**www.ipmph.com**	医学教育、学术、考试、健康，购书智慧智能综合服务平台
人卫官网	**www.pmph.com**	人卫官方资讯发布平台

医学生学习笔记——生理学

Yixuesheng Xuexi Biji——Shenglixue

主　　编：李晗歌　吴春虎

出版发行：人民卫生出版社（中继线 010-59780011）

地　　址：北京市朝阳区潘家园南里 19 号

邮　　编：100021

E - mail：pmph @ pmph.com

购书热线：010-59787592　010-59787584　010-65264830

印　　刷：中农印务有限公司

经　　销：新华书店

开　　本：787 × 1092　1/16　**印张：**22

字　　数：480 千字

版　　次：2021 年 6 月第 1 版

印　　次：2021 年 7 月第 1 次印刷

标准书号：ISBN 978-7-117-31736-8

定　　价：68.00 元

打击盗版举报电话：010-59787491　**E-mail：**WQ @ pmph.com

质量问题联系电话：010-59787234　**E-mail：**zhiliang @ pmph.com

前　言

　　医学是保护人类健康的科学。随着现代医学的不断发展,对于立志投身于医学事业的医学生也提出了更高的要求。生理学是临床医学的一门基础学科,如何能够在有限的时间内充分地从书本中汲取知识,融会贯通,以更好地适应医学实践的发展现状,成为医学生的一大考验。因此,为了帮助广大医学生更好地理解和掌握生理学的理论知识,我们结合临床的实际需要,集思广益,编写了《医学生学习笔记——生理学》。

　　首先,本书具有高度的实用性。本书是以人民卫生出版社出版的本科临床医学专业第9版《生理学》教材的内容为基础,以力求涵盖所有高频考点为原则,做到删繁就简、重点突出。我们在编写本书时统筹规划,以医学生的学习目标为导向,并由北京协和医学院毕业的临床一线医生结合临床实践对重点内容进行提炼,做到图文并茂,使广大医学生能更直观、更准确地理解相应知识点。

　　其次,本书采用双色印刷,使用不同标记突出以显示历年西医考研和临床执业(助理)医师考试的重点内容。另外,本书具有三大编写特色,能帮助医学生轻松、高效地学习。

　　1. 紧贴临床考试。学习是为了更好地实践,医学考试便是医学生进入实践的第一步。在本书编写过程中,对历年的全国硕士研究生入学统一考试和临床执业(助理)医师考试的高频考点进行归纳,对相应内容运用不同的形式进行标注:以蓝色标注历年硕士研究生考试的考点内容,以下划线标注历年执业(助理)医师考试的考点内容,把考试内容带入平时的学习中,有助于学生更好地把握学习重点。

　　2. 精选经典试题。医学生应重视基础知识和技能的学习,做到理论和实践良好地结合。为了帮助医学生检验自己阶段性的学习成果,同时熟悉医学研究生考试和临床执业(助理)医师考试的考试模式,我们在相应章节的末尾,精心选取了部分具有代表性的题目[注:对应题目分别标有(研)、(执)],这些题目从考点设置和出题模式上均十分接近真实考试,同时对有难度的题目进行了详细解析,能帮助医学生巩固学习效果。

　　3. 时时温故知新。在相应章节末尾,采用思维导图的形式,对内容进行系统性梳理,清晰地呈现重点和难点,医学生能借此从整体上建立知识框架,不断地"顺藤摸瓜",达到思维发散、举一反三的目的。

　　总之,本书精选第9版《生理学》的核心知识,兼顾了理论性和实践性,在学习中能使读者掌握重点和难点,学习后帮助读者整理知识要点。希望本书能为医学生充实自己的知识尽一份力量,尤其是成为求学、备考之路的有力助手,帮助医学生坚定地迈向更高的医学殿堂。

　　本书在编写过程中难免存在疏漏,如果在使用过程中发现问题或错误,敬请读者批评指正。

　　为了更好地服务本书读者,我们与"阿虎医考"合作,为大家提供更多的免费学习资料。

阿虎医考研究中心

2021 年 5 月

目　录

第一章

绪　　论

第一节　概　　述

一、生理学的研究对象和任务

1. 生理学是生物科学的一个重要分支,是一门研究机体生命活动各种现象及其功能活动规律的科学。所谓机体,指的是有机体,即生物体,是自然界中有生命物体的总称。

2. 在人体生理学的研究任务中,既要研究人体各系统、器官、不同细胞正常生命的功能活动现象和规律并阐明其内在机制,又要研究在整体水平上各系统、器官、细胞乃至基因分子之间的相互联系。随着分子生物学的研究不断深入,细胞生理学的研究也不断向纵深发展。转化医学的问世,也使生理学的研究与生物化学、病理学、病理生理学、药理学和各临床学科密切联系。

二、生理学的常用研究方法

生理学是一门理论性很强、实践性也很强的科学。常用研究方法包括动物实验、人体生理研究;运用正确的科学方法进行生理学的研究,是获得生理学真知的重要途径。

三、生命活动的基本特征

无论是单细胞生物还是高等动物,各种生物体都具有包括新陈代谢、兴奋性、适应性和生殖等基本生命特征。从人体生命活动全周期来看,发育、成熟、衰老乃至死亡,也是一个具有规律性特征的过程。

第二节　机体的内环境、稳态和生物节律

一、机体的内环境及其稳态

1. **体液**　指人体内的液体总称,包括细胞内液和细胞外液。

（1）组成

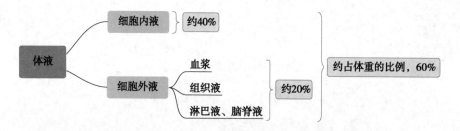

（2）正常细胞通过细胞膜进行细胞内液和细胞外液之间的物质交换。

2. 内环境 指体内各种组织细胞直接接触并赖以生存的环境,即细胞外液。

> **提示**
>
> 胃内、肠道内、汗腺管内、尿道内、膀胱内的液体,均与外环境连通,不属于内环境的范畴。

3. 内环境的稳态 指内环境的理化性质,如温度、酸碱度、渗透压和各种液体成分的相对恒定状态。至今,稳态的概念一直被引用并泛化到细胞分子水平、器官、系统乃至机体整体功能活动的相对稳定状态。

（1）特点:内环境的稳态并不是静止不变的固定状态,而是各种理化因素在各种生理活动的调节下达到动态平衡的一种相对恒定的状态。

> **提示**
>
> 稳态的维持是机体自我调节的结果。

（2）生理意义:维持稳态是保证机体正常生命活动的必要条件。如果内环境的理化条件发生重大变化或急骤变化,超过机体本身调节与维持稳态的能力,机体的正常功能会受到严重影响。

二、生物节律

生物节律是机体普遍存在的生命现象。机体内的各种功能活动按一定的时间顺序发生周期性变化,称为节律性变化,而变化的节律称为生物节律。体内的各种功能按生物节律发生的频率高低可分为日周期、月周期、年周期,如体温日周期变化表现为清晨低,午后高。生物节律存在的意义是可使机体对环境变化作出前瞻性的主动适应。

◇ **经典试题** ◇

（研）关于生理学中稳态的描述,不正确的是

    A. 限于内环境理化性质的稳定状态

　　B. 内环境理化性质在一定范围内波动

　　C. 稳态是机体自我调整的结果

　　D. 稳态是生命活动的必要条件

【答案与解析】

　　A。解析：内环境的稳态并不是静止不变的固定状态，而是处于动态平衡的一种相对恒定的状态。故选 A。

第三节　机体生理功能的调节

一、神经调节

1. 概念　机体内许多生理功能是由神经系统的活动调节完成的，称为神经调节。

2. 反射　是神经调节的基本形式。

（1）结构基础：为反射弧，由感受器、传入神经、中枢、传出神经和效应器五个基本部分组成。

 提示

　　反射弧的任何一部分破坏，反射活动就无法进行。

（2）神经反射特点：反应迅速，起作用快，调节精确。

（3）分类：神经反射可分非条件反射和条件反射。

二、体液调节

1. 概念　体液调节是指机体的某些组织细胞所分泌的特殊的化学物质，通过体液途径到达并作用于靶细胞上的相应受体，影响靶细胞生理活动的一种调节方式。

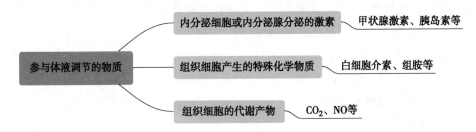

2. 体液调节方式（表 1-1）

3. 特点　与神经调节相比，体液调节作用缓慢、持久，作用面广泛，调节方式相对恒定。对人体生命活动的调节和自身稳态的维持十分重要。

表 1-1 体液调节方式

分类	特点	示例
远距分泌调节（主要）	化学物质通过血液循环作用于全身各处的靶细胞，发挥调节作用	甲状腺激素的调节作用
旁分泌调节	化学物质不通过血液循环，直接进入周围的组织液，经扩散到达邻近的细胞后发挥作用	胰高血糖素刺激胰岛 β 细胞分泌胰岛素的调节过程
自分泌调节	细胞分泌的化学物质在局部扩散，反馈作用于产生该化学物质的细胞本身	胰岛素抑制胰岛 β 细胞自身分泌胰岛素的活动
神经内分泌调节	下丘脑某些神经细胞合成的激素随神经轴突的轴浆流至末梢，由末梢释放入血	血管升压素
神经-体液调节	某些内分泌腺的活动接受来自神经和体液的双重调节	胃液头期分泌，神经系统可直接调节胃壁细胞的泌酸活动，也可作用于 G 细胞引起促胃液素的释放，间接作用于壁细胞引起胃酸分泌

三、自身调节

1. 概念　自身调节是指某些细胞或组织器官凭借本身内在特性，不依赖神经调节和体液调节，对内环境变化产生特定适应性反应的过程。

2. 特点　调节强度较弱，影响范围小，灵敏度较低，调节常局限于某些器官或组织细胞内（对其功能调节有一定意义）。

━━━━━━━━━━━ ◦ 经典试题 ◦ ━━━━━━━━━━━

（研）下列生理功能活动中，主要通过体液途径完成的调节是

 A. 沙尘飞入眼球引起的闭眼动作

 B. 大量出汗引起尿量减少

 C. 食物入口引起唾液分泌

 D. 肢体发动随意运动

【答案与解析】

B。解析：体液调节是指体内某些特殊的化学物质通过体液途径而影响生理功能的一种调节方式。汗液是低渗液，大量出汗时，会引起高渗性脱水，血浆晶体渗透压增高，刺激神经垂体释放抗利尿激素，导致尿量减少，属于体液调节。故选 B。

第四节　人体内自动控制系统

一、体内的控制系统

人体内存在许多不同类型的复杂的控制系统,精密地调节着人体生命活动。控制系统可分为非自动控制系统、反馈控制系统和前馈控制系统,后两者在人体内多见。

二、反馈控制系统

1. 概念　反馈控制系统是由比较器、控制部分和受控部分组成的一个闭环系统。反馈信号对控制部分活动的影响包括负反馈(最多见)和正反馈。

> ⓘ 提示
>
> 反馈控制系统中信息流双向,既有控制信息,又有反馈信息,是机体功能活动相对稳定的主要调节方式。

2. 负反馈　指来自受控部分的输出信息反馈调整控制部分的活动,最终使受控部分的活动向与其原先活动的相反方向改变。在正常生理情况下,体内的控制系统绝大多数都属于负反馈控制系统,它们在维持机体内环境稳态中起重要作用。

> ⓘ 提示
>
> 负反馈中存在调定点,使受控部分的活动相对稳定地在较小范围内变化。

3. 正反馈　指来自受控部分的输出信息反馈调整控制部分的活动,最终使受控部分的活动向与其原先活动的相同方向改变。正反馈不能维持系统稳态或平衡,而是打破原先的平衡状态。体内的正反馈控制系统远少于负反馈控制系统,但在排泄、分娩等生理活动中,正反馈调节有重要生理意义。

三、前馈控制系统

当控制部分发出信号,指令受控部分进行某一活动时,受控部分不发出反馈信号,而是由某监测装置在受到刺激后发出前馈信号,作用于控制部分,使其及早作出适应性反应,及时地调控受控部分的活动。

> ⓘ 提示
>
> 相对于反馈,前馈速度快、更准确、有预见性,可避免负反馈调节时矫枉过正产生的波动和反应的滞后现象。

四、三种控制系统的比较（表1-2）

表1-2 三种控制系统的比较

分类	特点	意义	示例
负反馈	受控部分的活动向原先相反的方向改变	纠偏,维持稳态	降压反射,肺牵张反射、血糖浓度、pH、循环血量、渗透压
正反馈	受控部分的活动向原先相同的方向改变	破坏稳态,快速完成某一生理过程	血液凝固、排尿反射、分娩过程
前馈	根据干扰信号及时调整控制部分的活动	准确快速调节活动,使机体更有适应性	人在赛跑前,尽管信号枪还没响起,通过前馈调节,出现心率加快等应急反应

经典试题

（研）1. 在维持机体稳态的调节中,负反馈控制的特点是

    A. 迅速

    B. 有波动

    C. 有预见性

    D. 有可能失误

（执）2. 下列神经反射活动中,存在正反馈调节的是

    A. 肺牵张反射

    B. 屈肌反射

    C. 排尿反射

    D. 排便反射

    E. 压力感受性反射

【答案与解析】

1. B。解析:负反馈控制中都有一个调定点,受控部分的活动只能在靠近调定点的一个狭小范围内变动,即调节具有波动性。故选B。

2. C

○ 温 故 知 新 ○

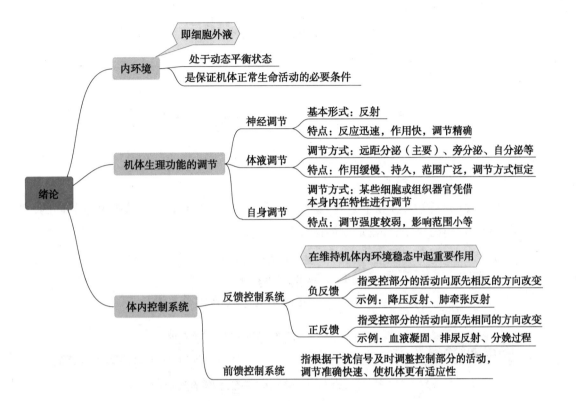

第二章

细胞的基本功能

第一节　细胞膜的物质转运功能

一、细胞膜的化学组成及其分子排列形式

1. 细胞膜（也称质膜）和细胞内各种细胞器的膜结构及其化学组成是基本相同的，主要由脂质和蛋白质组成，还有少量糖类物质。

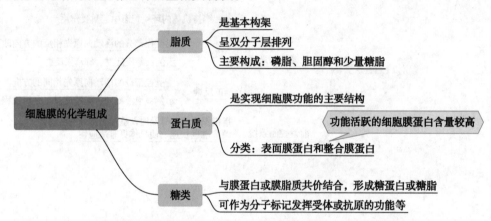

2. 关于各种化学成分在膜中排列的形式，液态镶嵌模型学说认为，液态脂质双层构成膜的基架，不同结构和功能的蛋白质镶嵌其中，糖类分子与脂质、蛋白结合后附在膜的外表面。

二、跨细胞膜的物质转运

1. 单纯扩散　是指物质从质膜的高浓度一侧通过脂质分子间隙向低浓度一侧进行的跨膜扩散，也称简单扩散。

（1）特点：单纯扩散是一种物理现象，没有生物学转运机制参与，无需代谢耗能，属于被动转运。

（2）常见转运物质：均为脂溶性（非极性）物质或少数不带电荷的极性小分子物质，如 O_2、CO_2、N_2、类固醇激素、乙醇、尿素、甘油、水等。

（3）转运速率：主要取决于被转运物在膜两侧的浓度差和膜对该物质的通透性；也与

物质所在溶液的温度、膜有效面积有关。

2. **易化扩散** 是指非脂溶性的小分子物质或带电离子在跨膜蛋白帮助下,顺浓度梯度和 / 或电位梯度进行的跨膜转运。

> 易化扩散的特点是被动转运,不消耗腺苷三磷酸（ATP）。

（1）经通道的易化扩散：是指各种带电离子在通道蛋白的介导下,顺浓度梯度和 / 或电位梯度的跨膜转运。经通道跨膜转运的物质主要有 Na^+、K^+、Ca^{2+} 和 Cl^- 等离子,故通道蛋白也称离子通道。

1）转运速率：快,可达每秒 10^6~10^8 个。

2）基本特征

● 离子选择性：指每种通道只对一种或几种离子有较高的通透能力,对其他离子的通透性很小或不通透。如钠通道、钾通道等。通道对离子的选择性取决于孔道的口径和带电状况等因素,还与通道的形状、内壁的化学结构以及离子键分布等有关。

● 门控特性：通道蛋白质分子构象的改变可使通道处于不同的功能状态,形成犹如"闸门"开放或关闭,称为门控。常见的门控通道见表 2-1。

表 2-1 常见的门控通道

类型	调控因素	示例
电压门控通道	膜电位	电压门控钠通道
化学门控通道	配体（兼具通道和受体功能）	N_2 型乙酰胆碱受体阳离子通道
机械门控通道	机械刺激	耳蜗基底膜毛细胞上的机械门控通道

注意,有少数通道始终开放,这类通道称为非门控通道,如神经纤维上的钾漏通道。

另外,细胞膜中除离子通道外,还存在水通道。在肾小管、集合管、呼吸道以及肺泡等处的上皮细胞上存在水通道蛋白（AQP）,组成了大量对水高度通透且总是开放的水通道。

（2）经载体的易化扩散：是指水溶性小分子物质在载体蛋白介导下顺浓度梯度进行的跨膜转运。

1）转运速率：较慢,每秒 200~50 000 个。

2）特征：结构特异性、饱和现象、竞争抑制性。

> 载体转运的饱和现象是由于细胞膜中载体的数量和转运速率有限。

3）示例：葡萄糖、氨基酸等的跨膜转运。

3. **主动转运**　是指某些物质在膜蛋白的帮助下，由细胞代谢提供能量而进行的逆浓度梯度和/或电位梯度跨膜转运。根据膜蛋白是否直接消耗能量，主动转运分为原发性、继发性主动转运。

（1）原发性主动转运：是指细胞直接利用代谢产生的能量将物质逆浓度梯度和/或电位梯度转运的过程。

1）钠钾泵：简称钠泵，也称 Na^+，K^+-ATP 酶。

- 钠泵每分解 1 分子 ATP 可逆浓度差将 3 个 Na^+ 移出胞外，将 2 个 K^+ 移入胞内，造成细胞外高钠、细胞内高钾；同时产生 1 个正电荷的净外移（具有生电效应）。

- 生理意义：①细胞内高 K^+ 为细胞内许多代谢反应所必需；②维持细胞质渗透压和细胞容积；③钠泵活动形成的 Na^+ 和 K^+ 跨膜浓度梯度是细胞发生电活动如静息电位和动作电位的基础；④钠泵活动的生电效应可使膜内电位的负值增大，直接参与了静息电位的形成；⑤钠泵活动建立的 Na^+ 跨膜浓度梯度可为继发性主动转运提供势能储备。

2）钙泵（Ca^{2+}-ATP 酶）：分布于质膜上、肌细胞的肌质网和其他细胞的内质网膜上，是维持胞质内低钙水平的重要机制。

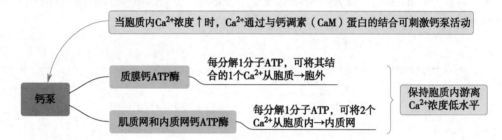

提示

介导带电离子原发性主动转运过程的膜蛋白或载体被称为离子泵，离子泵的化学本质是 ATP 酶。

（2）**继发性主动转运**：利用原发性主动转运机制建立起的 Na^+ 或 H^+ 的浓度梯度，在 Na^+ 或 H^+ 离子顺浓度梯度扩散的同时使其他物质逆浓度梯度和/或电位梯度跨膜转运，这种间接利用 ATP 能量的主动转运的过程称为继发性主动转运。根据物质的转运方向，继发性主动转运分为以下两种。

1）同向转运：指被转运的分子或离子都向同一方向运动的继发性主动转运。其载体称为同向转运体，如 Na^+- 葡萄糖同向转运体（小肠黏膜上皮、近端肾小管），Na^+- 氨基酸同向转运体。

2）反向转运：指被转运的分子或离子向相反方向运动的继发性主动转运。其载体称为反向转运体或交换体，如 Na^+-Ca^{2+} 交换体（转入 3 个 Na^+，排出 1 个 Ca^{2+}），Na^+-H^+ 交换体。在绝大多数情况下,溶质跨质膜转运的动力来自钠泵活动建立的 Na^+ 的跨膜浓度梯度,而溶质跨细胞器膜转运的动力则来自质子泵活动建立的 H^+ 的跨膜浓度梯度。

4. 膜泡运输　指大分子和/或颗粒物质进出细胞时,由膜包围形成囊泡,通过膜包裹、膜融合和膜离断等一系列过程完成转运的形式。

（1）特点：需耗能,也需蛋白质参与,同时伴细胞膜面积改变。

（2）形式

1）出胞：是指胞质内的大分子物质以分泌囊泡的形式排出细胞的过程。其包括持续性出胞（如小肠黏膜杯状细胞分泌黏液的过程）、调节性出胞（如动作电位到达神经末梢引起递质释放）。

2）入胞：是指细胞外大分子物质或物质团块如细菌、死亡细胞和细胞碎片等被细胞膜包裹后以囊泡形式进入细胞的过程,也称内化。

● 吞噬：是颗粒或团块物质进入细胞的过程,只发生于特殊细胞（巨噬细胞、中性粒细胞等）。

● 吞饮：是液态物质进入细胞的过程;分为液相入胞（指溶质连同细胞外液连续不断地进入胞内）和受体介导入胞。

5. 物质跨膜转运方式的比较（表2-2）

表2-2　物质跨膜转运方式的比较

转运方式	动力来源	转运特征	转运实例
单纯扩散	浓度梯度（势能）	①物理过程;②转运速率主要取决于膜两侧物质的浓度差和膜对该物质的通透性;③无饱和现象	O_2、CO_2、乙醇、尿素、水分子（次要）等跨膜转运
经载体易化扩散	浓度梯度（势能）	①具有饱和性;②结构特异性/选择性高;③竞争性抑制	葡萄糖、氨基酸等跨膜转运
经通道易化扩散	浓度、电位梯度（势能）	①离子选择性;②门控特性	Na^+、K^+、Ca^{2+}、Cl^-、水分子（主要）等跨膜转运
原发性主动转运	ATP（生物能）	①逆浓度梯度和/或电位梯度;②转运蛋白（离子泵）自身具有ATP酶活性	Na^+-K^+泵、H^+泵等逆浓度梯度转运相关离子
继发性主动转运	间接利用生物能	①借助钠泵所建立化学势能;②存在同向转运和反向转运	Na^+-葡萄糖同向转运;Na^+-Ca^{2+}交换
膜泡运输（出胞、入胞）	ATP（生物能）	形成囊泡包裹、膜融合和膜离断等一系列细胞活动	细胞分泌黏液、神经末梢释放递质、白细胞吞噬细菌等

经典试题

（研）1. 人体的 NH_3 通过细胞膜的方式是

    A. 单纯扩散

    B. 易化扩散

    C. 原发性主动转运

    D. 继发性主动转运

（研）2. 葡萄糖分子进入小肠上皮刷状缘时是

    A. 单纯扩散

    B. 易化扩散

    C. 原发性主动转运

    D. 继发性主动转运

（执）3. 由载体介导的易化扩散发生饱和现象的机制是

    A. 跨膜浓度梯度降低

    B. 载体特异性较差

    C. 跨膜电位梯度降低

    D. 物质转运能量不足

    E. 载体转运达极限

【答案】

1. A　2. D　3. E

第二节　细胞的信号转导

一、概述

1. 信号转导　尽管细胞的信号转导是指生物学信息（兴奋或抑制）在细胞间或细胞内转换和传递，并产生生物效应的过程，但通常指跨膜信号转导，即生物活性物质（激素、神经递质、细胞因子等）通过受体或离子通道的作用而激活或抑制细胞功能的过程。

2. 细胞的信号转导本质　是细胞和分子水平的功能调节，是机体生命活动中生理功能调节的基础。信号转导中的信号指的是生物学信号，产生的生物效应可以是对靶细胞功能的影响，也可以是对靶细胞代谢、分化和生长发育的影响，甚至是对靶细胞形态结构和生存状态等方面的影响。

3. 几种主要信号转导通路的模式图（图 2-1）

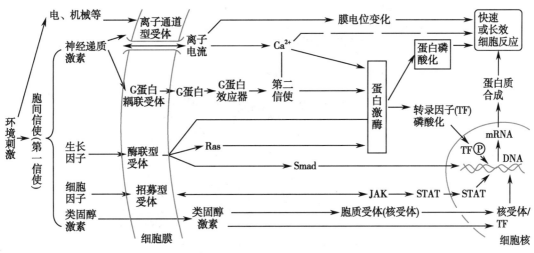

图 2-1　几种主要信号转导通路的模式图

Ras：一种小 G 蛋白；Smad：Smad 蛋白，具有转录因子（TF）作用的蛋白质家族；JAK：Janus 酪氨酸激酶；STAT：信号转导子与转录激活子。

二、离子通道型受体介导的信号转导

1. 离子通道型受体（促离子型受体）　是一类由配体结合部位和离子通道两部分组成、同时具有受体和离子通道功能的膜蛋白。

2. 特点　路径简单、传导速度快。

3. 示例

（1）非选择性阳离子通道受体：如骨骼肌终板膜上的 N_2 型乙酰胆碱（ACh）受体，可与 ACh 结合，产生 Na^+ 内流为主的离子跨膜移动，导致膜电位变化，最终引起肌细胞兴奋。

（2）氯通道受体：如 γ- 氨基丁酸 A 受体（GABA$_A$R），可位于神经元细胞膜上，与 GABA 结合后引起 Cl^- 内流，使膜电位变得更负，导致神经元兴奋性降低而产生抑制。

（i）提示

　　电压门控通道和机械门控通道也能将接受的物理刺激信号转换成细胞膜电位变化，可归入离子通道型受体介导的信号转导中。

三、G 蛋白偶联受体介导的信号转导（图 2-2）

1. 主要的信号蛋白和第二信使

（1）G 蛋白偶联受体（又称 7 次跨膜受体）：分布广泛，其 N 末端（胞外）或跨膜区形成配体结合域，C 末端（胞内）和胞内环形成 G 蛋白结合域。

1）配体种类：包括儿茶酚胺、5- 羟色胺、乙酰胆碱、氨基酸类递质以及几乎所有的多肽和蛋白质类递质和 / 或激素（钠尿肽家族除外）、光子、嗅质和味质等。

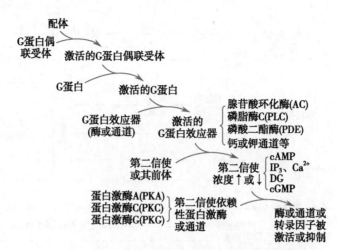

图 2-2　G 蛋白偶联受体介导的信号转导

2）被配体激活后效应：G 蛋白偶联受体通过改变分子构象而结合并激活 G 蛋白，再通过一系列级联反应将信号传递至下游的最终效应靶标，不仅可调节离子通道活动，还可以调节细胞的生长、代谢、细胞骨架结构以及通过改变转录因子的活性而调控基因表达等活动。

（2）鸟苷酸结合蛋白（简称 G 蛋白）：是 G 蛋白偶联受体联系胞内信号通路的关键膜蛋白。

1）存在于细胞膜的内侧面，常指由 α、β 和 γ 三个亚单位构成的异三聚体 G 蛋白。

2）α 亚单位是 G 蛋白主要的功能亚单位，既有结合鸟苷三磷酸（GTP）或鸟苷二磷酸（GDP）的能力，又具有 GTP 酶活性；而 β 和 γ 亚单位形成功能复合体发挥作用。

3）激活态 G 蛋白（与 GTP 结合）导通信号的转导，失活态 G 蛋白（与 GDP 结合）中断信号的转导。激活态 G 蛋白解离成 α 亚单位 -GTP 复合物（α-GTP）和 βγ 复合体两部分，各自激活相应的下游效应器（酶或离子通道），把信号转导到细胞内部。

> (i) 提示
>
> GDP 的释放和 GTP/GDP 的转换是 G 蛋白激活与失活循环的限速步骤，α 亚单位的 GTP 酶活性是其关键。

（3）G 蛋白效应器：是指 G 蛋白直接作用的靶标。包括：①效应器酶，主要有腺苷酸环化酶（AC）、磷脂酶 C（PLC）、磷脂酶 A_2（PLA_2）和磷酸二酯酶（PDE）等，其作用是催化生成或分解第二信使物质；②膜离子通道；③膜转运蛋白等。

（4）第二信使：是指激素、神经递质、细胞因子等细胞外信使分子（第一信使）作用于膜受体后产生的细胞内信使分子。如环磷酸腺苷（cAMP）、三磷酸肌醇（IP_3）、二酰甘油（DG）、环磷酸鸟苷（cGMP）、Ca^{2+}、花生四烯酸（AA）及其代谢产物等。

（5）蛋白激酶：是一类将 ATP 分子上的磷酸基团转移到底物蛋白而产生蛋白磷酸化的

酶类。

1）磷酸化级联反应：指当受蛋白激酶作用的底物蛋白也是一种蛋白激酶时，触发的瀑布样依次磷酸化反应。

2）第二信使依赖性蛋白激酶：指由第二信使激活的蛋白激酶，如 cAMP 依赖性蛋白激酶即蛋白激酶 A（PKA）、Ca^{2+} 依赖性蛋白激酶即蛋白激酶 C（PKC）等。

 提示

　　胞内存在的蛋白磷酸酶可使底物蛋白去磷酸化而终止作用。

2. 常见信号转导通路

（1）受体 –G 蛋白 –AC–cAMP–PKA 通路

1）β 肾上腺素受体、多巴胺 D_1 受体、前列腺素受体等→ G 蛋白激活（G_s）→使 AC 激活→ cAMP↑→ PKA，使底物磷酸化（以丝氨酸 / 苏氨酸蛋白激酶方式），产生多种作用。此为主要信号转导功能。

2）$α_2$ 肾上腺素受体、$5-HT_1$（5–HT 为 5– 羟色胺）受体、多巴胺 D_2 受体等→ G 蛋白激活（G_i）→可抑制 AC →胞内 cAMP↓。

与 AC 作用相反的 cAMP 磷酸酯酶（PDE），可催化 cAMP 生成 5′–AMP，进而减弱或终止 cAMP 的信使分子作用。

（2）受体 –G 蛋白 –PLC–IP_3–Ca^{2+} 和 DG–PKC 通路：这一通路属于非核苷酸类的 Ca^{2+} 动员 – 肌醇脂质代谢通路。

1）$5-HT_2$ 受体、$α_1$ 肾上腺素能受体等通常与 G_q 或 G_i 家族中的 C_{i1}、G_{i2} 和 G_{i3} 亚型偶联而激活 PLC，PLC 分解膜脂质中的 PIP_2 为 IP_3 和 DG。

2）IP_3 激活内质网或肌质网的 IP_3 受体，引起胞内 Ca^{2+} 库释放 Ca^{2+}，使胞质 Ca^{2+}↑，启动 Ca^{2+} 信号系统。

3）DG+Ca^{2+}+ 磷脂酰丝氨酸→激活胞质内 PKC →磷酸化下游功能蛋白→改变生理功能。

（3）Ca^{2+} 信号系统：由上述 IP_3 触发从胞内钙库释放进胞质的 Ca^{2+}，以及经细胞膜中电压或化学门控通道由胞外进入胞质的 Ca^{2+}，一方面作为带电离子可影响膜电位而直接改变细胞的功能，但更重要的是作为第二信使，通过与胞内多种底物蛋白相结合而发挥作用，参与多种胞内信号转导过程。

四、酶联型受体介导的信号转导

1. 概述　酶联型受体是指其本身就具有酶的活性或与酶相结合的膜受体，其结构特征是每个受体分子只有单跨膜区段，其胞外结构域含有可结合配体的部位，而胞内结构域具有酶的活性或能与酶结合的位点。

2. 分类

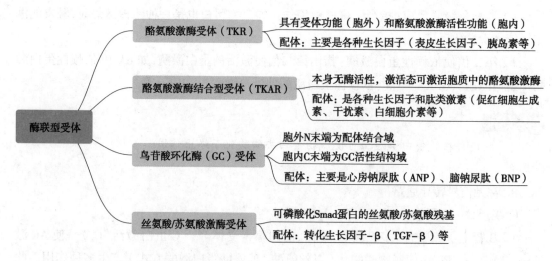

五、招募型受体介导的信号转导

招募型受体也是单跨膜受体,受体分子的胞内域没有任何酶的活性,故不能进行生物信号的放大。但招募型受体的胞外域一旦与配体结合,其胞内域即可在胞质侧招募激酶或转接蛋白,激活下游不涉及经典第二信使的信号转导通路,如细胞因子受体介导的 JAK–STAT 信号通路等。主要配体是细胞因子等。

六、核受体介导的信号转导

1. **核受体的实质**　是激素调控特定蛋白质转录的一大类转录调节因子。

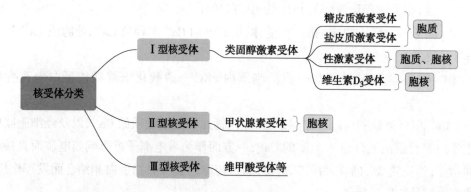

2. **配体**　主要是直接进入胞内的胞外信使分子,常为小分子脂溶性物质(类固醇激素等)。

3. **结构**　常为单链多肽,含有激素结合域、DNA 结合域、转录激活结合域和铰链区等功能区段。

4. **转导机制**

(1)位于胞质的类固醇激素受体

1)非 DNA 结合型受体(非活化态):分子伴娘(HSP90、HSP70 等热休克蛋白)能使类固醇激素受体锚定在胞质中,并遮盖受体的 DNA 结合域,导致受体不能发挥作用。

2)DNA 结合型受体(活化态):核受体 + 类固醇激素(激素 – 受体复合物)+ 靶基因上的激素反应原件(HRE),可调节靶基因转录并表达特定的蛋白质产物,引起细胞功能改变。

(2)位于核内的核受体:如甲状腺激素受体,则不需要与热休克蛋白结合,在与配体结合前就与靶基因的 HRE 处于结合状态,但没有转录激活作用,只有在与相应配体结合后,才能激活转录过程。

○ 经 典 试 题 ○

(研)1. 需要胞质内第二信使介导的信号转导的受体有

　　A. 离子通道型受体

　　B. G 蛋白偶联受体

　　C. 核受体

　　D. 鸟苷酸环化酶受体

(研)2. 在激素作用的机制中发挥第二信使作用的物质有

　　A. cGMP

　　B. Ca^{2+}

　　C. cAMP

　　D. DG

【答案】

1. B　2. ABCD

第三节　细胞的电活动

一、静息电位

1. 概念　静息电位(RP)是指静息状态下存在于细胞膜两侧的内负外正的电位差。当细胞外液固定于零电位时,各类细胞的膜内电位在安静情况下均为负值,范围在 –100~ –10mV。

 提示

　　骨骼肌细胞 RP 约为 –90mV,神经细胞 RP 约 –70mV,平滑肌细胞 RP 约 –55mV,红细胞 RP 约 –10mV。

2. 细胞电活动的常见概念（表 2-3）

表 2-3　细胞电活动的常见概念

名称	概念
极化	指安静时细胞膜两侧处于外正内负的稳定状态
超极化	指静息电位增大（如细胞内电位由 –70mV 变为 –90mV）的过程或状态
去极化	指静息电位减小（如细胞内电位由 –70mV 变为 –50mV）的过程或状态
反极化	指膜内电位变为正值，膜两侧极性倒转的状态
复极化	指细胞膜去极化后再向静息电位方向恢复的过程

3. 产生机制　静息电位形成的基本原因是带电离子的跨膜转运，而离子跨膜转运的速率取决于该离子在膜两侧的浓度差和膜对它的通透性。

（1）细胞膜两侧离子的浓度差与平衡电位：细胞膜两侧离子的浓度差是引起离子跨膜扩散的直接动力，主要是由钠泵的活动所形成和维持。

1）在哺乳动物骨骼肌细胞膜两侧，细胞内液 $[K^+] \approx 30 \times$ 细胞外液 $[K^+]$，细胞外液 $[Na^+] \approx 12 \times$ 细胞内液 $[Na^+]$。若细胞膜只对 K^+ 有通透，K^+ 将在浓度差的驱动下进行跨膜扩散（胞内→胞外）；同时膜内带负电荷的有机离子因细胞膜对它们几乎不通透而聚积在膜的内表面，从而将外流的 K^+ 限制于膜的外表面，由此，膜的内外表面之间形成内负外正的电位差，即 K^+ 扩散电位。

2）扩散电位形成的跨膜电场对带电离子跨膜移动的作用与浓度差作用正好相反，将阻止该离子的继续扩散。跨膜电场和离子浓度差两个驱动力的代数和称为离子的电化学驱动力。

3）当电位差驱动力增加到与浓度差驱动力相等时，电化学驱动力即为零，此时该离子的净扩散量为零，膜两侧的电位差便稳定下来。这种离子净扩散为零时的跨膜电位差称为该离子的平衡电位。

4）一般哺乳动物多数细胞的 K^+ 平衡电位（E_K）为 –100~–90mV，Na^+ 平衡电位（E_{Na}）为 +50~+70mV。

（2）静息时细胞膜对离子的相对通透性

1）细胞膜在安静状态下如果只对一种离子具有通透性，那么实际测得的静息电位应等于该离子的平衡电位。在安静状态下，细胞膜对各种离子的通透性以 K^+ 为最高，因为细胞膜中存在持续开放的非门控钾通道。因此静息电位更接近于 K^+ 平衡电位。

2）静息电位的实测值略小于 K^+ 平衡电位，是由于安静时细胞膜对 Na^+ 也有一定的通透性（为 K^+ 通透性的 1/100~1/50），少量进入细胞的 Na^+ 可部分抵消由 K^+ 外流所形成的膜内负电位。因此，细胞膜的静息电位应当是根据膜对 K^+ 和 Na^+ 的通透性将 K^+ 平衡电位和 Na^+ 平衡电位赋予一定权重后的代数和。

（3）钠泵的生电作用：钠泵分解 1 分子 ATP 可以泵出 3 个 Na^+，移入胞内 2 个 K^+，使得膜内电位负值增大。

4. 影响静息电位水平的因素

（1）细胞外液 K^+ 浓度：若细胞外液 K^+ 浓度升高，K^+ 平衡电位减小，静息电位相应减小。

（2）膜对 K^+ 和 Na^+ 的相对通透性：膜对 K^+ 的通透性增大，静息电位将增大（更趋向于 E_K）；膜对 Na^+ 的通透性增大，则静息电位减小（更趋向于 E_{Na}）。

（3）钠泵活动水平：钠泵活动增强，生电效应增强，静息电位增大。

二、动作电位

1. 概念　动作电位（AP）是指细胞在静息电位基础上接受有效刺激后产生的一个迅速的可向远处传播的膜电位波动。

2. 动作电位变化的常见概念（表 2-4）

表 2-4　动作电位变化的常见概念

名称	概念
阈电位	是能触发动作电位的膜电位临界值
锋电位	指动作电位的升支（去极化形成）和降支（复极化形成）共同形成的尖峰状电位变化
后电位	指锋电位之后、低幅、缓慢波动的膜电位。后电位结束后膜电位才恢复到稳定的静息电位水平（图 2-3）
后去极化电位（负后电位）	指后电位的前部分，膜电位仍 <RP
后超极化电位（正后电位）	指后电位的后部分，膜电位 >RP

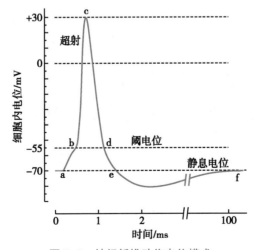

图 2-3　神经纤维动作电位模式

ab：膜电位逐步去极化到达阈电位水平；bc：动作电位快速去极相；

cd：动作电位快速复极相；bcd：锋电位；de：负后电位；ef：正后电位。

3. 特点

（1）"全或无"现象：指刺激未达到一定强度，细胞动作电位就不会产生（无）；当刺激达到一定强度时，所产生的动作电位，其幅度便到达该细胞动作电位的最大值，不随刺激强度的继续增大而增强（全）。

（2）不衰减传播：动作电位产生后沿膜迅速传遍整个细胞，其幅度和波形在传播过程中始终保持不变。

（3）脉冲式发放：指连续刺激所产生的多个动作电位总有一定间隔而不会融合起来。

4. 产生机制　离子跨膜转运必不可少的两个因素：①离子的电化学驱动力；②细胞膜对离子的通透性。动作电位的产生正是在静息电位基础上两者发生改变的结果。

（1）电化学驱动力及其变化：离子的电化学驱动力可用膜电位（E_m）与离子平衡电位（E_x）的差值（E_m-E_x）表示，差值愈大，离子受到的电化学驱动力就愈大；数值前的正负号表示离子跨膜流动的方向，正号为外向，负号为内向。

1）当细胞（以神经细胞为例）处于静息状态时，根据静息膜电位 $E_m=-70mV$、Na^+ 平衡电位 $E_{Na}=+60mV$ 和 K^+ 平衡电位 $E_K=-90mV$ 可求得，Na^+ 的电化学驱动力为 $-130mV$，K^+ 的电化学驱动力为 $+20mV$，即安静情况下，Na^+ 受到的内向驱动力明显大于 K^+ 受到的外向驱动力。

2）在动作电位期间，E_{Na} 和 E_K 基本不变，Na^+ 和 K^+ 的电化学驱动力在整个动作电位期间的每个瞬间都随膜电位的变化而变化。当膜电位 E_m 去极化至 $+30mV$ 的超射值水平时，Na^+ 电化学的驱动力由原来静息时的 $-130mV$ 减小为 $-30mV$，而 K^+ 的电化学驱动力则由原来静息时的 $+20mV$ 增大到 $+120mV$。

（2）动作电位期间细胞膜通透性的变化

1）细胞在安静时，Na^+ 就受到很强的内向驱动力，若此时膜对 Na^+ 的通透性增大，将出现很强的内向电流（正离子膜外→膜内），引起膜的快速去极化，形成动作电位上升支。

2）当细胞去极化达到超射值水平时，K^+ 受到的外向驱动力明显增大，若此时膜对 K^+ 的通透性增大，将出现很强的外向电流（正离子膜内→膜外），引起膜的快速复极化，形成动作电位下降支。

5. 动作电位的触发

（1）刺激的有关概念（表 2-5）

表 2-5　刺激的有关概念

名称	概念
阈强度／阈值	指能使细胞产生动作电位的最小刺激强度
阈刺激	指相当于阈强度的刺激
阈上刺激	指 > 阈强度的刺激
阈下刺激	指 < 阈强度的刺激
有效刺激	指能使细胞产生动作电位的阈刺激或阈上刺激

提示

　　强度、持续时间、强度 – 时间变化率是刺激的三要素。

　　（2）阈电位水平的影响因素

　　1）电压门控钠通道在细胞膜上的密度及功能状态：如神经元轴突始端的电压门控钠通道密度极高，容易引发动作电位。电压门控钠通道的功能状态包括静息、激活与失活。

　　2）细胞外 Ca^{2+} 水平：Ca^{2+} 浓度增高会降低细胞兴奋性，Ca^{2+} 浓度降低，使细胞的兴奋性升高（低钙惊厥由此产生）。

　　6. 动作电位的传播

　　（1）在同一细胞上的传播

　　1）传播过程：细胞某一部位产生动作电位→已兴奋区和邻近的未兴奋区之间产生电位差→产生局部电流→局部电流刺激邻近未兴奋区→邻近未兴奋区产生去极化→动作电位向邻近未兴奋区传播。

 提示

　　无髓神经纤维或肌纤维→兴奋呈顺序式传导；有髓神经纤维→兴奋呈跳跃式传导（在郎飞结之间）。神经纤维髓鞘化不仅能提高动作电位的传导速度，还能减少能量消耗。

　　2）传播特点：①双向性：神经纤维膜上任何一处产生动作电位或兴奋将同时向两端传导；②绝缘性：兴奋在各单纤维上传导时互不干扰；③安全性：兴奋传导一般不会出现传导"阻滞"；④不衰减性：动作电位在同一细胞上传导的幅度不因传导距离增加而减小，波形也不会发生改变；⑤相对不疲劳性：与经突触传递相比，兴奋在神经纤维上传导能够较为持久地进行；⑥对结构和功能完整的依赖性：当神经纤维被切断或局部被麻醉时，兴奋传导将不能进行。

　　（2）在细胞之间的传播：动作电位不能由一个细胞直接传播到另一个细胞，但在脑内某些核团、心肌以及某些种类平滑肌的组织细胞间存在缝隙连接，可使动作电位在细胞之间直接传播。

　　1）缝隙连接的结构：在缝隙连接处，相偶联的两个细胞的质膜靠得很近（<3mm），形成连通两个细胞胞质的缝隙连接通道（亲水性通道），允许小分子的水溶性物质和离子通过。

　　2）生理意义：使某些功能一致的同类细胞快速发生同步化活动，如心肌细胞的同步收缩有利于射血，子宫平滑肌的同步收缩有利于胎儿分娩等。神经细胞之间的缝隙连接也称电突触，电突触具有兴奋传播速度快和双向传播等特点。

　　7. 兴奋性及其变化

　　（1）概念

　　1）兴奋性：指机体的组织或细胞接受刺激发生反应的能力或特性。

2）兴奋：指机体、器官、组织或细胞受到刺激时，功能活动由弱变强或由相对静止转变为比较活跃的反应过程或反应形式。

3）可兴奋细胞：指能够产生动作电位的细胞（神经细胞、肌细胞和腺细胞）。

> **提示**
>
> 　　任何活细胞都具有兴奋性，但只有可兴奋细胞（对电刺激较敏感）能产生动作电位。刺激的阈值愈小，兴奋性就愈高。

（2）细胞兴奋后兴奋性的变化（表2-6）

表2-6　细胞兴奋后兴奋性的变化

分期	兴奋性	对应的动作电位（以神经纤维为例）	Na^+/Ca^{2+} 通道状态	再兴奋所需刺激
绝对不应期	为0	整个锋电位	升支激活，降支失活	不能兴奋
相对不应期	<正常，但 >0	负后电位前半段	开始复活，数量很少	阈上刺激
超常期	>正常	负后电位后半段	基本复活，E_m 但未完全回到静息电位	阈下刺激
低常期	<正常	正后电位	完全复活，由于生电性钠泵作用 E_m 轻度超极化	阈上刺激

（3）兴奋性变化与动作电位的时间关系（图2-4）

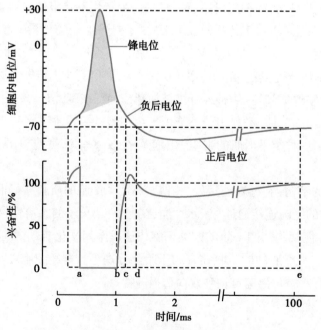

图2-4　兴奋性变化与动作电位的时间关系示意图
ab：绝对不应期；bc：相对不应期；cd：超常期；de：低常期。

8. 电紧张电位和局部电位

（1）电紧张电位：是指由膜的被动电学特性（静息状态下的膜电容、膜电阻和轴向电阻）决定其空间分布和时间变化的膜电位。电紧张电位没有离子通道的激活和膜电导的改变。其特征包括等级性电位、衰减性传导、电位可融合。

（2）局部电位

1）概念：在生物体内，如在神经递质的作用下或在电紧张电位的刺激下，细胞膜可出现部分离子通道开放，形成轻度的去极化或超极化反应。这种细胞受到刺激后，由膜主动特性参与即部分离子通道开放形成的、不能向远距离传播的膜电位改变称为局部电位。其中，少量钠通道激活产生的去极化膜电位波动又称为局部兴奋。

2）特征：①等级性电位，其幅度与刺激强度相关，不具有"全或无"特点；②衰减性传导，局部电位以电紧张的方式向周围扩布，扩布半径一般≤1mm；③没有不应期，反应可叠加，其中相距较近的多个局部反应同时产生的叠加称为空间总和，多个局部反应先后产生的叠加称为时间总和。较大的局部兴奋或小的局部兴奋经总和后可使细胞膜去极化达到阈电位，从而引发动作电位。

3）意义：局部电位是体内除动作电位之外的一类与信息传递和处理有关的重要电信号，不仅发生在可兴奋细胞，也可见于其他不能产生动作电位的细胞，如感受器细胞。

━━━━━━━━ ○ 经 典 试 题 ○ ━━━━━━━━

（研）1. 下列关于动作电位的描述，正确的是

    A. 刺激强度小于阈值时，出现低幅度动作电位

    B. 刺激强度达到阈值后，再增加刺激强度能使动作电位幅度增大

    C. 动作电位一经产生，便可沿细胞膜作电紧张性扩布

    D. 传导距离较长时，动作电位的大小不发生改变

（执）2. 细胞静息电位为 –90mV，当其受到刺激后变为 –100mV 时的膜电位变化称为

    A. 极化

    B. 复极化

    C. 超极化

    D. 反极化

    E. 去极化

【答案】

1. D　2. C

第四节　肌细胞的收缩

一、肌肉组织

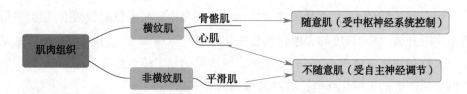

二、骨骼肌神经肌肉接头处的兴奋传递

1. 结构特征

（1）骨骼肌神经肌肉接头是运动神经末梢与其所支配的骨骼肌细胞之间的特化结构，由接头前膜、接头间隙（充满细胞外液）和接头后膜（终板膜）构成。

（2）接头前膜内侧的轴浆中含约 3×10^5 个突触囊泡，每个囊泡内含约 10^4 个 ACh 分子。

（3）接头后膜上含有 N_2 型 ACh 受体阳离子通道，还分布有乙酰胆碱酯酶，该酶能将 ACh 分解为胆碱和乙酸。

2. 兴奋传递过程
具有电 – 化学 – 电传递的特点，即由运动神经纤维传到轴突末梢的动作电位（电信号）→触发接头前膜 Ca^{2+} 依赖性突触囊泡出胞，释放 ACh 至接头间隙（化学信号）→再由 ACh 激活终板膜中 N_2 型 ACh 受体阳离子通道而产生膜电位变化（电信号），见图 2-5。

（1）ACh 的释放：接头前膜的 ACh 释放具有 Ca^{2+} 依赖性；运动神经末梢释放 ACh 呈量子式释放，以囊泡作为基本单位进行。

（2）终板电位（EPP）：N_2 型 ACh 受体阳离子通道静息状态下以 Na^+ 内流为主，Na^+ 的净内流使终板膜发生去极化反应，称为终板电位。EPP 属于局部电位，可以电紧张方式向周围扩布，刺激邻近的普通肌膜（非终板膜）中的电压门控钠通道开放，引起 Na^+ 内流和普通肌膜的去极化；当去极化达到阈电位水平时即可爆发动作电位，并传导至整个肌细胞膜。

（3）微终板电位（MEPP）：指静息状态下，囊泡

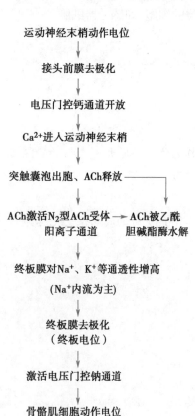

图 2-5　骨骼肌神经肌肉接头的兴奋传递过程

的随机运动发生单个囊泡的自发释放,并引起终板膜电位的微弱去极化。其频率平均约 1 次 /s,幅度约为 0.4mV。接头前膜一次兴奋产生的 EPP 是由大量囊泡同步释放所引起的 MEPP 发生总和而形成的(图 2-6)。

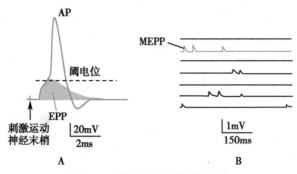

图 2-6　终板电位和微终板电位

A. 终板膜邻近普通肌膜处记录到的终板电位(EPP)和动作电位(AP);B. 不施加刺激时自发出现的微终板电位(MEPP)。

3. 传递特点　①化学传递;②单向传递;③时间延搁;④易受药物或其他环境因素变化的影响;⑤保持一对一的关系,指一次神经冲动到达末梢,都能使肌细胞兴奋和收缩一次。

4. 终板电位与骨骼肌动作电位的区别(表 2-7)

表 2-7　终板电位与骨骼肌动作电位的区别

区别要点	终板电位	骨骼肌动作电位
电位性质	局部电位	动作电位
上升支(去极化)	ACh 受体阳离子通道激活开放	电压门控钠通道激活开放
下降支(复极化)	ACh 弥散或被胆碱酯酶水解,通道失活关闭,膜被动复极化	电压门控钾通道激活开放,膜主动复极化
时程	10~20ms	1~3ms
药理学特性	筒箭毒碱(ACh 受体拮抗药);新斯的明(胆碱酯酶抑制药)	河鲀毒素(钠通道阻滞药)
与刺激的关系	幅度随 ACh 释放量变化	幅度具"全或无"特性
传导特征	电紧张扩布	形成局部电流,不衰减传导
总和	可发生时间总和、空间总和	不会发生总和

5. 神经肌肉接头传递的干扰(表 2-8)

三、横纹肌细胞的结构特征

1. 肌原纤维和肌节　横纹肌细胞内含有上千条直径 1~2μm、纵向平行排列的肌原纤维(表 2-9)。

表 2-8 神经肌肉接头传递的干扰

作用靶点	相关疾病 / 药物	作用机制
接头前膜钙通道	兰伯特-伊顿综合征（Lambert-Eaton syndrome）	为自身免疫病，自身抗体破坏轴突末梢钙通道
神经末梢释放 ACh	肉毒杆菌中毒	毒素阻断 ACh 释放
终板膜	筒箭毒碱和 α-银环蛇毒	为终板膜 ACh 受体通道特异阻滞药
ACh 受体阳离子通道	重症肌无力	为自身免疫病，自身抗体破坏终板膜 ACh 受体
胆碱酯酶	新斯的明等	抑制胆碱酯酶，ACh 在接头间隙蓄积
	有机磷农药	胆碱酯酶被磷酰化丧失活性，ACh 在接头间隙量蓄积，中毒
	碘解磷定等	恢复胆碱酯酶活性

表 2-9 肌原纤维和肌节

名称	概念
肌原纤维	由粗肌丝和细肌丝构成，在光镜下呈现明带（I）和暗带（A）交替的横纹（图 2-7）
M 线	指暗带中央的横向线
H 带	指 M 线两侧相对较亮的区域
Z 线	指明带中央的横向线
肌节	指相邻 Z 线之间的区段，即 1/2I+A+1/2I，是肌肉收缩和舒张的基本单位

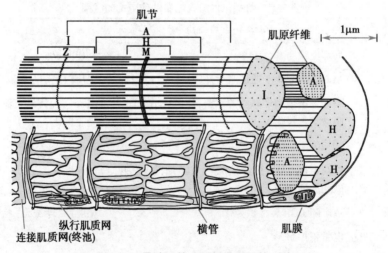

图 2-7 骨骼肌的肌原纤维和肌管系统

A：暗带；H：暗带中的 H 带；I：明带；M：M 线；Z：Z 线。

2. 肌管系统

（1）横管（T 管）：是与肌原纤维走行方向垂直的膜性管道，由横纹肌细胞膜内陷并向深部延伸而成。

（2）纵管（L 管）：即肌质网（SR），是与肌原纤维走行方向平行的膜性管道。其分类见表 2-10。

表 2-10 纵管的分类

分类	含义	作用
纵行肌质网（LSR）	在肌原纤维周围包绕、交织成网	膜上有钙泵,可逆浓度梯度将胞质中 Ca^{2+} 转运至 SR 内
连接肌质网（JSR）/终池	指 SR 与 T 管膜或肌膜（见于心肌）相接触的末端膨大或呈扁平状	JSR 内 Ca^{2+} 浓度极高,膜上有钙释放通道或雷诺丁受体（RYR）,其分布与 T 管膜或肌膜上的 L 型钙通道相对应

ⓘ 提示

　　T 管＋两侧终池→三联管（骨骼肌）,T 管＋单侧终池→二联管（心肌）,均为兴奋－收缩偶联的关键部位。

四、横纹肌细胞的收缩机制

　　横纹肌细胞的收缩机制一般用肌丝滑行理论来解释,即横纹肌的肌原纤维由与其走向平行的粗肌丝和细肌丝构成,肌肉的缩短和伸长系粗肌丝与细肌丝在肌节内发生相互滑行所致,而粗肌丝和细肌丝本身的长度均不改变。

1. 肌丝的分子结构（图 2-8）

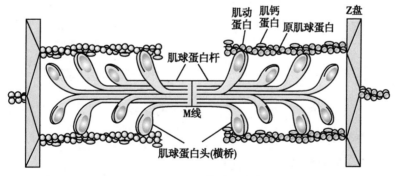

图 2-8 肌丝的分子结构
肌球蛋白、肌动蛋白为收缩蛋白;肌钙蛋白、原肌球蛋白为调节蛋白。

　　（1）粗肌丝:长约 $1.6\mu m$,主要由数百个肌球蛋白或称为肌凝蛋白分子构成,肌球蛋白的杆状部形成粗肌丝的主干,两个球形头部和一小段杆状部（桥臂）形成横桥。一般每条粗肌丝上伸出的横桥有 300~400 个,近 M 线端约 $0.2\mu m$ 没有横桥。

ⓘ 提示

　　横桥具有 ATP 酶活性,能与肌动蛋白结合,被激活后可向 M 线方向扭动,成为肌丝滑行的动力来源。

（2）细肌丝：长约 1.0μm。

1）结构：主要由肌动蛋白（或称肌纤蛋白）、原肌球蛋白（或称原肌凝蛋白）和肌钙蛋白构成，三者的比例为 7 : 1 : 1。

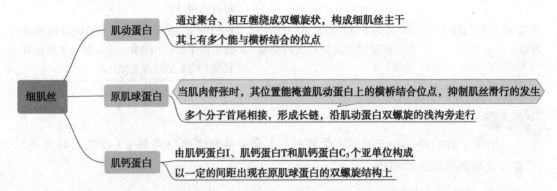

2）肌钙蛋白参与肌丝收缩的过程：①肌钙蛋白 I（TnI）结合肌动蛋白，肌钙蛋白 T（TnT）结合原肌球蛋白，使原肌球蛋白遮盖肌动蛋白上的横桥结合位点；②肌钙蛋白 C（TnC）可结合 Ca^{2+}，当胞质 Ca^{2+} 浓度升高时，两者结合并可使肌钙蛋白发生构象变化，导致 TnI 结合肌动蛋白减弱、原肌球蛋白移位，露出横桥结合位点，使横桥与之结合，发生肌丝滑行而收缩。

2. 横桥周期　是指肌球蛋白的横桥与肌动蛋白结合、扭动、复位的过程（图 2-9）。

（1）肌肉舒张时，横桥分解与之结合的 ATP，使上次扭动过的横桥复位，横桥同时与 ADP 和磷酸结合，从而处于高势能和高度亲和力状态。

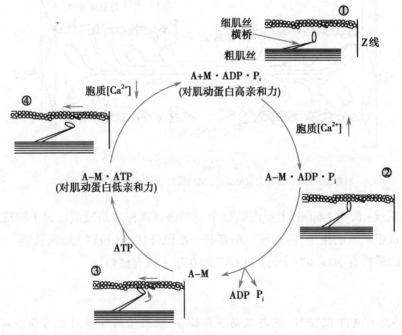

图 2-9　横桥周期

A：肌动蛋白；M：肌球蛋白；A-M：肌动蛋白与肌球蛋白结合物；①~④的过程详见正文（1）~（4）。

（2）胞质中 Ca^{2+} 浓度上升,使横桥与肌动蛋白结合。

（3）横桥构象发生改变,头部向桥臂方向扭动 45°（棘齿动作）,拖动细肌丝向 M 线方向滑行,同时与横桥结合的 ADP 和无机磷酸被解离。

（4）横桥再与 ATP 结合导致对肌动蛋白的亲和力降低,与之解离,重复上述过程。

 提示

　　粗肌丝与细肌丝间的相互滑行,是通过横桥周期完成的。

3. 横桥周期的运转模式与肌肉收缩的表现

（1）桥臂具有弹性,当肌肉在等长收缩时,横桥的扭动可使桥臂伸长,从而产生张力（肌丝不滑行）。若张力能克服阻力而发生肌丝滑行,则表现为肌肉缩短（肌丝滑行）。

（2）肌肉收缩产生的张力由每一瞬间与肌动蛋白结合的横桥数决定,而肌肉缩短的速度取决于横桥周期的长短。

五、横纹肌细胞的兴奋 – 收缩偶联

1. 横纹肌细胞兴奋 – 收缩偶联的基本步骤

（1）T 管膜的动作电位传导:肌膜上的动作电位沿 T 管膜传至肌细胞内部,并激活肌膜和 T 管膜上的 L 型钙通道。

（2）JSR 内 Ca^{2+} 的释放:肌膜的去极化,在骨骼肌通过构象变化触发钙释放机制,在心肌通过钙诱导钙释放机制（CICR）,使 JSR 中的 Ca^{2+} 顺浓度差释放到胞质。

（3）Ca^{2+} 触发肌丝滑行:胞质内的 Ca^{2+} 浓度升高,促使 Ca^{2+} 与 TnC 结合并引发肌肉收缩。

（4）JSR 回摄 Ca^{2+}:在骨骼肌,胞质内增加的 Ca^{2+} 几乎全部经激活 LSR 膜上的钙泵而被回摄进 SR 中;在心肌,胞质内大部分 Ca^{2+} 经 LSR 膜上的钙泵被回收,有 10%~20% 的 Ca^{2+} 由肌膜中的 Na^+–Ca^{2+} 交换体和钙泵排出胞外。胞质内 Ca^{2+} 浓度降低导致肌肉舒张,可见肌肉舒张的过程亦耗能。

 提示

　　胞质内的 Ca^{2+} 浓度升高是骨骼肌兴奋收缩的关键因素。

2. 影响横纹肌收缩效能的因素　包括负荷、肌肉收缩能力及收缩的总和等。

（1）肌肉收缩的表现

1）等长收缩:指肌肉收缩时长度保持不变,只有张力的增加。

2）等张收缩:指肌肉收缩时张力保持不变,只发生肌肉缩短。

最常见的收缩形式是先等长收缩增加张力,当张力足以克服阻力时,发生等张收缩而肌肉缩短。

（2）前负荷：指肌肉在收缩前所承受的负荷。

1）初长度：指肌肉在收缩前被拉长的程度,由前负荷决定。

2）最适初长度：指肌肉产生最大收缩张力的初长度,与其相对应的肌节长度为2.0~2.2μm,此时不仅全部横桥都能发挥作用,而且肌丝间的相互关系也最适合于横桥的活动,故能产生最大的收缩张力。在整体情况下,肌肉一般都处于最适初长度状态,以利于产生最大的收缩张力。

3）肌肉等长收缩时长度–张力关系：在等长收缩实验中,在一定范围内肌肉收缩张力（即主动张力）随初长度的增加而增大,但过度增加初长度则收缩张力下降,表明肌肉收缩存在一个最适初长度（图 2-10）。

（3）后负荷：指肌肉在收缩后所承受的负荷。

1）张力–速度关系曲线：通过测定不同后负荷（张力）时肌肉缩短的速度,对应作图即可得到张力–速度关系曲线（图 2-11）。

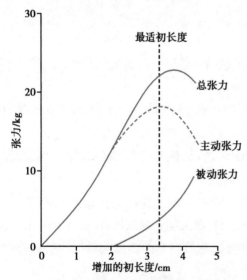

图 2-10 肌肉等长收缩时长度–张力关系

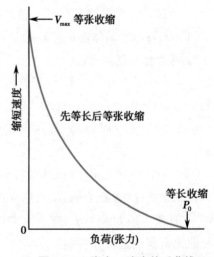

图 2-11 张力–速度关系曲线

肌肉的长度–张力关系曲线,主动张力 = 总张力 - 被动张力。

2）张力–速度关系曲线表明后负荷增大时,肌肉收缩张力和速度呈反变关系,这是由于后负荷对横桥周期的影响所致（图 2-12）。

（4）肌肉收缩能力：指与负荷无关,又能决定肌肉收缩效能的肌肉内在特性。如肌肉收缩能力改变时,前负荷和后负荷的影响也将发生变化,如肌肉收缩能力提高可导致长度 – 张力关系曲线上移、张力 – 速度关系曲线右上移。

（5）收缩的总和：是骨骼肌快速调节收缩效能的主要方式,分为空间总和形式（多纤维总和）、时间总和形式（频率总和）。

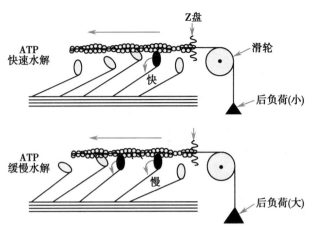

图 2-12　后负荷对横桥周期的影响

1）多纤维总和：在整体情况下，骨骼肌都以一个运动神经元及其轴突分支所支配的全部肌纤维所构成的运动单位为基本单位进行收缩，其叠加效应通常是参与同步收缩运动单位数目的增加。骨骼肌收缩时，运动单位由小到大地有序收缩；舒张时，先大后小地停止收缩。

2）频率总和：指提高骨骼肌收缩频率而产生的叠加效应，是运动神经元通过改变冲动发放频率调节骨骼肌收缩形式和效能的一种方式。其形式见表 2-11、图 2-13。

表 2-11　频率总和的形式

形式	特点
单收缩	指动作电位频率很低时，每次动作电位之后出现的一次完整的收缩和舒张过程
不完全强直收缩	指动作电位频率增加到一定程度时，后一动作电位触发的收缩叠加在前一次收缩过程的舒张期，而产生的收缩总和
完全强直收缩	指动作电位频率增加到一定程度时，后一动作电位触发的收缩叠加在前一次收缩过程的收缩期，而产生的收缩总和

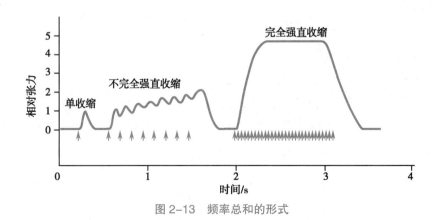

图 2-13　频率总和的形式

在整体生理情况下，骨骼肌的收缩几乎都以完全强直收缩的形式进行，有利于完成各种躯体运动和对外界物体做功。即使在静息状态下，运动神经也经常发放较低频率的冲动，使骨骼肌进行一定程度的强直收缩,这种微弱而持续的收缩即为肌紧张。

六、平滑肌

1. 分类 按平滑肌细胞之间的相互关系和功能活动特征进行分类(表2-12)。

表2-12 平滑肌的分类

项目	单个单位平滑肌(又称内脏平滑肌)	多单位平滑肌
缝隙连接	大量	几乎没有
活动方式	全部肌细胞作为一个整体进行舒缩活动,呈功能合胞体样活动	各自独立,以单个肌细胞为单位进行活动,类似骨骼肌
自律性	少数细胞能自发地产生节律性兴奋和舒缩活动	无自律性,收缩活动受自主神经的控制
示例	小血管、消化道、输尿管和子宫等器官的平滑肌	睫状肌、虹膜肌、竖毛肌、气道和大血管的平滑肌等

2. 平滑肌与横纹肌的比较(表2-13)

表2-13 平滑肌与横纹肌的比较

项目	平滑肌	横纹肌
细肌丝:粗肌丝	(10~15):1	2:1
肌节和横纹	无	有
Z盘	无(相应的是致密体和致密斑)	有
横桥	以相反的方向在不同方位上伸出	伸出方向相同
钙结合蛋白	钙调蛋白(CaM)	肌钙蛋白
肌管系统	无T管,肌膜纵向袋状凹入	T管、L管形成三联管、二联管
偶联机制	电-机械偶联和药物-机械偶联	兴奋-收缩偶联

3. 平滑肌细胞的收缩机制

(1)平滑肌收缩的触发因子:Ca^{2+}。

(2)平滑肌细胞的肌丝滑行过程:胞质中Ca^{2+}浓度升高,与CaM结合形成Ca^{2+}-CaM复合物→活化胞质中的肌球蛋白轻链激酶(MLCK)→MLCK磷酸化横桥中的肌球蛋白轻链(MLC)→触发平滑肌细胞收缩。

◦ 经 典 试 题 ◦

(执)1. 骨骼肌兴奋-收缩偶联的偶联因子是

    A. Na^+ B. IP_3

C. DG   D. Mg^{2+}

E. Ca^{2+}

（研）2. 下列选项中,可使骨骼肌松弛的途径有

A. 促使 Ca^{2+} 进入运动神经末梢

B. 抑制运动神经末梢释放递质

C. 阻断终板膜上一价非选择性阳离子通道

D. 抑制胆碱酯酶活性

（研）（3~4 题共用备选答案）

A. 肌球蛋白

B. 肌动蛋白

C. 肌钙蛋白

D. 原肌球蛋白

3. 具有 ATP 酶活性,属于分子马达的肌丝成分是

4. 具有结合位点,能与横桥结合而引发肌丝滑行的肌丝成分是

【答案】

1. E   2. BC   3. A   4. B

温 故 知 新

细胞膜的物质转运功能

- **单纯扩散**
  - 又称简单扩散,不耗能,顺浓度差扩散
  - 举例 O_2、CO_2、N_2、尿素、甘油、水等

- **易化扩散**
  - **经通道扩散**
    - 本质 不耗能、由通道蛋白介导、顺浓度和/或电位梯度转运
    - 举例 Na^+、K^+、Ca^{2+}和Cl^-等带电离子
    - 特征 离子选择性、门控特性
  - **经载体扩散**
    - 本质 不耗能、由载体蛋白介导、顺浓度梯度转运
    - 举例 葡萄糖、氨基酸等水溶性小分子
    - 特征 结构特异性、饱和现象、竞争抑制性

- **主动转运**
  - 本质 耗能、由膜蛋白介导、逆浓度和/或电位梯度转运
  - 分类
    - 原发性
      - 特征 直接利用代谢产生的能量
      - 举例 钠钾泵、钙泵等
    - 继发性
      - 特征 间接利用代谢产生的能量
      - 举例 Na^+–葡萄糖同向转运体、Na^+–Ca^{2+}交换体等

- **膜泡运输**
  - 本质 耗能,需蛋白质参与,伴细胞膜面积改变
  - 形式
    - 出胞 如细胞分泌黏液、神经末梢释放递质
    - 入胞 如吞噬（颗粒或团块物质）、吞饮（液态物质）

离子通道型受体介导 — 非选择性阳离子通道受体 N₂型ACh受体等

氯通道受体 γ-氨基丁酸A受体等

细胞信号转导

G蛋白偶联受体介导

主要的信号蛋白
- G蛋白偶联受体
  - 配体：包括儿茶酚胺、5-羟色胺、ACh等
  - 又称7次跨膜受体
- 鸟苷酸结合蛋白 — 是G蛋白偶联受体联系胞内信号通路的关键膜蛋白
- G蛋白效应器 — 是G蛋白直接作用的靶标
- 蛋白激酶 — 是使底物蛋白产生磷酸化的酶

第二信使 — 如cAMP、IP₃、DG、cGMP、Ca²⁺、AA及其代谢产物等

常见通路
- 受体-G蛋白-AC-cAMP-PKA通路
- 受体-G蛋白-PLC-IP₃-Ca²⁺和DG-PKC通路

酶联型受体介导

概念 — 酶联型受体是指其本身就具有酶的活性或与酶相结合的膜受体

分类
- 酪氨酸激酶受体 — 主要是各种生长因子（如表皮生长因子、血小板源性生长因子）
- 酪氨酸激酶结合型受体 — 各种生长因子和肽类激素，如促红细胞生成素、干扰素等
- 鸟苷酸环化酶受体 — 主要是ANP、BNP
- 丝氨酸/苏氨酸激酶受体 — 如转化生长因子-β

配体

招募型受体介导 — 如细胞因子受体介导的JAK-STAT信号通路等

核受体介导 — 配体常为小分子脂溶性物质等

细胞的电活动

静息电位

概念 — 是静息状态下存在于细胞膜两侧的内负外正的电位差

产生机制
- 钠泵活动造成细胞膜两侧离子的浓度差
- 安静状态下，细胞膜对K⁺的通透性最高
- 钠泵的生电作用

影响因素 — 细胞外液K⁺浓度、膜对K⁺和Na⁺的相对通透性、钠泵活动水平

动作电位

特点 — "全或无"现象、不衰减传播、脉冲式发射

产生机制
- 电化学驱动力
- 细胞膜对离子的通透性
  - 膜对Na⁺的通透性↑，Na⁺内流，形成上升支
  - 膜对K⁺的通透性↑，K⁺外流，形成下降支

阈电位水平的影响因素 — 电压门控钠通道在细胞膜的密度及功能状态、细胞外Ca²⁺水平

传播
- 在同一细胞上
  - 无髓神经纤维→顺序式传导
  - 在郎飞结之间
  - 有髓神经纤维→跳跃式传导
- 在细胞之间 — 通过缝隙连接

兴奋性

可兴奋细胞 — 指能够产生动作电位的细胞

细胞兴奋后兴奋性的变化
- 绝对不应期：兴奋性为0
- 相对不应期：兴奋性部分恢复 } 阈上刺激可兴奋
- 超常期：兴奋性＞正常 } 阈下刺激可兴奋
- 低常期：兴奋性＜正常 } 阈上刺激可兴奋

局部电位 — 不具有"全或无"特点；衰减性传导；没有不应期，反应可叠加（空间、时间总和）

肌细胞的收缩
├─ 骨骼肌神经肌肉接头
│   ├─ 结构
│   │   ├─ 接头前膜　运动神经末梢动作电位→前膜去极化→Ca^{2+}内流→突触囊泡出胞、释放ACh　——　ACh释放具有Ca^{2+}依赖性
│   │   ├─ 接头间隙　ACh激活N_2型ACh受体通道　——　ACh被胆碱酯酶迅速水解，有机磷农药、新斯的明可抑制胆碱酯酶
│   │   └─ 接头后膜　对Na^+、K^+通透性增高（Na^+内流为主）→产生终板电位
│   └─ 传递特点　化学传递、单向传递、时间延搁、易受药物或其他环境因素影响、保持一对一的关系
├─ 横纹肌细胞
│   ├─ 肌丝分子结构
│   │   ├─ 粗肌丝　主要由肌球蛋白构成　——　横桥有ATP酶活性
│   │   └─ 粗肌丝
│   │   ├─ 肌动蛋白：结合横桥
│   │   ├─ 原肌球蛋白：肌肉舒张时能掩盖横桥
│   │   └─ 肌钙蛋白：促进肌动蛋白结合横桥
│   └─ 兴奋-收缩偶联基本步骤
│   ├─ 动作电位沿T管膜传导至肌细胞内部，激活L型钙通道
│   ├─ 肌膜去极化，使JSR中Ca^{2+}顺浓度差释放入胞质
│   ├─ 胞质内Ca^{2+}浓度升高是骨骼肌兴奋收缩的关键因素
│   ├─ 胞质内Ca^{2+}与TnC结合，并引发肌肉收缩
│   └─ JSR回摄Ca^{2+}
├─ 影响横纹肌收缩效能的因素
│   ├─ 前负荷
│   │   ├─ 可决定肌肉的初长度，最适初长度利于产生最大的收缩张力
│   │   └─ 在一定范围内，肌肉收缩张力随初长度的增加而增大
│   ├─ 后负荷
│   │   ├─ 指肌肉在收缩后所承受的负荷
│   │   └─ 后负荷增大时，肌肉收缩张力和速度呈反变关系
│   ├─ 肌肉收缩能力
│   │   ├─ 与负荷无关，能决定肌肉收缩效能的内在特性
│   │   └─ 增强后可使收缩张力和速度提高
│   └─ 收缩的总和　是骨骼肌快速调节收缩效能的主要方式
└─ 平滑肌细胞　平滑肌收缩的触发因子为Ca^{2+}

第三章

血 液

第一节 血液生理概述

一、血液的组成

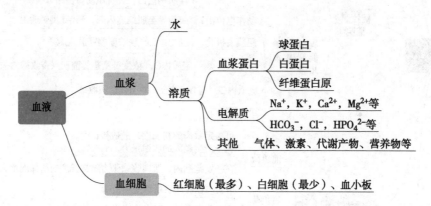

1. 血浆

（1）血浆与组织液：两者电解质含量基本相同（最丰富的晶体物质是 Na^+ 和 Cl^-），主要差别是组织液蛋白含量很少。

（2）血浆蛋白（表 3–1）

表 3–1　血浆蛋白

项目	内容
含量	正常成人 65~85g/L，其中白蛋白 40~48g/L，球蛋白 15~30g/L
来源	白蛋白和大多数球蛋白：主要来自肝脏；γ– 球蛋白：来自浆细胞
主要功能	形成血浆胶体渗透压；作为载体运输物质；维持某些激素在血浆中的作用时间；参与血液凝固、抗凝、纤溶，防御；营养功能
临床意义	肝病时白蛋白减少，γ– 球蛋白增高，常引起血浆白蛋白 / 球蛋白（A/G）下降（正常为 1.5~2.5）

2. 血细胞

（1）血液抗凝处理后离心，可分为 3 层，上层淡黄色为血浆，中间白色不透明薄层为白细胞（WBC）和血小板（PLT），下层深红色为红细胞（RBC）。

（2）血细胞比容：指血细胞在血液中所占的容积百分比。

1）正常值：成年男性 40%~50%，成年女性 37%~48%。

2）意义：血细胞比容可反映血液中红细胞的相对浓度。

二、血液的理化特性

1. 血液的比重（表 3-2）

表 3-2　血液的比重

类型	比重	意义
全血	1.050~1.060	血液中红细胞数量越多，全血比重就越大
血浆	1.025~1.030	高低主要取决于血浆蛋白的含量
红细胞	1.090~1.092	与红细胞内血红蛋白的含量正相关

2. 血液的黏度（以水的黏度为 1，温度为 37℃时）

（1）全血：相对黏度为 4~5，主要取决于血细胞比容的高低，也受血流切率影响。

（2）血浆：相对黏度为 1.6~2.4，主要取决于血浆蛋白的含量。

> **ⓘ 提示**
>
> 血液的黏度是形成血流阻力的重要因素之一。

3. 血浆渗透压　血浆渗透压包括胶体渗透压和晶体渗透压（表 3-3）。

表 3-3　血浆渗透压

类型	渗透压/[mOsm/(kg·H$_2$O)]	意义
血浆渗透压	约 300	主要来自晶体渗透压
胶体渗透压	约 1.3	主要来自白蛋白；影响血管内外水平衡、血浆正常容量
晶体渗透压	约 298.7	主要来自 Na$^+$、Cl$^-$；影响细胞内外水平衡、细胞正常体积

（1）溶液渗透压与血浆渗透压相等，称为等渗溶液，渗透压高于或低于血浆渗透压的溶液分别称为高渗或低渗溶液。

（2）一般把能够使悬浮于其中的红细胞保持正常形态和大小的溶液称为等张溶液。实际上，等张溶液是由不能自由通过细胞膜的溶质所形成的等渗溶液。

（3）0.9%NaCl 溶液既是等渗溶液，也是等张溶液；1.9% 尿素虽是等渗溶液，却不是等张溶液。

> **ⓘ 提示**
>
> 正常情况下，细胞外液与细胞内液总渗透压相等。

4. 血浆 pH

（1）正常范围：为 7.35~7.45。血浆 pH 的相对恒定依赖于血浆内的缓冲物质、肺和肾的正常功能。

（2）血浆内缓冲对：主要包括 $NaHCO_3/H_2CO_3$（最重要，比值为 20）、蛋白质钠盐/蛋白质和 Na_2HPO_4/NaH_2PO_4。

（3）意义：pH<7.35 →酸中毒，pH>7.45 →碱中毒，pH<6.9 或 >7.8 →危及生命。

三、血液的免疫学特性

免疫系统由免疫组织与器官、免疫细胞和免疫分子组成。免疫可分为固有免疫和获得性免疫两类。血液中的各种血细胞、抗体和补体是机体免疫系统的重要组成部分。

◦ 经 典 试 题 ◦

（研）1. 维持血浆 pH 相对恒定最重要的缓冲对是
  A. Na_2HPO_4/NaH_2PO_4
  B. $NaHCO_3/H_2CO_3$
  C. K_2HPO_4/KH_2PO_4
  D. $KHCO_3/H_2CO_3$

（研）2. 静脉注射后能促使组织液水分移至毛细血管内的是
  A. 1.5% 的氯化钠溶液
  B. 丙种球蛋白
  C. 5% 葡萄糖溶液
  D. 20% 葡萄糖溶液
  E. 白蛋白

【答案】

1. B　2. E

第二节　血细胞生理

一、红细胞生理

1. 数量和形态

（1）数量：成年男性为（4.0~5.5）×10^{12}/L，女性为（3.5~5.0）×10^{12}/L。

（2）血红蛋白（Hb）浓度：成年男性 Hb 浓度为 120~160g/L，成年女性为 110~150g/L。

（3）形态：正常的成熟红细胞无核，呈双凹圆碟形；也无线粒体，糖酵解是其获得能量的唯一途径。

2. 生理特性

（1）可塑变形性：指正常红细胞在外力作用下具有变形的能力。红细胞的变形性取决于红细胞的几何形状（最重要）、红细胞内的黏度和红细胞膜的弹性。

> ⓘ 提示
>
> 红细胞在全身血管中循环运行时，须经过变形才能通过口径比它小的毛细血管和血窦孔隙。

（2）悬浮稳定性：指正常红细胞能相对稳定地悬浮于血浆中的特性。

1）红细胞沉降率（ESR）：指红细胞在第一小时末下沉的距离，通常表示红细胞的沉降速度。正常成年男性 ESR 为 0~15mm/h，成年女性为 0~20mm/h；ESR 越快，悬浮稳定性越小。

2）红细胞叠连：指红细胞彼此以凹面相贴的状态。发生叠连后，红细胞团块的总表面积与总体积之比减小，摩擦力相对减小而 ESR 加快。决定红细胞叠连快慢的因素不在于红细胞本身，而在于血浆成分的变化。

- 将正常人红细胞置于红细胞沉降率快者的血浆中，红细胞也会发生叠连而沉降率加速。
- 将红细胞沉降率快者的红细胞置于正常人的血浆中，则沉降率正常。

3）影响因素：血浆中纤维蛋白原、球蛋白、胆固醇↑→红细胞叠连↑，ESR↑；血浆中白蛋白、卵磷脂↑→红细胞叠连↓，ESR↓。

（3）渗透脆性：指红细胞在低渗盐溶液中发生膨胀破裂的特性。红细胞在等渗的 0.9%NaCl 溶液中可保持其正常形态和大小；在低渗 NaCl 溶液中，红细胞可逐渐胀大，成为球形，直至破裂溶血。

1）衰老红细胞对低渗盐溶液的抵抗力弱，即脆性高；初成熟红细胞的抵抗力较强，即脆性低。

2）遗传性球形红细胞增多症患者的红细胞脆性变大。

3. 功能　主要是运输 O_2 和 CO_2，还参与血液中酸碱物质缓冲、免疫复合物的清除。红细胞运输 O_2 的功能依赖于细胞内的血红蛋白来实现。

4. 生成和调节

（1）红细胞生成所需物质：在红细胞生成的过程中，需要有足够的蛋白质、铁、叶酸和维生素 B_{12} 的供应，还需要氨基酸、维生素 B_6、维生素 B_2、维生素 C、维生素 E 和微量元素铜、锰、钴、锌等。

> ⓘ 提示
>
> 蛋白质和铁是合成血红蛋白的重要原料，叶酸和维生素 B_{12} 是红细胞成熟所必需的物质。

1）当铁的摄入不足或吸收障碍，或长期慢性失血以致机体缺铁时，可使血红蛋白合成减少，引起缺铁性贫血。

2）缺乏叶酸或维生素 B_{12} 时，DNA 的合成障碍引起细胞核发育异常，幼红细胞分裂减慢，核浆发育不平衡，红细胞体积增大，导致巨幼细胞贫血。

3）当胃大部分切除或胃的壁细胞损伤时，机体缺乏内因子，或体内产生抗内因子抗体，或回肠末端被切除后，均可因维生素 B_{12} 吸收障碍而导致巨幼细胞贫血。

（2）红细胞生成的调节因素

1）促红细胞生成素（EPO）：是机体红细胞生成的主要调节物。其特点见表 3-4。贫血时体内 EPO 增高可促进红细胞生成；而红细胞增高时 EPO 分泌则减少，这一负反馈调节使血中红细胞的数量能保持相对稳定（图 3-1）。

表 3-4 EPO 的特点

项目	内容
作用	抑制晚期红系祖细胞的凋亡，激活血红蛋白等红系特异基因的表达，促进红系祖细胞向原红细胞分化及幼红细胞血红蛋白的合成；促进网织红细胞的成熟与释放
合成部位	主要是肾脏，肾皮质肾小管周围的间质细胞（如成纤维细胞、内皮细胞）可产生 EPO
调节因素	组织缺氧是促进 EPO 分泌的生理性刺激因素。任何引起肾 O_2 供应不足的因素，如贫血、缺 O_2 或肾血流量减少，均可促进 EPO 的合成与分泌，使血浆 EPO 含量增加
临床意义	缺乏 EPO →肾性贫血

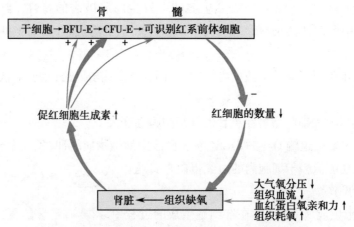

图 3-1 促红细胞生成素调节红细胞生成的反馈环

BFU-E：红系爆式集落形成单位；CFU-E：红系集落形成单位；+：促进；-：抑制。

2）性激素：雄激素主要通过刺激 EPO 的产生，使 RBC↑；也可直接刺激骨髓，使 RBC↑；雄激素还可促进血红蛋白的合成。雌激素可降低红系祖细胞对 EPO 的反应，抑制 RBC 生成。

3）甲状腺激素、肾上腺皮质激素和生长激素等：可改变组织对氧需求，间接促进 RBC

生成。

4）转化生长因子 β、干扰素 γ 和肿瘤坏死因子等：可抑制 RBC 的生成。

5. 破坏　正常人红细胞平均寿命约 120d。衰老红细胞的变形能力减退,脆性增高,难以通过微小的孔隙,因此容易滞留于脾和骨髓中而被巨噬细胞所吞噬,称为血管外破坏。

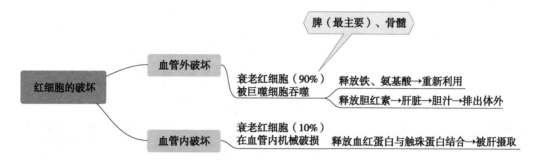

二、白细胞生理

1. 形态　白细胞为无色、有核的细胞,在血液中一般呈球形。

2. 数量　正常成人为（4.0~10.0）× 10^9/L。

3. 正常人血液中白细胞的数目变化　①新生儿白细胞数较高；②有昼夜波动,下午白细胞数稍高于早晨；③进食、疼痛、情绪激动和剧烈运动等可使白细胞数显著增多；④女性在妊娠末期、分娩时白细胞数可升高。

4. 生理特性　各类白细胞均参与机体的防御功能。白细胞所具有的变形、游走、趋化、吞噬和分泌等特性,是执行防御功能的生理基础。

（1）变形运动：白细胞（除淋巴细胞外）能伸出伪足做变形运动,可穿过毛细血管壁,称为白细胞渗出。

（2）趋化性：指白细胞趋向某些化学物质运动的特性。来自炎症区域的趋化信号易于吸引白细胞到达炎症部位。

 提示

　　人体细胞的降解产物、抗原–抗体复合物、细菌毒素和细菌、补体激活产物等具有趋化活性。

（3）选择性吞噬：正常细胞表面光滑,其表面存在可排斥吞噬的保护性蛋白,不易被吞噬。坏死组织或外源性颗粒因缺乏保护机制,易被吞噬。

（4）分泌：白细胞可分泌白细胞介素、干扰素、肿瘤坏死因子等多种细胞因子,参与炎症和免疫反应的调控。

5. 分类（表3–5）

表 3-5　WBC 的分类

类型	比例	主要存在部位	生理功能
中性粒细胞	50%~70%	血液、骨髓	是体内主要的吞噬细胞，游走最快，首先到达炎症部位；可吞噬细菌和异物；清除衰老的红细胞及抗原 - 抗体复合物
嗜酸性粒细胞	0.5%~5%	组织	限制嗜碱性粒细胞和肥大细胞在I型超敏反应中的作用；参与抗蠕虫免疫反应
嗜碱性粒细胞	0%~1%	血液	释放：①肝素，抗凝血，有利于保持血管的通畅；②组胺、过敏性慢反应物质，可引起I型超敏反应；③嗜酸性粒细胞趋化因子 A，可吸引嗜酸性粒细胞，限制嗜碱性粒细胞在过敏反应中的作用；④可能参与抗寄生虫免疫反应
单核细胞	3%~8%	血液（未成熟）短暂停留后至组织（发育成巨噬细胞）	吞噬能力较中性粒细胞强，能合成、释放多种细胞因子，参与对其他细胞活动的调控；对肿瘤和病毒感染细胞有强大杀伤能力；加工处理、呈递抗原，在特异性免疫应答的诱导和调节中起关键作用；还可发育成树突状细胞
淋巴细胞	20%~40%	血液、淋巴液等	T 细胞→主要与细胞免疫有关；B 细胞→主要与体液免疫有关；NK 细胞→固有免疫

ⓘ 提示

　　树突状细胞为目前所知功能最强的抗原提呈细胞，是机体特异免疫应答的始动者。

　　6. 生成和调节　粒细胞和单核细胞的生成受粒细胞 - 巨噬细胞集落刺激因子（GM-CSF）、粒细胞集落刺激因子（G-CSF）、巨噬细胞集落刺激因子（M-CSF）等调节。抑制性因子（乳铁蛋白和转化生长因子 β 等）可直接抑制白细胞的生成，或限制上述集落刺激因子的释放或作用。

　　三、血小板生理

　　1. 数量　正常成年人为（100~300）× 10^9/L。正常人血小板计数可有 6%~10% 的变动范围。

　　2. 功能

　　（1）血小板有助于维持血管壁的完整性：当血小板数量降至 $50 × 10^9$/L 时，患者的毛细血管脆性增高，微小的创伤或仅血压升高即可使之破裂而出现小的出血点。

　　（2）血小板可释放稳定内皮屏障的物质和生长因子，有利于受损血管的修复。

　　（3）在血管损伤时，血小板可被激活而参与生理性止血。

　　3. 生理特性

　　（1）黏附：血小板与非血小板表面的黏着称为血小板黏附。

1）黏附条件：当血管内皮细胞受损时，血小板即可黏附于内皮下组织。血小板的黏附需要血小板膜上 GP I b/IX/V 复合物、内皮下成分（主要为胶原纤维）、血浆血管性血友病因子（vWF）的参与。

> ⓘ 提示
>
> 　　GP I b/IX/V 复合物是血小板表面主要的黏附受体。vWF 是血小板黏附于胶原纤维的桥梁。

2）黏附过程：血管损伤后，vWF 首先与内皮下暴露胶原纤维结合，并发生变构，再与 GP I b 结合，使血小板黏附于胶原纤维上。

（2）**释放**：血小板受刺激后将储存在致密体、α- 颗粒或溶酶体内的物质排出的现象，称为血小板释放或血小板分泌。

1）作用：可进一步促进血小板的活化，聚集，加速止血过程。

2）血小板释放的物质（表 3-6）

表 3-6　血小板释放的物质

部位	主要释放物质
致密体	ADP，ATP，5-HT，Ca^{2+}
α- 颗粒	vWF、纤维蛋白原、β- 血小板球蛋白、血小板因子 4（PF_4）、血小板源生长因子（PDGF）、凝血酶敏感蛋白、凝血因子 V 等
其他	血栓烷 A_2（TXA_2）等（临时合成，即时释放）

（3）**聚集**：发生于血小板之间的相互黏着，称为血小板聚集。

1）参与成分：纤维蛋白原、Ca^{2+} 和血小板膜上 GP IIb/IIIa。

2）聚集过程：在未受刺激的静息血小板膜上的 GP IIb/IIIa 处于低亲和力状态，不能与纤维蛋白原结合。当血小板黏附于血管破损处或在致聚剂的激活下，GP IIb/IIIa 活化，与纤维蛋白原的亲和力增高，在 Ca^{2+} 的作用下纤维蛋白原可与之结合，从而连接相邻的血小板，充当聚集的桥梁，使血小板聚集成团。

3）血小板聚集时相

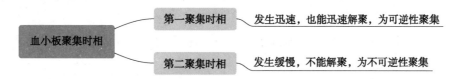

● 血小板致聚剂：生理性致聚剂主要有 ADP、肾上腺素、5-HT、组胺、胶原、凝血酶、TXA_2 等；病理性致聚剂有细菌、病毒、免疫复合物、药物等。

● 血小板聚集反应的形式：因致聚剂的种类和浓度而有差异。如低浓度 ADP 引起的血小板聚集只出现第一聚集时相，并很快解聚；高浓度 ADP 引起的聚集，只出现单一的不可逆性聚集；胶原所诱发的血小板单相不可逆聚集，与内源性 ADP 的释放和 TXA_2 的生成有关。

4）血小板和内皮细胞中前列腺素的代谢（图 3-2）

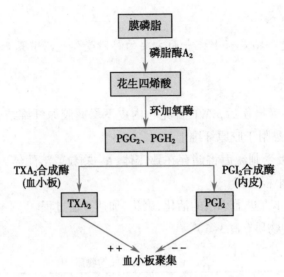

图 3-2　血小板和内皮细胞中前列腺素的代谢

PGG_2: 前列腺素 G_2；PGH_2: 前列腺素 H_2；PGI_2: 前列环素。

● TXA_2 有强烈的聚集血小板和缩血管作用：TXA_2 可降低血小板内 cAMP 的浓度，对血小板的聚集有正反馈促进作用。阿司匹林可抑制环加氧酶而减少 TXA_2 的生成，具有抗血小板聚集的作用。

● PGI_2 可提高血小板内 cAMP 的含量，具有较强的抑制血小板聚集和舒张血管的作用。

● 血管内皮细胞可释放一氧化氮（NO），通过提高血小板内 cGMP 的含量，可抑制血小板聚集。

（4）收缩：血小板的收缩与血小板的收缩蛋白有关。血小板活化后，胞质内 Ca^{2+} 浓度增高通过分解 ATP 而引起血小板的收缩反应。在血凝块中，血小板的伪足通过膜上活化的 GPⅡb/Ⅲa 结合于纤维蛋白索上。当血凝块中的血小板发生收缩时，可使血块回缩。若血小板数量减少或 GPⅡb/Ⅲa 缺陷，可使血块回缩不良。

（5）吸附：血小板表面可吸附血浆中多种凝血因子，使局部凝血因子浓度升高，有利于血液凝固和生理止血。

> ⓘ 提示
>
> 　　血小板的生理特性是血小板发挥生理性止血功能的基础。血小板的异常活化也参与动脉硬化的发生和血栓形成。

4. 生成和调节

（1）血小板是从骨髓成熟的巨核细胞胞质裂解脱落下来的具有生物活性的小块胞质。从原始巨核细胞到释放血小板入血，需 8~10d。进入血液的血小板，2/3 存在于外周循环血液中，其余贮存在脾脏和肝脏。新近有研究报道，肺也是血小板生成的重要部位。

（2）血小板生成素（TPO）：是体内血小板生成调节最重要的生理性调节因子。TPO 主要由肝细胞产生，肾可少量产生。TPO 可促进巨核系祖细胞的存活和增殖，也可促进不成熟巨核细胞的分化，是刺激巨核祖细胞增殖和分化作用最强的细胞因子。

5. 破坏　血小板进入血液后的寿命为 7~14d，但只在最初两天具有生理功能。衰老的血小板在脾、肝和肺组织中被吞噬破坏。血小板还可在发挥其生理功能时被消耗。

————○ 经 典 试 题 ○————

（研）1. 血管外破坏红细胞的主要场所是

　　A. 肝脏　　　　　　　　　　　　B. 脾脏

　　C. 肾脏　　　　　　　　　　　　D. 淋巴结

（研）2. 阿司匹林通过减少 TXA_2 合成而抗血小板聚集的作用环节是

　　A. 抑制环加氧酶（COX）　　　　B. 抑制 TXA_2 合成酶

　　C. 抑制 PGI_2 合成酶　　　　　　D. 抑制 PLA_2

（执）3. 衰老红细胞难以通过微小血管和孔隙的主要原因是

　　A. 渗透脆性增加　　　　　　　　B. 细胞体积增大

　　C. 悬浮稳定性下降　　　　　　　D. 血红蛋白减少

　　E. 变形能力减退

【答案】

1. B　2. A　3. E

第三节　生理性止血

一、生理性止血的基本过程

生理性止血过程主要包括血管收缩、血小板血栓形成和血液凝固三个过程，三个过程相继发生并相互重叠，彼此密切相关（图 3-3）。

1. 血管收缩　受损血管局部和附近的小血管收缩，使局部血流减少，有利于减轻或阻止出血。血管收缩与损伤性刺激引起的反射性收缩、局部血管的肌源性收缩和局部缩血管物质有关。5-HT、TXA_2 等缩血管物质来源于黏附在损伤处的血小板。

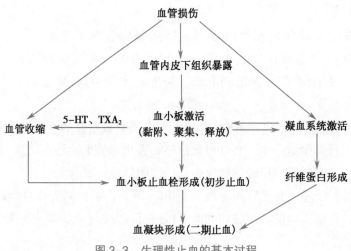

图 3-3　生理性止血的基本过程

5-HT: 5-羟色胺；TXA$_2$：血栓烷 A$_2$。

2. 血小板止血栓的形成

（1）血管损伤后，由于内皮下胶原的暴露，少量血小板黏附于内皮下的胶原上；这是形成止血栓的第一步。通过血小板的黏附，可"识别"损伤部位，使止血栓能正确定位。

（2）黏附的血小板进一步激活血小板内信号途径导致血小板的活化并释放内源性 ADP 和 TXA$_2$，进而激活血液中其他血小板，募集更多的血小板相互黏着而发生不可逆聚集。

（3）局部受损红细胞释放的 ADP 和局部凝血过程中生成的凝血酶均可使流经伤口附近的血小板不断地黏着聚集在已黏附固定于内皮下胶原的血小板上，最终形成血小板止血栓堵塞伤口，达到初步止血，也称一期止血。

一期止血主要依赖于血管收缩及血小板止血栓的形成。此外，受损血管内皮的 PGI$_2$、NO 生成减少，也有利于血小板的聚集。

3. 血液凝固　血管受损可启动凝血系统，在局部迅速发生血液凝固，使血浆中可溶性的纤维蛋白原转变成不溶性的纤维蛋白，并交织成网，以加固止血栓，即二期止血。最后，局部纤维组织增生，并长入血凝块，达到永久性止血。

血小板与生理性止血过程的三个环节均有密切关系，血小板在生理性止血过程中居于极为重要的地位：只有在血管收缩使血流减慢时，血小板黏附才易于实现；血小板激活后释放的 5-HT、TXA$_2$ 又可促进血管收缩。活化的血小板可为血液凝固过程中凝血因子的激活提供磷脂表面。血小板表面结合有多种凝血因子，血小板还可释放纤维蛋白原等凝血因子，从而大大加速凝血过程。而血液凝固过程中产生的凝血酶又可加强血小板的活化。此外，血凝块中血小板的收缩，可引起血块回缩，挤出其中的血清，使血凝块更坚实，牢固封住血管的破口。

二、血液凝固

血液凝固是一系列复杂的酶促反应过程,需多种凝血因子的参与。其实质是血浆中的可溶性纤维蛋白原转变成不溶性的纤维蛋白的过程。

1. 凝血因子　目前已知的凝血因子主要有 14 种,按国际命名法用罗马数字编号的有 12 种,即凝血因子Ⅰ~ⅩⅢ(简称 FⅠ~FⅩⅢ,其中 FⅥ是血清中活化的 FⅤa,已不再视为一个独立的凝血因子),此外还有高分子量激肽原、前激肽释放酶等。

(1)常见凝血因子(表 3-7)

表 3-7　常见凝血因子

因子	同义名	合成部位
Ⅰ	纤维蛋白原	肝细胞
Ⅱ	凝血酶原	肝细胞(需维生素 K)
Ⅲ	组织因子(TF)	内皮细胞和其他细胞
Ⅳ	钙离子(Ca²⁺)	—
Ⅴ	前加速素或易变因子	内皮细胞和血小板
Ⅶ	前转变素或稳定因子	肝细胞(需维生素 K)
Ⅷ	抗血友病因子	肝细胞
Ⅸ	血浆凝血活酶	肝细胞(需维生素 K)
Ⅹ	Stuart-Prower 因子	肝细胞(需维生素 K)
Ⅺ	血浆凝血活酶前质	肝细胞
Ⅻ	接触因子或 Hageman 因子	肝细胞
ⅩⅢ	纤维蛋白稳定因子	肝细胞和血小板
—	高分子量激肽原	肝细胞
—	前激肽释放酶	肝细胞

(2)常见特点

1)除 FⅣ是 Ca^{2+} 外,其余凝血因子均为蛋白质。

2)FⅡ、FⅦ、FⅨ、FⅩ、FⅪ、FⅫ和前激肽释放酶都是丝氨酸蛋白酶,正常以酶原形式存在。须通过其他酶的有限水解而暴露或形成活性中心后,才具有酶的活性,这一过程称为凝血因子的激活。

3)除 FⅢ外,其他凝血因子均存在于新鲜血浆中。

4)FⅡ、FⅦ、FⅨ、FⅩ的生成需要维生素 K 的参与。

5)FⅢ、FⅤ、FⅧ和高分子量激肽原在凝血反应中起辅因子作用。

6）习惯上在凝血因子代号的右下角加一个"a"表示其"活化型"，如FⅡ被激活为FⅡa。

2. 凝血过程（图3-4）

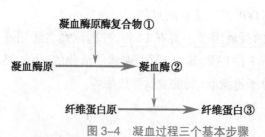

图3-4　凝血过程三个基本步骤

①②③代表凝血过程的三个基本步骤，➝催化作用，➡变化方向。

（1）凝血酶原酶复合物（也称凝血酶原激活复合物）的形成：凝血酶原酶复合物即FXa–FVa–Ca^{2+}–磷脂复合物，可通过内源性凝血途径和外源性凝血途径生成（表3-8，图3-5）。

表3-8　内源性凝血途径与外源性凝血途径

鉴别要点	内源性凝血途径	外源性凝血途径
启动方式	血管内膜下胶原纤维或异物暴露，激活FⅫ	受损的组织释出FⅢ
凝血因子来源	均来自血液	来自组织和血液
参与的凝血因子	FⅫ、FⅪ、FⅨ、FⅧ、高分子量激肽原、前激肽释放酶、血小板膜磷脂（PF$_3$）、Ca^{2+}（FⅣ）	FⅢ、FⅦ
FX激活物	FⅨa–FⅧa–Ca^{2+}–PF$_3$复合物	FⅦa–FⅢ复合物（也需Ca^{2+}）
血小板参与	需要PF$_3$参与	不需要PF$_3$
凝血酶原酶复合物	FXa–FVa–Ca^{2+}–PF$_3$复合物	同内源性凝血途径
反应步骤	较多	较少
凝血速度	较慢（约数分钟）	较快
相互关系	①体内生理性凝血反应由外源性凝血途径启动 ②外源性凝血途径生成的产物对内源性途径的FV、FⅦ、FⅧ、FⅪ和血小板有激活作用，进而通过"截短的"内源性途径形成大量的内源性途径因子FX酶复合物，大量激活凝血酶，产生放大效应，完成凝血过程	

 提示

外源性凝血途径中的组织因子（TF）是生理性凝血过程的启动物。

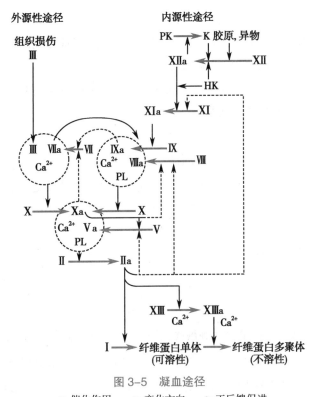

图 3-5 凝血途径

➡️催化作用 　➡️变化方向 　┈➡正反馈促进

PL:磷脂;PK:前激肽释放酶;K:激肽释放酶;HK:高分子激肽原。

（2）凝血酶原的激活和纤维蛋白的生成:凝血酶原在凝血酶原酶复合物的作用下激活成为凝血酶。凝血酶原酶复合物中的 FVa 为辅因子,可使 FXa 激活凝血酶原的速度提高 10 000 倍。凝血酶的功能:①使纤维蛋白原(四聚体)转变为纤维蛋白单体;②激活 FXIII 生成 FXIIIa,进而使纤维蛋白单体聚合成不溶于水的多聚体凝块,完成凝血过程;③激活 FV、FVIII 和 FXI,形成凝血过程中的正反馈机制;④使血小板活化。血小板活化后可为因子 X 酶复合物和凝血酶原酶复合物的形成提供有效的磷脂表面,也可加速凝血。

3. 血液凝固的负性调控

（1）血管内皮的抗凝作用

1）正常血管内皮的屏障功能:可防止凝血因子、血小板与内皮下的成分接触,从而避免凝血系统的激活和血小板的活化。

2）抗血小板功能:血管内皮细胞可释放前列环素(PGI_2)、一氧化氮(NO),抑制血小板的聚集。内皮细胞膜上还有胞膜 ADP 酶,可分解释放出来的 ADP 而抑制血小板的激活。

3）抗凝血功能:膜上存在硫酸乙酰肝素蛋白多糖、凝血酶调节蛋白(TM),并合成和分泌组织因子途径抑制物(TFPI)、抗凝血酶等生理性抗凝物质。

4）促进纤溶功能:可合成分泌组织型纤溶酶原激活物(t-PA)。

（2）纤维蛋白的吸附、血流的稀释和单核吞噬细胞的吞噬作用

1）纤维蛋白与凝血酶有高度的亲和力。在凝血过程中所形成的凝血酶，85%~90% 可被纤维蛋白吸附，既加速局部凝血，也避免凝血酶向周围扩散。

2）进入循环的活化凝血因子可被血流稀释，并被血浆中的抗凝物质灭活和被单核吞噬细胞吞噬，有助于防止凝血过程的扩散。

（3）生理性抗凝物质

1）丝氨酸蛋白酶抑制物：包括抗凝血酶、肝素辅因子Ⅱ等。抗凝血酶是最重要的抑制物，能与凝血酶及 FⅨa、FⅩa、FⅪa、FⅫa 等分子活性中心的丝氨酸残基结合而抑制其活性。在缺乏肝素的情况下，抗凝血酶的直接抗凝作用慢而弱。但它与肝素结合后，其抗凝作用可增强 2 000 倍。

2）蛋白质 C 系统（表 3-9）

表 3-9　蛋白质 C 系统

项目	内容
组成	主要包括蛋白质 C（PC）、凝血酶调节蛋白、蛋白质 S 和蛋白质 C 的抑制物
合成	蛋白质 C 由肝脏合成（需维生素 K 参与），以酶原形式存在于血浆中
激活物	凝血酶与正常血管内皮细胞上的凝血酶调节蛋白结合后，可激活蛋白质 C
作用	激活的蛋白质 C 可水解灭活 FⅧa 和 FⅤa，抑制 FⅩ和凝血酶原的激活，促进纤维蛋白溶解
辅因子	为蛋白质 S，可增强激活的蛋白质 C 对 FⅧa 和 FⅤa 的灭活作用
临床意义	蛋白质 C 系统的缺陷者易发生血栓形成

 提示

凝血酶调节蛋白是将凝血酶从促凝物转变为抗凝物的转换分子。

3）组织因子途径抑制物（TFPI）：是一种糖蛋白，主要由血管内皮细胞产生；是外源性凝血途径的特异性抑制物，是体内主要的生理性抗凝物质。TFPI 并不阻断组织因子对外源性凝血途径的启动，待到生成一定数量的 FⅩa 后才负反馈地抑制外源性凝血途径。

4）肝素：主要由肥大细胞和嗜碱性粒细胞产生，主要通过增强抗凝血酶的活性而发挥间接抗凝作用。

（4）临床的促凝和抗凝

1）促凝：纱布压迫、适当加温等。

2）抗凝：降低温度和增加异物表面的光滑度，除去血浆中的 Ca^{2+}（枸橼酸钠、草酸盐等，体外抗凝）、维生素 K 拮抗剂（如华法林，体内抗凝）、肝素（体内、体外抗凝）。

4. 纤维蛋白溶解

（1）纤维蛋白溶解系统（简称纤溶系统）组成：纤维蛋白溶解酶原（简称纤溶酶原，又称血浆素原）、纤维蛋白溶解酶（简称纤溶酶，又称血浆素）、纤溶酶原激活物、纤溶抑制物。

（2）纤溶过程（图3-6）

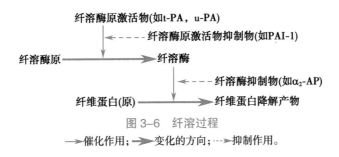

图 3-6　纤溶过程

→催化作用；➡变化的方向；┈➤抑制作用。

（3）纤溶酶原的激活：纤溶酶原主要由肝产生；嗜酸性粒细胞也可合成少量纤溶酶原。纤溶酶原在激活物的作用下发生有限水解，脱下一段肽链而激活成纤溶酶。纤溶酶原激活物主要有组织型纤溶酶原激活物（t-PA）、尿激酶型纤溶酶原激活物（u-PA）。FXIIa、激肽释放酶等也可激活纤溶酶原，但正常情况下其激活活性不足总激活能力的15%，常作为体外循环情况下纤溶酶原的主要激活物。其中t-PA和u-PA的特点见表3-10。

表 3-10　t-PA 和 u-PA 的特点

项目	组织型纤溶酶原激活物（t-PA）	尿激酶型纤溶酶原激活物（u-PA）
合成部位	主要由血管内皮细胞合成（由肝脏清除）	主要由肾小管、集合管上皮细胞产生
机制	在纤维蛋白存在时，t-PA对纤溶酶原的亲和力大增，激活纤溶酶原的效应可增强1 000倍	通过与多种靶细胞膜上u-PA受体结合，促进结合于靶细胞表面的纤溶酶原激活
作用	即刻启动纤溶、将纤溶限制于血凝块局部，并增强局部的纤溶强度	在组织溶解血管外纤维蛋白，防止肾小管、泪管或唾液腺管栓塞

（4）纤维蛋白与纤维蛋白原的降解

1）纤溶酶最敏感的底物是纤维蛋白和纤维蛋白原，纤溶酶可将纤维蛋白和纤维蛋白原分解为纤维蛋白降解产物（FDP）。

2）纤溶酶还可分解FⅡ、FⅤ、FⅧ、FX、FXII等凝血因子。

3）纤溶亢进时可因凝血因子的大量分解及FDP的抗凝作用有出血倾向。

（5）纤溶抑制物

1）纤溶酶原激活物抑制物-1（PAI-1）：主要由血管内皮细胞产生，与t-PA和u-PA结合而使之灭活。

2）α₂- 抗纤溶酶（α₂-AP）：主要由肝产生；α₂-AP 通过与纤溶酶结合而抑制其活性。

3）此外，凝血酶通过与凝血酶调节蛋白的结合还可激活凝血酶激活的纤溶抑制物（TAFI），抑制纤维蛋白的溶解，稳定凝血块。

◦ 经典试题 ◦

（研）1. 凝血因子Ⅱ、Ⅶ、Ⅸ、Ⅹ在肝脏合成依赖于

    A. 维生素 A　　　　　　　　　　B. 维生素 C

    C. 维生素 D　　　　　　　　　　D. 维生素 K

（研）2. 在生理止血过程中，与识别损伤部位有关的血小板生理是

    A. 血小板黏附　　　　　　　　　B. 聚集

    C. 释放　　　　　　　　　　　　D. 血小板吸附

（执）3. 下列凝血因子中，不属于维生素 K 依赖性的是

    A. FⅦ　　　　　　　　　　　　B. FⅩ

    C. FⅧ　　　　　　　　　　　　D. FⅨ

    E. FⅡ

（研）4. 下列物质中，能使纤溶酶原激活为纤溶酶的有

    A. 蛋白质 C　　　　　　　　　　B. 尿激酶

    C. 凝血因子Ⅻa　　　　　　　　D. 激肽释放酶

【答案】

1. D　2. A　3. C　4. BCD

第四节　血型和输血原则

一、血型与红细胞凝集

1. 血型　通常指红细胞膜上特异性抗原的类型。

2. 红细胞凝集　是指将血型不相容的血液滴加在玻片上并混合，红细胞可凝集成簇的现象。

 提示

    红细胞凝集的本质是抗原 - 抗体反应。

3. 凝集原　红细胞膜上抗原的特异性取决于其抗原决定簇（按生物化学结构分为糖和多肽两类），这些抗原在凝集反应中被称为凝集原。

4. 凝集素　是血浆中能与红细胞膜上的凝集原起反应的特异抗体，均为 γ- 球蛋白。

二、红细胞血型

1. ABO 血型系统　自 1901 年 Landsteiner 发现第一个人类血型系统——ABO 血型系统以来,至今已发现 35 个不同的红细胞血型系统,抗原近 300 个。其中与临床关系最为密切的是 ABO 血型系统和 Rh 血型系统。

（1）ABO 血型的分型:根据红细胞膜上是否存在 A 抗原和 B 抗原,可将血液分为四种 ABO 血型（表 3-11）。

表 3-11　ABO 血型的分型

基因型	血型	红细胞上的抗原	血清中的抗体
AA,AO	A 型		
	A₁	A+A₁	抗 B
	A₂	A	抗 B+ 抗 A₁
BB,BO	B 型	B	抗 A
AB	AB 型		
	A₁B	A+A₁+B	无
	A₂B	A+B	抗 A₁
OO	O 型	无 A,无 B	抗 A+ 抗 B

（2）ABO 血型的抗原:ABO 血型系统各种抗原的特异性决定于红细胞膜上的糖蛋白或糖脂上所含的糖链。A、B 抗原都是在 H 抗原的基础上形成的。A、B、H 抗原存在于红细胞膜、淋巴细胞、血小板以及大多数上皮细胞和内皮细胞的膜上。

（3）ABO 血型的抗体

1）天然抗体:属于 IgM 抗体,分子量大,不能通过胎盘。

2）免疫性抗体:是机体接受自身所不存在的红细胞抗原刺激而产生的,属于 IgG 抗体,分子量小,能够通过胎盘。

 提示

　　ABO 血型的抗体在生后 2~8 个月开始出现,8~10 岁时达到高峰。

（4）ABO 血型的遗传:血型是由遗传决定的,正常人 ABO 血型终身不变。利用血型的遗传规律,可以推知子女可能有的血型和不可能有的血型,因此,也就可能从子女的血型表现型来推断亲子关系。

（5）ABO 血型的鉴定

1）正向定型:是用抗 A 与抗 B 抗体检测来检查红细胞上有无 A 或 B 抗原。

2）反向定型:是用已知血型的红细胞检测血清中有无抗 A 或抗 B 抗体。

3）ABO 血型定型（表 3-12）

表 3-12　ABO 血型定型

正向定型			反向定型			血型
B 型血清 （抗 A）	A 型血清 （抗 B）	O 型血清 （抗 A,抗 B）	A 型红细胞	B 型红细胞	O 型红细胞	
－	－	－	＋	＋	－	O
＋	－	＋	－	＋	－	A
－	＋	＋	＋	－	－	B
＋	＋	＋	－	－	－	AB

注：ABO 系统中除 A_1、A_2 亚型之外，还有 Ax 等亚型。Ax 红细胞与 B 型血清不发生凝集（或甚弱），但可与 O 型血清发生凝集，故加用 O 型血清可发现 Ax 型，避免误定为 O 型。加用 O 型标准红细胞可检出血清中是否含有与 ABO 血型系统无关的红细胞抗体。

2. Rh 血型系统

（1）分布：在我国，汉族和其他大部分民族的人群中，Rh 阳性者约占 99%，Rh 阴性者只占 1% 左右。在有些民族的人群中，Rh 阴性者较多，如塔塔尔族、苗族、布依族和乌孜别克族。

（2）Rh 血型的抗原：与临床关系密切的有 D、E、C、c、e 五种，其抗原性的强弱依次为 D>E>C>c>e。

 提示

Rh 血型系统是红细胞血型中最复杂的一个系统。

（3）Rh 血型的分型：Rh 阳性→红细胞上含有 D 抗原；Rh 阴性→红细胞上缺乏 D 抗原。Rh 抗原只存在于红细胞上，出生时已发育成熟。

（4）Rh 血型的特点：人的血清中不存在抗 Rh 的天然抗体，只有当 Rh 阴性者在接受 Rh 阳性的血液后，才会通过体液性免疫产生抗 Rh 的免疫性抗体。

（5）Rh 血型与新生儿溶血病

1）Rh 阴性的孕妇怀有 Rh 阳性的胎儿→Rh 阳性胎儿的少量红细胞或 D 抗原可进入母体→母体产生免疫性抗体，主要是抗 D 抗体（IgG）。

2）IgG 型抗体可透过胎盘进入胎儿血液，使胎儿红细胞发生溶血，造成新生儿溶血性贫血，严重时可导致胎儿死亡。

（6）ABO 血型系统与 Rh 血型系统的比较（表 3-13）

表 3–13 ABO 血型系统与 Rh 血型系统的比较

项目	ABO 血型系统	Rh 血型系统
血型抗原	A、A₁、B	主要为 D、E、C、c、e
血型抗体	天然抗体和免疫性抗体	免疫性抗体
出生时红细胞上抗原的成熟度	尚未发育成熟,A、B 抗原数量少	已发育成熟
血型抗原存在部位	红细胞及其他组织细胞	红细胞
输入不相容的异型血液时	首次输入即发生凝集溶血反应	Rh 阴性受血者第一次输入 Rh 阳性血液后,一般不产生明显输血反应,在第二次或多次输入 Rh 阳性血液时,可发生抗原 – 抗体反应,产生溶血
母子血型不合而发生新生儿溶血病时	第一胎可发病,溶血通常较轻	多见于第二胎,溶血通常较重

三、血量和输血原则

1. **血量** 是指全身血液的总量,相当于体重的 7%~8%(70~80ml/kg)。因此,体重为 60kg 的人,血量为 4.2~4.8L。

（1）循环血量:全身血液的大部分在心血管系统中快速循环流动。

（2）储存血量:小部分血液滞留在肝、肺、腹腔静脉和皮下静脉丛内,流动很慢。

2. **输血原则**

（1）同型输血:输血时首先必须鉴定血型,保证供血者和受血者的 ABO 血型相同;对于生育年龄的妇女和反复接受输血的患者,还要保证 Rh 血型相同。

（2）交叉配血:输血前要进行交叉配血,包括主侧配血和次侧配血（图 3-7）。

1）主侧和次侧均无凝集反应:可输血。

2）主侧发生凝集反应:不能输血。

3）主侧不发生凝集反应,次侧发生凝集反应:可见于将 O 型血输给其他血型的受血者或 AB 型受血者接受其他血型的血液。在紧急时,可少量、缓慢输血,并密切观察受血者的情况。

（3）提倡成分输血（指特异性输入某种血液成分,输血反应比较小）、自体输血。

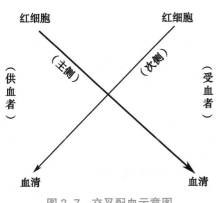

图 3-7 交叉配血示意图

> **ⓘ 提示**
>
> 以往曾把 O 型血的人称为"万能供血者",AB 血型的人称为"万能受血者",这些说法均不可取。

◦ 经 典 试 题 ◦

（执）1. 决定红细胞血型的物质是

    A. 红细胞膜特异凝集原

    B. 红细胞膜特异受体

    C. 血浆特异凝集素

    D. 红细胞膜特异凝集素

    E. 血浆特异凝集原

（研）2. 父母中一方的血型为 A 型，另一方为 B 型，其子女的血型可为

    A. A 型

    B. B 型

    C. AB 型

    D. O 型

【答案与解析】

1. A

2. ABCD。解析：A 型血的基因型可为 AA 或 AO，可遗传 A 基因和 O 基因；B 型血的基因型可为 BB 或 BO，可遗传 B 基因和 O 基因；所以子女的基因型可能为 AB、AO、BO、OO，4 种血型都可能出现。故选 ABCD。

◦ 温 故 知 新 ◦

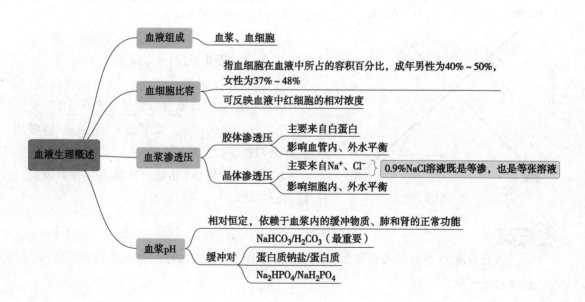

正常呈双凹圆碟形

血细胞生理
├─ 红细胞生理
│   ├─ 生理特性
│   │   ├─ 可塑变形性
│   │   │   ├─ 主要取决于红细胞的几何形状
│   │   │   └─ 红细胞可通过口径比它小的毛细血管和血窦孔隙
│   │   ├─ 悬浮稳定性
│   │   │   ├─ ESR ESR越快，悬浮稳定性越小
│   │   │   └─ 红细胞叠连 决定叠连快慢的因素：血浆成分变化
│   │   │   ├─ 两者均↑：血浆中纤维蛋白原、球蛋白、胆固醇↑
│   │   │   └─ 两者均↓：血浆中白蛋白、卵磷脂↑
│   │   └─ 渗透脆性
│   │   ├─ 在等渗的0.9%NaCl溶液中，红细胞可保持正常形态和大小
│   │   └─ 在低渗NaCl溶液中，红细胞可胀大、溶血
│   ├─ 生成
│   │   ├─ 所需物质 蛋白质、铁、叶酸和维生素B$_{12}$等
│   │   └─ 调节因素
│   │   ├─ 促进RBC生成 EPO（主要）、雄激素等
│   │   └─ 抑制RBC生成 雌激素等
│   └─ 破坏
│   ├─ 血管外破坏（主要） 部位：脾、骨髓
│   └─ 血管内破坏
├─ 白细胞生理
│   ├─ 生理特性 变形、游走、趋化、吞噬和分泌等
│   └─ 分类
│   ├─ 中性粒细胞 是主要的吞噬细胞
│   ├─ 嗜酸性粒细胞 参与抗蠕虫免疫反应等
│   ├─ 嗜碱性粒细胞 参与Ⅰ型超敏反应等
│   ├─ 单核细胞 吞噬、参与特异性免疫应答的诱导和调节等
│   └─ 淋巴细胞 在免疫应答反应过程中起核心作用
└─ 血小板生理
    ├─ 生理特性
    │   ├─ 黏附 需要GPⅠb/Ⅸ/Ⅴ复合物、内皮下成分、血浆vWF的参与
    │   ├─ 释放 主要有ADP，ATP，5-羟色胺，PF$_4$，TXA$_2$等
    │   │   阿司匹林可抑制环加氧酶而减少TXA$_2$的生成
    │   ├─ 聚集 需要纤维蛋白原、Ca^{2+}和血小板膜上GPⅡb/Ⅲa的参与
    │   ├─ 收缩 与血小板的收缩蛋白有关
    │   └─ 吸附 血小板表面可吸附血浆中多种凝血因子
    └─ 生成和调节 TPO是最重要的生理性调节因子

血管收缩 ——— 与反射性收缩、肌源性收缩和局部缩血管物质（5-HT、TXA_2 等可由黏附于损伤处的血小板释放）有关

血小板止血栓的形成
- 血小板黏附于内皮下胶原，由此可"识别"损伤部位
- 血小板活化并释放内源性ADP和TXA_2，募集更多血小板黏着，发生不可逆聚集
- 形成血小板止血栓堵塞伤口，达到初步止血

生理性止血基本过程

血液凝固

凝血因子的特点
- 除FⅣ是Ca^{2+}外，其余的凝血因子均为蛋白质
- FⅡ、FⅦ、FⅨ、FⅩ的生成需维生素K的参与
- FⅡ、FⅦ、FⅨ、FⅩ、FⅪ、FⅫ和前激肽释放酶都是丝氨酸蛋白酶，正常以酶原形式存在

凝血途径
- 内源性途径
  - 启动方式 血管内膜下胶原纤维或异物暴露，激活FⅫ
  - FⅩ激活物 $FⅨa-FⅧa-Ca^{2+}-PF_3$ 复合物
  - 特点 反应步骤较多，速度较慢
- 外源性途径
  - 启动方式 受损的组织释出FⅢ
  - FⅩ激活物 $FⅦa-FⅢ$复合物（也需Ca^{2+}）
  - 特点 反应步骤较少，速度较快

凝血酶原酶复合物：$FⅩa-FⅤa-Ca^{2+}-PF_3$ 复合物

负性调控
- 血管内皮的抗凝作用
- 纤维蛋白的吸附、血流的稀释和单核吞噬细胞的吞噬作用

生理性抗凝物质
- 抗凝血酶
  - 是最重要的抑制物
  - 能与凝血酶及FⅨa、FⅩa、FⅪa、FⅫa等分子活性中心的丝氨酸残基结合而抑制其活性
- 肝素 主要通过增强抗凝血酶的活性来间接抗凝
- 蛋白质C系统、TFPI

纤维蛋白溶解系统
- 纤维蛋白溶解酶原
- 纤溶酶原激活物 包括t-PA、u-PA、FⅫa、激肽释放酶等
- 纤溶酶 最敏感的底物是纤维蛋白和纤维蛋白原
- 纤溶抑制物 主要有PAI-1、α_2-AP等

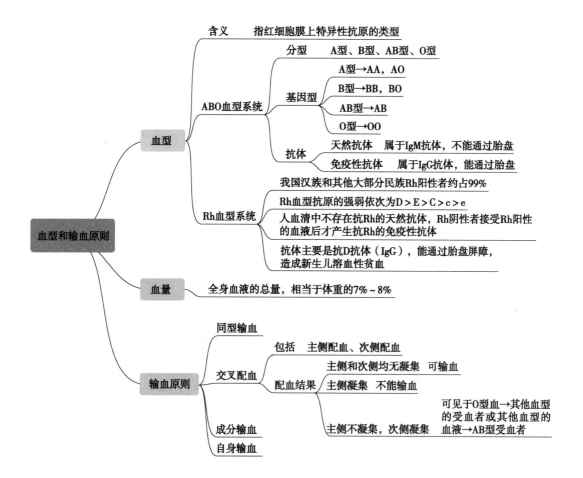

第四章

血 液 循 环

第一节 心脏的泵血功能

一、心脏的泵血过程和机制

1. 心动周期　指心脏的一次收缩和舒张构成的一个机械活动周期,在一个心动周期中,心房和心室的机械活动都可分为收缩期和舒张期。心动周期通常是指心室的活动周期。

（1）若正常成年人的心率为 75 次 /min,则每个心动周期持续 0.8s。在一个心动周期中,心房和心室活动变化见图 4-1。在心房的活动周期中,先是左、右心房收缩,持续约 0.1s;继而心房舒张,持续约 0.7s。在心室活动周期中,也是左、右心室先收缩,持续约 0.3s;随后心室舒张,持续约 0.5s。在心室舒张期的前 0.4 秒,心房也舒张,这一时期称为全心舒张期。

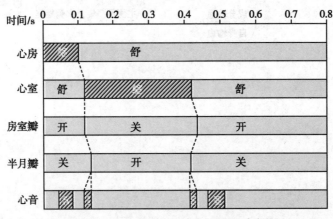

图 4-1　心动周期中心房和心室活动变化

（2）在一个心动周期中,心房和心室的活动按一定的次序和时程先后进行,左、右两个心房的活动是同步进行的,左、右两个心室的活动也是同步进行的。

（3）心动周期的长度与心率成反变关系:心率↑,心动周期↓,收缩期和舒张期都相应缩短,但舒张期缩短程度更大,这对心脏的持久活动是不利的。

2. 心脏的泵血过程

（1）以左心室为例,说明一个心动周期中心室射血和充盈的过程,以便了解心脏泵血的机制。对心室活动周期而言,心房收缩期实际是前一周期的舒张末期,即:心室收缩（等容收缩→快速射血→慢速射血）→心室舒张（等容舒张→快速充盈→慢速充盈）→心房收缩射血（占心室总充盈量的 1/4）。

　　心房在心动周期的大部分时间里都处于舒张状态，其主要作用是接纳储存从静脉不断回流的血液。在心室收缩和射血期间，这一作用的重要性尤为突出。

（2）心动周期中心腔内的变化（表 4-1）

表 4-1　心动周期中心腔内的变化

时相	压力变化	V_{A-V}	V_A	心室容积	心内血流方向	心音
心房收缩期	$P_a>P_V<P_A$	开	关	继续↑→最大	心房→心室	可有第四心音
心室收缩期						
等容收缩期	$P_a<P_V<P_A$	关	关	不变	血液存于心室	第一心音
快速射血期	$P_a<P_V>P_A$	关	开	迅速↓	心室→动脉	
减慢射血期	$P_a<P_V<P_A$	关	开	继续↓→最小	心室→动脉	
心室舒张期						
等容舒张期	$P_a<P_V<P_A$	关	关	不变	血液存于心房	第二心音
快速充盈期	$P_a>P_V<P_A$	开	关	迅速↑	心房→心室	可有第三心音
减慢充盈期	$P_a>P_V<P_A$	开	关	继续↑	心房→心室	

注：P_a：房内压；P_V：室内压；P_A：动脉压；V_{A-V}：房室瓣；V_A：动脉瓣。

（3）心动周期中各期的特点（表 4-2、图 4-2）

表 4-2　心动周期中各期的特点

时相	特点
等容收缩期	心室封闭，室内压升高最快，心室容积最大
快速射血期	射出量占总射血量的 2/3；心室容积快速缩小，室内压（最高）、主动脉升高
减慢射血期	室内压、主动脉下降；室内压可小于主动脉压，血液靠动能逆压力梯度射入主动脉
等容舒张期	心室封闭，室内压下降最快，心室容积最小；舒张期末心室压力最低
快速充盈期	进入心室血液量约为心室总充盈的 2/3
减慢充盈期	在心室舒张期的最后 0.1s，心房收缩期开始，使心室进一步充盈
心房收缩期	射血占心室总充盈量的 1/4

ⓘ 提示

　　在收缩期，心室肌收缩产生的压力增高和血流惯性是心脏射血的动力，而在舒张早期，心室主动舒张是心室充盈的主要动力，在舒张晚期心房肌的收缩可进一步充盈心室。

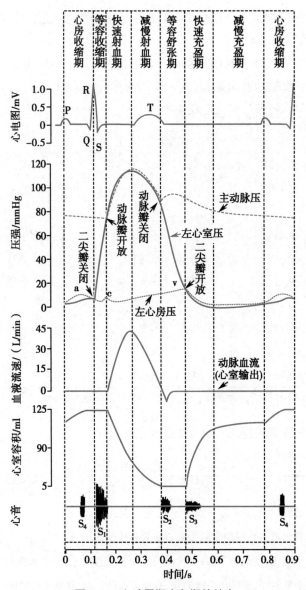

图 4-2　心动周期中各期的特点

3. 心音的产生（表 4-3）

表 4-3　心音的产生

心音	机制	意义
第一心音	房室瓣突然关闭引起心室内血液和室壁的振动等	标志心室收缩开始
第二心音	动脉瓣关闭，血流冲击大动脉根部引起	标志心室舒张开始
第三心音	快速充盈期末，乳头肌和室壁振动突然伸展及充盈血流突然减速引起	发生在快速充盈期末
第四心音	异常强烈的心房收缩和左心室壁顺应性下降	可见于心室舒张晚期

二、心输出量与心脏泵血功能

1. 心脏泵血的常用指标

（1）每搏输出量（简称搏出量）：指一侧心室一次心脏搏动所射出的血液，正常成人安静状态下约 70ml（60~80ml）。

（2）射血分数：指搏出量占心室舒张末期容积的百分比，正常成人为 55%~65%。

> **ℹ 提示**
>
> 　搏出量和射血分数都反映心脏的泵血功能，但后者更敏感、准确，对早期心泵功能异常有重要意义。

（3）心输出量（也称心排血量或每分输出量）：指一侧心室每分钟射出的血液量，即心输出量 = 搏出量 × 心率。正常成年男性安静时约为 4.5~6.0L/min，女性比同体重男性低 10% 左右。青年人的心输出量较老年人高。

（4）心指数：指以单位体表面积（m^2）计算的心输出量，心指数 = 心输出量 / 体表面积。如中等身材成人体表面积为 1.6~1.7m^2，其静息心指数为 3.0~3.5L/（min·m^2）。可作为比较不同个体心功能的评价指标。

（5）心脏做功量指标：包括每搏功（即心室一次收缩射血所做的机械外功）、每分功（即每搏功 × 心率）。

> **ℹ 提示**
>
> 　在正常情况下，右心室的做功量只有左心室的 1/6 左右。

2. 心脏泵血功能的储备　心输出量可随机体代谢需要而增加的能力称为心力储备或心泵功能储备。心力储备的大小主要取决于搏出量和心率能够提高的程度。

（1）搏出量储备

1）收缩期储备：通过增强心肌收缩能力和提高射血分数实现。一般收缩期储备 > 舒张期储备。

2）舒张期储备：通过增加舒张末期容积获得。

（2）心率储备：若搏出量保持不变，使心率在一定范围内加快，当心率达 160~180 次 /min 时，心输出量可增加至静息时的 2~2.5 倍，称为心率储备。若心率过快（ >180 次 /min ），由于舒张期过短，心室充盈不足，可导致搏出量和心输出量减少。

心力衰竭患者，收缩期储备和舒张期储备均下降，心率储备也显著低于正常人。

三、影响心输出量的因素

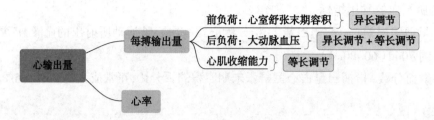

1. 前负荷　指心肌收缩前承受的负荷,相当于心室舒张末期容积(即静脉回心血量+射血后心室内剩余血量)。因为正常人心室舒张末期的心房内压力与心室内压力几乎相等,且心房内压力的测定更为方便,故又常用心室舒张末期的心房内压力来反映心室的前负荷。

2. 心肌异长自身调节

(1)心室功能曲线(图4-3)大致分三段

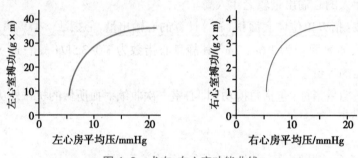

图 4-3　犬左、右心室功能曲线

实验中以左、右心房平均压代替左、右心室舒张末期压。

1)左心室舒张末期压在 5~15mmHg:为曲线上升支,随心室舒张末期压的增大,心室的每搏功也增大。左心室舒张末期压为 12~15mmHg 是心室最适前负荷,说明心室有较大的初长度储备。

2)左心室舒张末期压在 15~20mmHg:曲线趋于平坦,说明前负荷在其上限范围变动时对每搏功和心室泵血功能的影响不大。

3)左心室舒张末期压 >20mmHg:曲线平坦或轻度下倾,但不出现明显降支,说明心室前负荷即使 >20mmHg,每搏功仍不变或仅轻度减少。

● 从心室功能曲线看,在增加前负荷(初长度)时,心肌收缩力加强,搏出量增多,每搏功增大。这种通过改变心肌初长度而引起心肌收缩力改变的调节,称为异长自身调节。

● 将心室舒张末期容积在一定范围内增大可增强心室收缩力的现象称为心定律(也称 Frank-Starling law),把心室功能曲线称为 Frank-Starling 曲线。

(2)正常心室肌的抗过度延伸特性

1)心肌肌节的初长度为 2.00~2.20μm 时,粗、细肌丝处于最佳重叠状态,横桥活化时可与肌动蛋白形成连接的数目最多,肌节收缩产生的张力最大。此时的初长度即为最适初长度。

2) 正常心室肌的肌节一般不会超过 2.25~2.30μm,若强行将肌节拉伸至≥2.60μm,心肌将会断裂,因此心功能曲线不会出现明显的下降趋势(图 4-4)。心脏的可伸展性较小,主要是由于肌节内连接蛋白的存在。上述心肌能抵抗被过度延伸的特性对心脏泵血功能具有重要的生理意义。

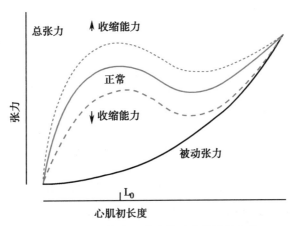

图 4-4 心肌长度 – 张力关系曲线及其变化

L_0: 最适初长度。

(3) 异长调节的生理意义: 主要是对搏出量的微小变化进行精细的调节,使心室射血量与静脉回心血量之间保持平衡,从而使心室舒张末期容积和压力保持在正常范围内。但若循环功能发生幅度较大、持续时间较长的改变,如肌肉活动时的循环功能改变,仅靠异长自身调节不足以使心脏的泵血功能满足机体当时的需要。在这种情况下,需要通过调节心肌收缩能力来进一步加强心脏的泵血功能。

3. 影响前负荷的因素

(1) 静脉回心血量: 多数情况下,静脉回心血量的大小是决定心室前负荷大小的主要因素。影响静脉回心血量的因素见表 4-4。

表 4-4 影响静脉回心血量的因素

影响因素	特点
心室充盈时间	心率↑,心动周期↓,心室充盈时间↓,静脉回心血量↓
静脉回流速度	在心室充盈持续时间不变的情况下,静脉回流速度越快,静脉回心血量就越多
心室舒张功能	舒张期 Ca^{2+} 回降速率越↑,心肌舒张速率越↑,心室抽吸作用越↑,在相同外周静脉压条件下则静脉回心血量↑
心包腔内压	心包积液时,心包腔内压↑,心室充盈受限,静脉回心血量↓
心室顺应性	心肌肥厚或心肌纤维化时,心室顺应性↓,心室充盈量↓,静脉回心血量↓

心室顺应性高时,在相同的心室充盈压条件下能容纳更多的血量;反之,则心室充盈量减少(图4-5)。

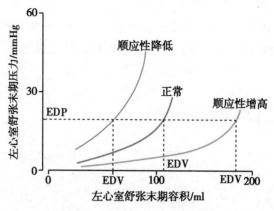

图4-5　心室压力–容积曲线

EDP:舒张末期压力;EDV:舒张末期容积。

(2)射血后心室内剩余血量:若静脉回心血量不变,当动脉血压突然升高使搏出量暂时减少时,射血后心室内剩余血量增加,可使心室充盈量增加。但射血后心室内剩余血量增加时,舒张末期心室内压也增高,静脉回心血量将减少,因而心室充盈量不一定增加。

4. 后负荷　指心肌收缩时所克服的负荷,即大动脉血压。

(1)在心肌初长度、收缩能力和心率都不变的情况下,如果大动脉血压升高,等容收缩期室内压的峰值将增高,使等容收缩期延长而射血期缩短,射血速度减慢,搏出量减少;反之,大动脉血压降低,则有利于心室射血。

(2)当大动脉血压升高而使搏出量暂时减少时,射血后心室内剩余血量增加,若舒张期静脉回心血量不变或无明显减少,则心室舒张末期容积将增加,此时可通过异长自身调节使搏出量回升,从而使心室舒张末期容积逐渐恢复到原先水平。尽管此时大动脉血压仍处于高水平,但心脏的搏出量不再减少。

(3)在整体条件下,正常人主动脉压在80~170mmHg范围内变动时,心输出量一般并不发生明显的改变。这是因为除通过上述异长自身调节机制增加心肌初长度外,机体还可通过神经和体液机制以等长调节的方式改变心肌收缩的能力,使搏出量能适应于后负荷的改变。这种调节的生理意义在于当大动脉血压在一定范围内改变时心搏出量可维持在接近正常的水平。

5. 心肌收缩能力　指心肌不依赖于前负荷和后负荷而能改变其力学活动(包括收缩的强度和速度)的内在特性。

(1)等长调节:指通过改变心肌收缩能力的心脏泵血功能调节。

(2)影响因素:凡能影响心肌细胞兴奋–收缩偶联过程中各个环节的因素都可影响

收缩能力,其中活化的横桥数目和肌球蛋白头部 ATP 酶的活性是影响心肌收缩能力的主要环节。在同一初长度下,心肌可通过增加活化的横桥数目来增强心肌收缩力。活化的横桥在全部横桥中所占的比例取决于兴奋时胞质内 Ca^{2+} 的浓度和 / 或肌钙蛋白对 Ca^{2+} 的亲和力。

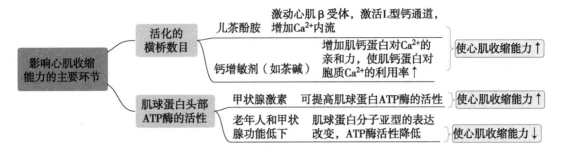

6. 心率　正常成人在安静状态下,心率为 60~100 次 /min,平均约 75 次 /min。

（1）对心输出量的影响

1）心率在一定范围内加快→心输出量↑。

2）心率过快（>160~180 次 /min）→心室舒张期明显↓→心室充盈量明显↓→搏出量↓→心输出量↓。

3）心率过慢（<40 次 /min）→心室舒张期过长,心室充盈已接近最大限度,充盈量和搏出量不能再进一步增加→心输出量↓。

（2）调节因素

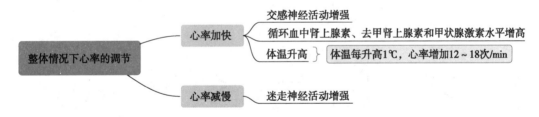

四、心功能评价

心脏的主要功能是泵血。心功能评价分可为:心脏射血功能评价和心脏舒张功能评价。

1. 从心室压力变化评价心功能　心导管检查是评价心室功能的"金标准"。应用心导管技术可同时进行压力和容积的测定以评价心功能。

2. 从心室容积变化评价心功能　超声心动图是目前无创评价左心室舒张功能最常用、最重要的方法。正常人在舒张早期,二尖瓣开放即刻产生较大的左心室流入速率（e 波）,而左心房收缩时产生较小的血液流入速率（a 波）,即 e/a>1。正常人（实线）和左心室舒张功能不全的患者（虚线）舒张功能的评价见图 4-6。

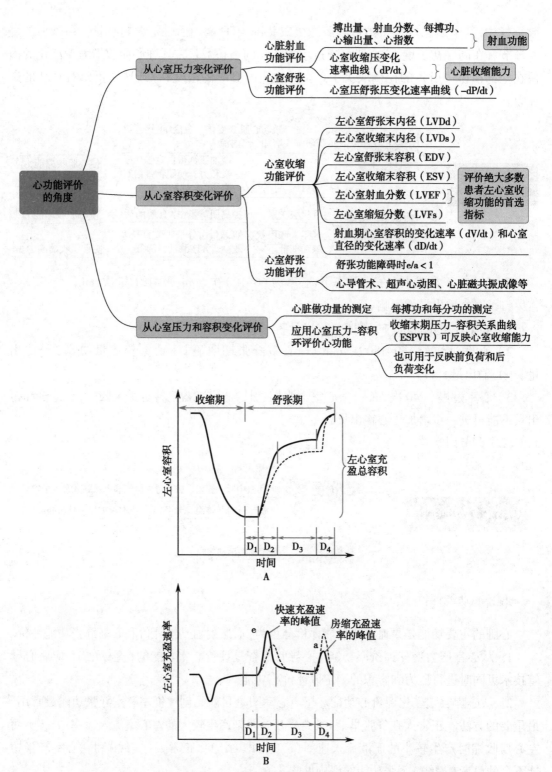

图 4-6 正常人（实线）和左心室舒张功能不全的患者（虚线）舒张功能的评价

A. 舒张期心室容积随时间变化曲线；B. 舒张期心室容积变化速率（dV/dt）。

D_1：等容舒张期；D_2：快速充盈期；D_3：减慢充盈期；D_4：心房收缩期。

3. 应用心室压力 – 容积环评价心功能　通过心导管检查与超声心动图单独或联合应用可分别绘制出心室压力 – 时间曲线和心室容积 – 时间曲线,以每个相对应时间点的压力和容积值绘制压力 – 容积曲线,可产生一个心室压力 – 容积环(图4-7)。

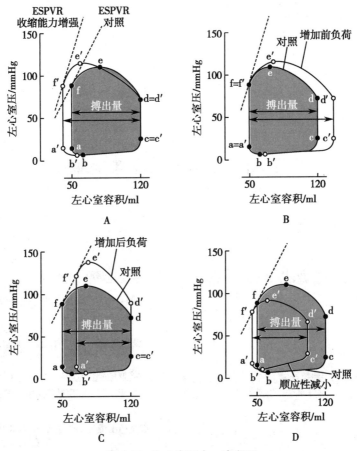

图 4-7　左心室压力 – 容积环

A. 收缩能力增加;B. 前负荷增加;C. 后负荷增加;D. 顺应性减小。

ac 和 a'c' 为充盈期,包括快速充盈期、减慢充盈期和心房收缩期,其中 b 点为充盈期心室压最低值处;cd 和 c'd' 为等容收缩期;de 和 d'e' 为快速射血期,ef 和 e'f' 为减慢射血期,e 点为射血期心室压最高值处;fa 和 f'a' 为等容舒张期;abcdef 环为对照环,a'b'c'd'e'f' 环为各种改变时的压力容积环;ESPVR 为收缩末期压力 – 容积关系曲线。

● 经 典 试 题 ●

(研)1. 一个心动周期中,主动脉瓣开始关闭瞬间是

　　A. 等容收缩期初　　　　　　　　B. 等容舒张期初

　　C. 快速射血期初　　　　　　　　D. 快速充盈期初

（研）2. 心率过快时，心输出量减少的主要原因是
　　A. 等容舒张期缩短　　　　　　B. 心房收缩期缩短
　　C. 等容收缩缩短　　　　　　　D. 心室充盈期缩短
（执）3. 能增加左心室后负荷的临床情况是
　　A. 二尖瓣反流　　　　　　　　B. 高血压
　　C. 房间隔缺损　　　　　　　　D. 主动脉瓣反流
　　E. 室间隔缺损

【答案】
　1. B　2. D　3. B

第二节　心脏的电生理学和生理特性

一、心肌细胞的分类

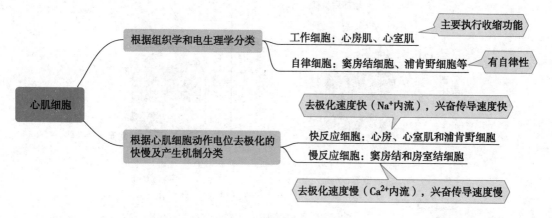

二、心肌细胞的跨膜电位

1. 工作细胞跨膜电位

（1）静息电位：心肌工作肌细胞的静息电位稳定，为 -90~-80mV。

1）内向整流钾通道（I_{K1} 通道）引起的 K^+ 平衡电位是工作心肌细胞静息电位的主要成分。心室肌细胞膜对 Na^+ 也有一定的通透性，这是由于钠背景电流和泵电流所致，Na^+ 的内流可部分抵消 K^+ 外流形成的电位差，故静息电位略低于 K^+ 平衡电位。

2）大小取决于：①细胞内液和细胞外液的 K^+ 浓度差；②膜对 K^+ 的通透性。K^+ 向膜外扩散形成的平衡电位是静息电位的主要来源。

 提示

　　I_{K1} 通道没有门控特性，但开放程度可受膜电位影响。

（2）心室肌细胞动作电位分期（表4-5）

表4-5 心室肌细胞动作电位的分期

分期	电位变化	形成机制
0期（快速去极化期）	$-90mV \rightarrow +30mV$	快钠通道开放，主要引起钠内向电流（I_{Na}）
1期（快速复极化初期）	$+30mV \rightarrow 0mV$	主要是瞬时外向电流（I_{to}），K^+外流
2期（平台期）	$0mV$左右	Ca^{2+}内流（主要），少量Na^+内流，K^+外流
3期（快速复极化末期）	$0mV \rightarrow -90mV$	Ca^{2+}内流停止，K^+外流↑
4期（完全复极化期/静息期）	$-90mV$	钠泵↑（$Na^+ \rightarrow$胞外，$K^+ \rightarrow$胞内），Na^+-Ca^{2+}交换体↑（$Na^+ \rightarrow$胞内，$Ca^{2+} \rightarrow$胞外），Ca^{2+}泵（$Ca^{2+} \rightarrow$胞外）

1）心室肌细胞0期去极速度很快、动作电位升支非常陡峭，有超射。I_{Na}是一种快通道，激活很快，失活也很快，可被河鲀毒素（TTX）所阻断，心肌细胞的钠通道对TTX的敏感性低于神经细胞和骨骼肌的钠通道。

2）平台期是心室肌细胞区别于神经和骨骼肌细胞动作电位的主要特征，也是心室肌复极时程较长的主要原因。

3）从0期去极化开始到3期复极化完毕的这段时间，称为动作电位时程（APD）。心室肌细胞的APD为200~300ms，平台期占100~150ms。

 提示

心室肌细胞阈电位水平，即快钠通道的阈电位为$-70mV$。

（3）心房肌细胞动作电位

1）静息电位约为$-80mV$。

2）在形态上与心室肌细胞相似，但2期平台期不明显（I_{to}通道发达），且动作电位时程短（心房肌细胞膜上存在乙酰胆碱敏感的钾电流，K^+外流增强而出现超极化）。

2. 自律细胞的跨膜电位

（1）自律细胞的特点：与工作细胞相比，自律细胞没有稳定的静息电位，能自动产生节律性兴奋（原因是4期自动去极化）。自律细胞动作电位3期复极化末达到最大极化状态时的电位值称为最大复极电位（MRP），此后的4期的膜电位并不稳定于这一水平，而是立即开始自动去极化，这种4期自动去极化具有随时间而递增的特点。

（2）窦房结细胞动作电位：窦房结内的自律细胞是P细胞，其动作电位去极化速度和幅度较小，很少有超射，没有明显的1期和平台期，只有0、3、4期，而4期电位不稳定，最大复极电位（约$-70mV$）绝对值小。

1）0期：窦房结P细胞膜上缺乏I_{Na}通道，动作电位0期的产生主要依赖L型钙电流（I_{Ca-L}），持续时间较长，去极幅度为70~85mV，可被钙通道阻滞药所阻断，对河鲀毒素（TTX）不敏感。

提示

> 窦房结P细胞阈电位水平，即L型钙通道的阈电位约为 –40mV。

2）3期：窦房结P细胞缺乏I_{to}通道，故动作电位无明显的1期和2期，0期去极化后直接进入3期复极化过程，其复极化主要依赖延迟整流钾电流（I_K）来完成。

3）4期：体现在外向电流减弱和内向电流增强两个方面，与I_K、I_f（指由超极化激活的内向离子电流）、I_{Ca-T}（指T型钙电流，其阈电位为 –50mV左右，可被低浓度的镍阻滞）最为相关。

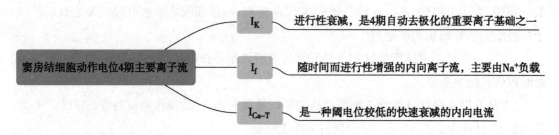

（3）浦肯野细胞动作电位

1）0~3期的产生机制与心室肌细胞基本相同，不同的是：
- 浦肯野细胞动作电位0期去极化速率较心室肌细胞更快，可达200~800V/s。
- 1期较心室肌细胞更明显，在1期和2期之间可形成一个较明显的切迹。
- 3期复极末所达到的最大复极电位较心室肌细胞静息电位更负。
- 4期膜电位不稳定，这是与心室肌细胞动作电位最显著的不同之处。
- 在所有心肌细胞中，浦肯野细胞的动作电位时程最长。

2）4期自动去极化的机制：包括外向电流减弱和内向电流增强，包括I_K逐渐减弱，I_f逐渐增强（主要作用）。

三、心肌的生理特性

心肌细胞具有兴奋性、传导性、自律性和收缩性四种基本生理特性，前3种为电生理特性，收缩性为机械特性。

1. 兴奋性

（1）周期性变化（表4–6、图4–8）

表 4-6 心肌兴奋性的周期性变化

周期	机制	电位范围	特点
绝对不应期（ARP）	钠通道处于失活状态	0 期去极化 ~3 期复极化至 –55mV	无论受多强刺激均无反应
局部不应期（LRP）	少量钠通道复活	–60~–55mV	给予阈上刺激可产生局部反应，但不产生新的动作电位
相对不应期（RRP）	相当数量的钠通道复活	–80~–60mV	给予阈上刺激可产生动作电位
超常期（SNP）	钠通道基本复活，膜电位水平距阈电位较近	–90~–80mV	给予阈下刺激即可触发动作电位

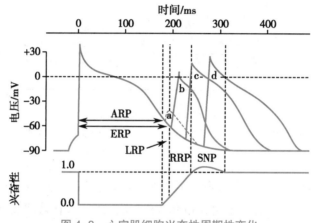

图 4-8 心室肌细胞兴奋性周期性变化

a 为局部反应；b、c 和 d 为 0 期去极化速度和幅度均减小的动作电位。

> **ⓘ 提示**
>
> 在相对不应期和超常期，新产生的动作电位 0 期去极化速度和幅度都低于正常，兴奋传导速度较慢，动作电位的时程和不应期都较短。

（2）影响心肌细胞兴奋性的因素：心肌细胞兴奋的产生包括细胞膜去极化达到阈电位水平以及引起 0 期去极化的离子通道的激活这两个环节。影响这两个环节的因素均可改变心肌细胞的兴奋性。

1）静息电位 / 最大复极电位水平：若阈电位水平不变，静息电位或最大复极电位的负值增大，则引起兴奋所需的刺激强度增大，兴奋性降低。

2）阈电位水平：若静息电位或最大复极电位不变，阈电位水平上移，则引起兴奋所需的刺激强度增大，兴奋性降低。

3）引起 0 期去极化的离子通道性状：在快反应动作电位，细胞的兴奋性决定于钠通道的功能状态。在慢反应动作电位，细胞的兴奋性决定于 L 型钙通道的功能状态（激活、失活和复活速度均较慢）。因此，钠通道、钙通道是否处于备用状态是心肌细胞是否具有兴奋性的前提。

（3）兴奋性的周期性变化与收缩活动的关系

1）ARP 和 LRP 合称为有效不应期（ERP），心肌的 ERP 特别长（200~300ms），相当于心肌收缩活动周期的整个收缩期及舒张早期，可保证心肌不发生强直收缩，从而总能维护心脏节律性收缩和舒张的交替进行，以完成心脏泵血功能。

2）期前兴奋和收缩（早搏）：是在心室肌的有效不应期后，下一次窦房结兴奋到达前，心室受到一次外来刺激，提前产生的兴奋和收缩（图 4-9）。

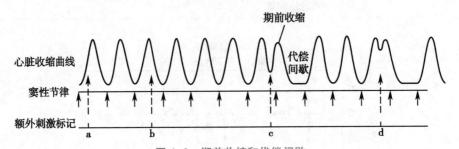

图 4-9 期前收缩和代偿间歇

额外刺激 a、b 落在有效不应期内，不引起反应；额外刺激 c、d 落在相对不应期内，引起期前收缩和代偿间歇。

3）代偿间歇：期前兴奋也有自身的不应期，若紧接其后的窦房结下传冲动正好落在期前兴奋的有效不应期内，则心肌不再兴奋和收缩，可出现一次代偿间歇，然后再恢复窦性节律（图 4-9）。

2. 传导性

（1）传导机制：局部电流通过细胞间缝隙连接直接扩散，在心肌细胞间兴奋传导。

（2）传导途径：窦房结→心房肌（0.4m/s）→房室交界（0.02m/s）→房室束、左右束支→浦肯野纤维（4m/s）→心室肌（1m/s）。

 提示

兴奋在浦肯野纤维内的传导速度最快，在房室交界处传导最慢。

（3）房室延搁：房室结区是心房和心室之间的唯一兴奋传导通路，兴奋在此处传导将出现一个时间延搁，称为房室延搁。房室延搁保证了心房、心室先后收缩，有利于心室的充盈和射血。但也使得房室结成为传导阻滞的好发部位。

（4）决定和影响传导性的因素（表 4-7）：心肌细胞的电生理特性是决定和影响心肌传导性的主要因素。

3. 自动节律性 简称自律性，是指心肌在无外来刺激存在的条件下能自动产生节律性兴奋的能力或特性。

表 4-7 决定和影响心肌传导性的因素

因素	重要性	意义
结构因素	心肌细胞的直径是决定传导性的主要结构因素	细胞直径↑,细胞内电阻↓,传导速度↑
生理因素		
动作电位 0 期去极化速度和幅度	是影响心肌传导速度最重要的因素	去极化速度↑、幅度↑,传导速度↑
膜电位水平	影响动作电位 0 期去极化速度和幅度	在快反应细胞,在正常静息电位值时,钠通道处于最佳可利用状态;膜电位↓,最大去极化速度↓;膜电位大于正常静息电位水平,最大去极化速度不增加
邻近未兴奋部位膜的兴奋性	影响兴奋沿细胞的传导	只有邻近未兴奋部位不处于不应期时,兴奋才能传导过去

 提示

自律细胞在单位时间内自动发生兴奋的次数是衡量其自律性高低的指标。

（1）心脏起搏点

1）正常起搏点:心内特殊传导系统中各部分的自律细胞都以 4 期自动去极化的存在为其特征。在心脏自律组织中,窦房结 P 细胞的自律性最高(100 次 /min),由于受迷走神经紧张的影响,表现为 70 次 /min。窦房结是心脏活动的正常起搏点,由窦房结起搏而形成的心脏节律称为窦性节律。

2）潜在起搏点:在正常情况下仅起兴奋传导作用,而不表现出其自身的节律性;包括房室结(50 次 /min)、房室束(40 次 /min)、浦肯野纤维(25 次 /min,自律性最低)。

（2）窦房结主导起搏的机制

1）抢先占领:窦房结的自律性高于其他潜在起搏点。当潜在起搏点在其自身 4 期自动去极化达到阈电位前,由窦房结传来的兴奋已将其激活而产生动作电位,从而控制心脏的节律活动。

2）超速驱动压抑:当自律细胞在受到高于其固有频率的刺激时,便按外来刺激的频率发生兴奋,称为超速驱动。在外来的超速驱动刺激停止后,自律细胞不能立即呈现其固有的自律性活动,需经一段静止期后才逐渐恢复其自身的自律性活动。由于窦房结的自律性远高于其他潜在起搏点,它的活动对潜在起搏点自律性的直接抑制作用就是一种超速驱动压抑。

（3）决定和影响自律性的因素

1）4 期自动去极化速度(最重要):在最大复极电位和阈电位水平不变的情况下,4 期自动去极化速度越快,达到阈电位水平所需时间越短,自律性越高。自主神经的活动对窦房结 4 期自动去极的影响很大。

2)最大复极电位水平:4 期自动去极化速度不变时,最大复极电位减小,自律性增高。

3)阈电位水平:4 期自动去极化速度不变时,阈电位水平下移,自律性增高。

4. 收缩性 心肌细胞的收缩也由动作电位触发,也通过兴奋 - 收缩偶联使肌丝滑行引起。

(1)特点:同步收缩(也称"全或无"式收缩)、不发生强直收缩、高度依赖细胞外 Ca^{2+} 内流(心肌细胞肌质网不如骨骼肌发达,贮存的 Ca^{2+} 量较少)。

(2)影响因素:凡能影响心脏搏出量的因素,如前、后负荷和心肌收缩能力以及细胞外 Ca^{2+} 的浓度等,都能影响心肌的收缩。如运动、肾上腺素、洋地黄类药物等→增加收缩力;低氧和酸中毒→心肌收缩力降低。

四、正常心电图的波形及生理意义(表 4-8)

表 4-8 正常心电图的波形及生理意义

波形或节段	特点	意义
P 波	小而圆钝,历时 0.08~0.11s,波幅不超过 0.25mV	反映心房的去极化过程
QRS 波	时程较短、幅度较高、形状尖锐的波群	反映心室去极化过程
T 波	QRS 波后出现的持续时间较长、波幅较低的向上的波	反映心室复极化过程
U 波	在 T 波后 0.02~0.04s 可能出现的一个低而宽的波	可能与浦肯野纤维网的复极化有关
PR 间期	从 P 波起点到 QRS 波起点之间的时程	代表房室传导时间
PR 段	从 P 波终点到 QRS 波起点之间的时段	反映兴奋通过心房后向心室传导过程中的电位变化
QT 间期	从 QRS 波群起点到 T 波终点的时程	反映心室开始兴奋到复极化完毕的时间
ST 段	从 QRS 波群的终点到 T 波起点的时程	反映心室各部分细胞均处于去极化状态

◈ 经典试题 ◈

(研)1. 下列情况下,明显延长神经细胞动作电位时程的是

    A. 部分阻断钾通道   B. 升高细胞膜阈电位

    C. 减小刺激的强度   D. 部分阻断钠通道

（研）2. 心房和心室收缩在时间上不重叠,后者必定落在前者完毕后的原因是

  A. 窦房结到心房距离近,而到心室距离远

  B. 心房肌传导速度快,心室肌传导速度慢

  C. 心房交界处传导速度慢而形成房室延搁

  D. 窦房结分别通过不同传导通路到达心房和心室

（研）3. 心室肌细胞在相对不应期和超常期内产生动作电位的特点是

  A. 0 期去极化速度快

  B. 动作电位时程短

  C. 兴奋传导速度快

  D. 0 期去极化幅度大

（执）4. 男,24 岁。不洁饮食后腹泻 2d,心悸 1d。心电图示频发提前发生的宽大畸形 QRS 波群,时限 >0.12s。其最可能发生在心肌细胞的

  A. 相对不应期   B. 快速复极初期

  C. 有效不应期   D. 静息期

  E. 超常期

【答案与解析】

1. A。解析:从去极化开始到复极化完毕的时间,称为动作电位时程（APD）。影响神经细胞 APD 的主要因素是复极化持续时间。去极化主要由 Na^+ 内流引起,复极化主要由 K^+ 外流引起。因此,部分阻断钾通道,主要延长动作电位时程和有效不应期。故选 A。

2. C 3. B 4. A

第三节　血管生理

一、各类血管的功能（表 4-9）

表 4-9　各类血管的功能

分类	结构名称	结构 / 功能特征	功能
弹性储器血管	主动脉、大动脉	管壁坚厚,富含弹性纤维 / 储备弹力势能	使心室间断射血成为血管内连续血流;缓冲心室内压大幅变化,减小动脉压波动
分配血管	中动脉（平滑肌多）	—	将血液输送到各个器官
毛细血管前阻力血管	小动脉和微动脉	管径细、管壁平滑肌比例高 / 构成血流阻力的主要部分	形成外周阻力,维护较高大动脉压;控制器官内部供血

续表

分类	结构名称	结构 / 功能特征	功能
毛细血管前括约肌	环绕在真毛细血管起始部的平滑肌	属于阻力血管的一部分	控制毛细血管的开闭,决定某处血管床的血流量
交换血管	毛细血管	管壁仅为单层内皮细胞 / 血流速度慢	是血管内、外进行物质交换的主要场所
毛细血管后阻力血管	微静脉	管径较小 / 阻力仅占血管系统总阻力的一小部分	影响毛细血管前后阻力的比值、体液在血管内外的分配情况
容量血管	静脉系统	口径粗、数量多、管壁薄、容量大、可扩展性 / 流速慢	储备血液(60%~70%),调节静脉回心血量
短路血管	动静脉吻合支	血管短 / 连通微动脉与微静脉	参与调节体温

二、动脉血压

1. 动脉血压的形成条件(表 4–10) 动脉血压通常是指主动脉血压。

表 4–10 动脉血压的形成条件

形成条件	意义	特点
心血管有足够的血液充盈	前提条件	程度可用循环系统平均充盈压表示,该充盈压的高低取决于血量和循环系统容积之间的相对关系
心脏射血	必要条件	泵血能量→动能(推动血液向前流动)+ 压强能(大动脉扩张所储存的势能)
外周阻力	维持条件	主要为小动脉和微动脉对血流的阻力,阻止血液快速流走
主动脉和大动脉的弹性储器作用	维持条件	使心室间断射血成为血管内连续血流,又可维持舒张期血压

2. 动脉血压的测量 有直接测量法和间接测量法两种。临床上常用的是无创简便的间接测量法(Korotkoff 音法)。由于大动脉的血压落差很小,故常将上臂测得的肱动脉血压代表动脉血压。

3. 动脉血压的正常值(表 4–11)

表 4–11 动脉血压的正常值

指标	概念	正常值(健康青年人、安静时)
收缩压	指心室收缩期中期达到最高值时的血压	100~120mmHg
舒张压	指心室舒张末期动脉血压达最低值时的血压	60~80mmHg
脉搏压(简称脉压)	指收缩压和舒张压的差值	30~40mmHg
平均动脉压	指一个心动周期中每一瞬间动脉血压的平均值	舒张压 +1/3 脉压

4. 动脉血压的变化特点 动脉血压存在个体、年龄和性别差异。

（1）个体差异：年龄增长→收缩压↑（升高更显著），舒张压↑；更年期前，女性血压略低于同龄男性；通常，正常人血压左上臂 > 右上臂，差异可达 5~10mmHg。

（2）昼夜波动的日节律：凌晨 2~3 时血压最低，上午 6~10 时及下午 4~8 时各有一个血压高峰，晚上 8 时起血压缓慢下降。

5. 影响动脉血压的因素（表 4-12）

表 4-12 影响动脉血压的因素

因素	变化	收缩压	舒张压	脉压	意义
搏出量	↑	↑↑	↑	↑	收缩压高低主要反映搏出量多少
心率	↑	↑	↑↑	↓	心率变化主要影响舒张压
外周阻力	↑	↑	↑↑	↓	舒张压高低主要反映外周阻力大小
	↓	↓	↓↓	↑	
主动脉和大动脉的弹性储器作用	↓	↑	↓	↑↑	老年人由于动脉管壁硬化，弹性储器作用减弱，脉压明显增大
循环血量与血管系统容量的匹配情况	循环血量↓，血管系统容量变化不大	↓	↓	—	大失血后动脉血压下降
	血管系统容量明显↑，循环血量不变	↓	↓	—	

注：↑↑代表明显升高，↑代表升高，↓↓代表明显降低，↓代表降低。

三、静脉血压和静脉回心血量

1. 静脉血压

（1）中心静脉压（CVP）：通常指右心房和胸腔内大静脉血压，正常波动范围是 4~12cmH$_2$O，其高低取决于心脏射血能力和静脉回心血量之间的相互关系。

1）CVP 升高：可见于心脏射血能力减弱（如心力衰竭）、静脉回心血量增多或回流速度过快（如输液、输血过多或过快）、血量增加、全身静脉收缩、微动脉舒张等。

2）CVP 降低：可见于心脏射血能力增强、有效血容量不足。

3）临床意义：CVP 可反映心脏功能状态和静脉回心血量，在临床上常作为判断心血管功能的重要指标，也可作为控制补液速度和补液量的监测指标。

（2）外周静脉压：指各器官静脉的血压。

2. 静脉回心血量的影响因素

（1）静脉对血流的阻力：静脉对血流的阻力很小，因此血液从微静脉回流到右心房，压力仅降低约 15mmHg。这与保证静脉回心血量的功能是相适应的。

1）微静脉的舒缩活动：可调控体液在血管和组织间隙的分布情况，并间接地调节静脉回心血量。

2）跨壁压：可影响静脉的扩张状态，使静脉血流阻力发生改变。大静脉处于扩张状态时对血流的阻力很小。

3）血管周围组织对静脉的压迫也可增加静脉血流阻力。

（2）影响因素（表4-13）

表 4-13　静脉回心血量的影响因素

影响因素	变化	静脉回心血量	意义
体循环平均充盈压	↑	↑	当血量增加或者容量血管收缩时,静脉回心血量↑
心肌收缩力	↑	↑	心脏舒张期(简称心舒期)抽吸力量增强,使静脉回心血量↑
骨骼肌的挤压作用	节律性舒缩活动	↑	骨骼肌收缩对肌肉内和肌肉间静脉产生挤压作用,静脉瓣膜使血液不能倒流,称为"静脉泵"或"肌肉泵";持续性紧张性收缩,静脉回心血量减少
体位改变	平卧位变直立位	↓	身体低垂部分静脉跨壁压增大而扩张,容纳更多血液
呼吸运动	吸气	↑	吸气时,胸腔容积加大,胸膜腔负压增大,有利于血液回流,称为"呼吸泵"
	呼气	↓	呼气时,胸膜腔负压减小

四、微循环

1. 微循环的组成　包括微动脉、后微动脉、毛细血管前括约肌、真毛细血管（物质交换）、通血毛细血管、动静脉吻合支和微静脉等（图4-10）。

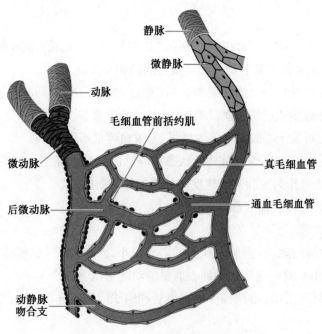

图 4-10　微循环的组成

（1）微动脉：有控制微循环血流量"总闸门"的作用。

（2）毛细血管前括约肌：在真毛细血管起始端通常有环状的毛细血管前括约肌,其收缩状态决定进入真毛细血管的血流量,在微循环中起"分闸门"的作用。

（3）微静脉：较大的微静脉有平滑肌,属于毛细血管后阻力血管,起"后闸门"的作用,其活动还受神经体液因素的影响。

2. 微循环的血流通路（表 4-14）

表 4-14　微循环的血流通路

名称	途径	特点	一般状态	作用
迂回通路（又称营养通路）	微动脉→后微动脉→毛细血管前括约肌→真毛细血管网→微静脉	血管多而迂曲,管壁薄,通透性大,血流缓慢	轮流开放,同一时间约20% 开放	是血液和组织液间进行物质交换的主要场所
直捷通路	微动脉→后微动脉→通血毛细血管→微静脉	血管短而直,血流阻力较小,流速较快	开放	多见于骨骼肌中,使血液快速进入静脉,保证静脉回心血量;少量物质交换
动静脉短路（又称非营养通路）	微动脉→动静脉吻合支→微静脉	血流速度快	关闭,环境温度升高时开放增多	主要分布于指、趾、唇和鼻等处皮肤及某些器官内,参与体温调节

3. 微循环的血流动力学

（1）微循环血流阻力

1）微循环的血流量与微动脉、微静脉间的血压差成正比,与微循环中总血流阻力成反比。在直径为 $8\sim40\mu m$ 的微动脉处,血流阻力最大,血压降幅也最大。微动脉阻力对控制微循环血流量起主要作用。

2）毛细血管血压取决于毛细血管前、后阻力的比值。一般当这一比例为 5∶1 时,毛细血管的平均血压约为 20mmHg;当这一比值增大时,毛细血管血压降低。

（2）微循环血流量的调节

1）在一定时间内器官的血流量是相对稳定的,但同一时间内不同微血管中的流速有很大差别,其原因是后微动脉和毛细血管前括约肌不断发生 5~10 次 /min 的交替性、间歇性的收缩和舒张活动,称为血管运动,它们控制着毛细血管的开放和关闭。

2）血管舒缩活动主要取决于局部代谢活动：代谢产物积累和低氧状态→局部后微动脉、毛细血管前括约肌舒张→毛细血管开放,代谢产物被带走、低氧状态解决。安静状态下,骨骼肌组织同一时间内仅有 20%~35% 的毛细血管处于开放状态。

4. 微循环的物质交换方式　包括扩散、滤过和重吸收、吞饮。

五、组织液

组织液是由血浆经毛细血管壁滤过到组织间隙而形成的,是细胞赖以生存的内环境。

1. 组织液的生成和回流（图 4-11）

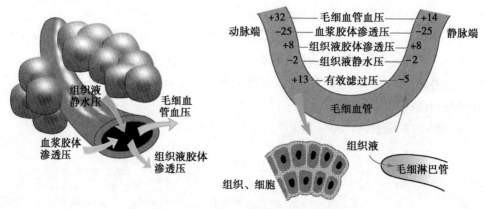

图 4-11　组织液生成与回流示意图

图中数值单位为 mmHg。毛细血管有效流体静压（即毛细血管血压－组织液静水压）是促进组织液生成的主要因素,有效胶体渗透压（血浆胶体渗透压－组织胶体渗透压）是限制组织液生成的主要力量。

（1）动态平衡:正常情况下,组织液由毛细血管的动脉端不断产生,另一部分组织液则经淋巴管回流入血液循环,因此正常组织液的量处于动态平衡状态。总的来说,流经毛细血管的血浆有 0.5%~2% 在动脉端滤出到组织间隙,约有 90% 的滤出液在静脉端被重吸收,其余约 10%（包括滤过的白蛋白分子）进入毛细淋巴管,形成淋巴液。

（2）产生机制:有效滤过压 =（毛细血管血压 + 组织液胶体渗透压）–（组织液静水压 + 血浆胶体渗透压）。如果有效滤过压为正值,表示有液体从毛细血管滤出;如果为负值,则表示有液体被重吸收回毛细血管。单位时间内通过毛细血管壁滤过的液体量等于有效滤过压和滤过系数（K_f）的乘积。

> ⓘ 提示
>
> 组织液绝大部分呈胶冻状,不能自由流动,因而不会因重力作用而流到身体的低垂部分。

2. 影响组织液生成的因素（表 4-15）

表 4-15　影响组织液生成的因素

影响因素	示例
毛细血管有效流体静压	右心衰竭→体循环静脉压↑→静脉回流受阻→毛细血管有效流体静压↑→全身性水肿 左心衰竭→肺静脉压升高→肺水肿
有效胶体渗透压	肝、肾疾病等→低蛋白血症→血浆胶体渗透压↓→有效滤过压↑→组织水肿
毛细血管壁通透性	感染、烧伤、过敏等→毛细血管壁通透性↑→血浆蛋白渗入毛细血管→血浆胶体渗透压↓,组织胶体渗透压↑→有效滤过压↑→组织水肿
淋巴回流	肿瘤压迫或丝虫病→淋巴回流受阻→淋巴液在组织间隙积聚→组织水肿

● 经 典 试 题 ●

（研）1. 如果血管外周阻力不变,心脏每搏输出量增大,则动脉血压的变化是

    A. 收缩压不变,舒张压升高

    B. 收缩压升高,舒张压不变

    C. 收缩压升高比舒张压升高更明显

    D. 舒张压升高比收缩压升高更明显

（研）2. 在微循环中,进行物质交换的血液不流经的血管是

    A. 后微动脉

    B. 通血毛细血管

    C. 微静脉

    D. 微动脉

（执）3. 发生右心衰竭时,引起组织水肿的主要原因是

    A. 毛细血管有效流体静压增高

    B. 血浆胶体渗透压降低

    C. 组织液静水压降低

    D. 淋巴回流受阻

    E. 毛细血管通透性增高

【答案】

1. C　2. B　3. A

第四节　心血管活动的调节

一、神经调节

1. 心脏的神经支配　心血管活动受自主神经系统的调控,副交感神经系统主要调节心脏活动,而交感神经系统对心脏和血管的活动都有重要的调节作用。神经系统对心血管活动的调节是通过各种心血管反射实现的。

（1）双重神经支配:心交感神经和心迷走神经（表4-16）。

1）心交感神经对心脏的作用（表4-17）

2）心迷走神经对心脏的作用（表4-18）

（2）支配心脏的肽能纤维:如神经肽Y、血管活性肠肽等,可与单胺类和ACh等递质共存于同一神经元内,参与对心肌和冠状血管生理功能的调节。

表 4-16 心脏的双重神经支配——心交感神经和心迷走神经

项目	心交感神经	心迷走神经
节前神经元	第 1~5 胸段脊髓的中间外侧柱	延髓的迷走神经背核和疑核
节前神经元递质	ACh（可激活节后神经元膜的 N_1 受体）	ACh（作用于节后神经元膜的 N_1 受体）
节后神经元	位于星状神经节和颈交感神经节	和心交感神经组成心脏神经丛
节后纤维支配部位	窦房结、房室交界、房室束、心房肌和心室肌	窦房结、心房肌、房室交界、房室束及其分支，对心室肌支配很少
节后神经元递质	去甲肾上腺素	乙酰胆碱（ACh）
节后神经元递质作用部位	心肌细胞膜的 β_1 肾上腺素能受体（简称 β_1 受体）	心肌细胞膜的 M 型胆碱能受体（简称 M 受体）
左侧神经	主要支配房室交界和心室肌，兴奋时主要引起心肌收缩力增强	对房室交界作用占优势，兴奋时引起的效应以房室传导速度减慢为主
右侧神经	主要支配窦房结，兴奋时主要引起心率加快	对窦房结影响占优势，兴奋时主要引起心率减慢

表 4-17 心交感神经对心脏的作用

作用	机制	表现
正性变时作用	①4 期 Ca^{2+} 内流↑，自动去极化速度↑（主要）；②I_f 加强	心率加快
正性变力作用	L 型钙通道激活，胞质内 Ca^{2+} 浓度↑	心肌收缩能力增强
正性变传导作用	Ca^{2+} 内流↑，0 期去极化速度、幅度↑	房室传导时间缩短

表 4-18 心迷走神经对心脏的作用

作用	机制	表现
负性变时作用	4 期 Ca^{2+} 内流↓，I_f 介导的 Na^+ 内流↓；I_{K-ACh} 激活使 K^+ 外流↑	心率减慢
负性变力作用	①L 型钙通道被抑制、Ca^{2+} 内流↓（主要）②I_{K-ACh} 被激活，复极化时 K^+ 外流加速，平台期缩短，致 Ca^{2+} 内流↓	心房收缩力减弱
负性变传导作用	0 期 Ca^{2+} 内流↓，0 期去极化速度、幅度↓	房室传导速度减慢

（3）心脏的传入神经纤维：一般心迷走神经内的传入纤维活动可引起交感神经活动抑制，而心交感神经内的传入纤维活动可引起交感神经活动增强，且与心肌缺血引起的心绞痛有关。

（4）心交感紧张和心迷走紧张：心交感神经和心迷走神经平时都具有紧张性，均主要起源于延髓心血管中枢。两者作用相互拮抗，共同调节心脏活动。

提示

安静时心交感紧张和心迷走紧张两者中以后者占优势。

2. 血管的神经支配　除毛细血管外,血管壁都有平滑肌分布,大部分血管平滑肌仅受交感缩血管神经纤维的支配,部分血管受交感缩血管神经纤维和某些舒血管神经纤维的支配。

（1）交感缩血管神经纤维（表4-19）

表4-19　交感缩血管神经纤维

项目	内容
节后纤维递质	去甲肾上腺素
受体	α受体（缩血管,主要）、β₂受体（舒血管）
血管分布	皮肤＞骨骼肌、内脏＞冠状血管、脑血管
支配密度	动脉＞静脉;以微动脉中的密度最高,毛细血管前括约肌中密度最低,毛细血管不受神经纤维支配
安静状态	发放低频冲动,引起交感缩血管紧张,使血管平滑肌保持一定程度收缩
兴奋作用	总外周阻力增加,动脉血压升高;某一器官的血流阻力增高,血流量减少;毛细血管血压降低,组织液重吸收增加;容量血管收缩,器官内血容量减少,回心血量增加

（2）交感舒血管神经纤维（表4-20）

表4-20　交感舒血管神经纤维

项目	内容
节后纤维递质	ACh
受体	M受体
分布	骨骼肌血管
安静状态	无紧张性活动,情绪激动和发生防御反应时发放冲动
作用	可引起骨骼肌血管舒张,血流量增加
阻断剂	M受体拮抗药（阿托品）

 提示

骨骼肌血管受交感缩血管、交感舒血管神经纤维的双重支配。

（3）副交感舒血管神经纤维（表4-21）

表 4-21 副交感舒血管神经纤维

项目	内容
递质	节后纤维释放 ACh
受体	M 受体
阻断	M 受体拮抗药（阿托品）
分布	少数器官如脑膜、唾液腺、胃肠外分泌腺和外生殖器的血管平滑肌,受交感缩血管、副交感舒血管神经纤维的双重支配
安静状态	无紧张性活动
作用	使血管舒张,局部血流量增加,对循环总外周阻力的影响小

（4）脊髓后根舒血管纤维和肽类舒血管神经纤维。

3. 心血管中枢

（1）脊髓

1）位置：胸腰段的交感节前神经元（支配心脏和血管）以及骶段的副交感节前神经元（支配血管）主要受高位心血管中枢活动的控制,是中枢调控心血管活动的最后传出通路。

2）作用：交感节前神经元能维持一定的血管张力,但调节能力较低、不完善。

（2）延髓：是调节心血管活动最基本的中枢。

1）延髓头端腹外侧区（RVLM）：为交感兴奋中枢,可使交感神经活动加强、血压升高。

2）延髓尾端腹外侧区（CVLM）：通过抑制 RVLM 发挥作用,导致交感缩血管紧张降低,血管舒张。

3）迷走神经背核和疑核：可引起心迷走神经兴奋。

4）孤束核（NTS）：总体上,NTS 神经元兴奋时,迷走神经活动↑,交感神经活动↓。

（3）下丘脑：室旁核（PVN）在心血管活动的整合中起重要作用,其下行纤维可投射到脊髓灰质中间外侧柱（控制交感节前神经元活动）和 RVLM（调控其心血管神经元活动）。

（4）其他心血管中枢。

4. 心血管反射

（1）颈动脉窦和主动脉弓压力感受性反射（或降压反射）（表 4-22）

表 4-22 颈动脉窦和主动脉弓压力感受性反射

项目	内容
感受器	主要指位于颈动脉窦（更敏感）、主动脉弓血管外膜下的感觉神经末梢；感受血管壁的机械牵张程度
传入通路	颈动脉窦压力感受器→窦神经→舌咽神经→延髓孤束核 主动脉弓压力感受器→迷走神经干→延髓孤束核（迷走神经活动↑,交感神经活动↓）
反射效应	①动脉血压↑→感受器传入冲动↑→心迷走紧张、交感抑制→心率↓,心输出量↓,外周阻力↓→血压↓ ②动脉血压↓→感受器传入冲动↓→心率↑,心输出量↑,外周阻力↑→血压回升

项目	内容
压力感受性反射功能曲线	压力感受性反射功能曲线呈 S 形曲线,100mmHg 为调定点,提示窦内压在血压水平附近变动时压力感受性反射最敏感
生理意义	在短时间内快速调节动脉血压,保持血压相对稳定,不致过分波动;避免体位变化引起的昏厥;在动脉血压的长期调节中不起重要作用

> (i) **提示**
>
> 颈动脉窦和主动脉弓压力感受器对快速性血压变化敏感,对缓慢的血压变化不敏感。

（2）颈动脉体和主动脉体化学感受性反射（表 4-23）

表 4-23　颈动脉体和主动脉体化学感受性反射

项目	内容
感受器	指颈总动脉分叉处和主动脉弓区域的颈动脉体、主动脉体化学感受器,可感受动脉血的 O_2 分压↓、CO_2 分压↑、H^+ 浓度↑
传入通路	颈动脉体化学感受器→窦神经→舌咽神经→延髓孤束核 主动脉体化学感受器→迷走神经→延髓孤束核
反射效应	调节呼吸(主要),引起呼吸加深加快,间接影响心血管活动(心率↑,心输出量↑,外周阻力↑,血压↑等)
意义	维持内环境的相对稳定。平时对心血管活动调节作用并不明显,只有在缺氧、窒息、失血、血压过低和酸中毒等情况下才起调节作用,保证危急情况下优先对心、脑等重要器官进行血液供应

（3）心肺感受器引起的心血管反射

1）感受器:位于心房、心室、肺循环大血管壁内。可感受两类刺激:①机械牵张刺激;②某些化学物质(如前列腺素、腺苷和缓激肽等)的刺激。

2）容量感受性反射:是典型的心肺感受器反射,主要调节循环血量和细胞外液量。

心房压↑、血容量↑→心房壁受牵张的刺激↑→容量感受器兴奋→冲动经迷走神经传到中枢→交感神经抑制和迷走神经兴奋→心率↓、心输出量↓、外周阻力↓、血压↓,还可降低血浆血管升压素和醛固酮水平,使肾脏排钠、排水增加→降低循环血量和细胞外液量。

3）心交感传入反射:可引起交感神经活动↑和动脉血压↑,属于正反馈调节模式。在心肌缺血时,心交感传入反射增强有利于维持血压。

二、体液调节

1. 肾素-血管紧张素系统（RAS）　生理情况下,RAS 对血压的调节以及心血管系统的正常发育、心血管功能稳态、电解质和体液平衡的维持等有重要作用。

（1）RAS 的构成（图 4-12）

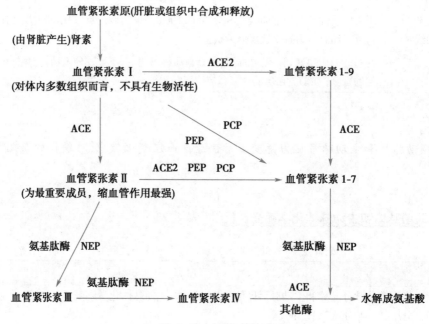

图 4-12　RAS 的构成

ACE：血管紧张素转换酶；ACE2：血管紧张素转换酶 2；NEP：中性内切酶；PCP：脯氨酰羧肽酶；
PEP：脯氨酰肽链内切酶。

肾素是由肾脏近球细胞分泌的一种酸性蛋白酶。当交感神经兴奋、肾血流量减少或血浆 Na^+ 浓度降低时，肾素分泌增多，并经肾静脉进入血液循环，以启动 RAS 的链式反应。其反应过程如下：①肾素作用于血管紧张素原，产生血管紧张素Ⅰ（AngⅠ）；②ACE 水解 AngⅠ，产生血管紧张素Ⅱ（AngⅡ）；③AngⅡ酶解生成血管紧张素Ⅲ（AngⅢ）；④在不同酶作用下，AngⅠ、AngⅡ或 AngⅢ可形成不同肽链片段的血管紧张素；⑤上述的血管紧张素家族成员，可被进一步降解为无活性小肽片段。

（2）生理作用

1）血管紧张素（AT）受体分型

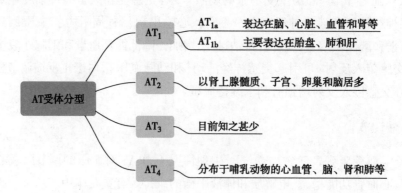

2）AngⅡ的生理作用：①缩血管作用。AngⅡ使全身微动脉收缩，血压升高；也能使静脉收缩，静脉回心血量增加。②促进交感神经末梢释放递质。AngⅡ可作用于交感缩血管纤维末梢的突触前 AT 受体，促进去甲肾上腺素释放。③对中枢神经系统的作用。可使交感缩血管中枢紧张性增加，促进神经垂体释放血管升压素和缩宫素，增强促肾上腺皮质激素释放激素的作用。通过中枢和外周机制使血管阻力增大，血压升高。④促进醛固酮的合成和释放，参与机体的水盐调节，增加循环血量。

> **提示**
>
> 醛固酮有保水、保钠、排钾的作用。

3）RAS 其他成员的生理作用：对体内多数组织而言，AngⅠ不具有生物活性；AngⅢ缩血管效应弱（为 AngⅡ的 10%~20%），刺激肾上腺皮质合成和释放醛固酮的作用强；血管紧张素Ⅳ可调节脑和肾皮质的血流量，还可产生与 AngⅡ不同或相反的作用。

2. 肾上腺素和去甲肾上腺素

（1）合成：两者均属于儿茶酚胺类物质，循环血液中的肾上腺素、去甲肾上腺素主要来自肾上腺髓质，其中肾上腺素（E）约 80%，去甲肾上腺素（NE 或 NA）约 20%。

（2）肾上腺素

1）在心脏：肾上腺素与 β_1 受体结合，产生正性变时和正性变力作用，使心输出量增多。

2）在血管

- 皮肤、肾和胃肠道血管：α 受体占优势，可引起血管收缩。

- 骨骼肌和肝血管：β_2 受体占优势。小剂量肾上腺素常以兴奋 β_2 受体的效应为主，引起血管舒张；大剂量时 α 受体也兴奋，引起血管收缩。

（3）去甲肾上腺素

1）主要与外周血管中的 α 受体结合，也可与心肌 β_1 受体结合，与血管平滑肌 β_2 受体结合的能力较弱。

2）可使全身血管收缩，动脉血压升高；而血压升高又使压力感受性反射活动增强，反射的效应超过 NE 对心脏的直接效应，导致心率减慢。

3. 血管升压素

（1）来源：血管升压素（VP）由下丘脑视上核、室旁核神经元合成，从神经垂体释放入循环。

（2）作用机制

1）与血管平滑肌 V_1 受体结合：引起血管强烈收缩，血压升高。

2）与肾集合管 V_2 受体结合：促进水的重吸收，起到抗利尿效应。故 VP 又称抗利尿激素（ADH）。

3）在生理情况下，血浆中 VP 浓度升高时首先出现抗利尿效应，仅当其浓度明显增加时才引起血压升高。

（3）调节：当血浆渗透压升高，或禁水、脱水及失血等情况导致细胞外液量减少时，VP释放增加，调节机体细胞外液量，并通过对细胞外液量的调节，实现对动脉血压的长期调节作用。

4. 血管内皮生成的血管活性物质（表4-24）

表4-24 血管内皮生成的血管活性物质

名称	作用
一氧化氮（NO）	主要为舒张血管；抑制血小板黏附，防止血栓形成；抑制平滑肌细胞的增殖，维持血管结构
内皮超极化因子（EDHF）	促进 Ca^{2+} 依赖的钾通道开放，引起血管平滑肌超极化，血管舒张
前列环素（PGI$_2$）	可舒张血管，抑制血小板聚集
内皮素（ET）	有强烈、持久的缩血管作用；参与心血管细胞的凋亡、分化、表型转化等多种病理过程

5. 激肽释放酶 - 激肽系统　激肽可引起血管平滑肌舒张，参与对血压和局部组织血流量的调节。

6. 心房钠尿肽（ANP）　由心房肌细胞合成，心房压力增加使心房壁受到牵拉时释放，直接作用于血管和心脏，降低外周阻力和心输出量，使肾脏排水排钠增多，调节水盐平衡。

三、自身调节

1. 心血管活动的自身调节方式　包括心脏泵血功能的自身调节和组织器官血流量的自身调节（一般可用局部代谢产物学说和肌源学说加以解释）。

2. 代谢性自身调节机制　局部组织代谢产物（CO_2、腺苷、乳酸、H^+、K^+ 等）增多、O_2 分压降低→局部组织微动脉、毛细血管前括约肌舒张→局部组织血流量增多，移去代谢产物和改善缺氧。微循环中所述毛细血管前括约肌的交替开放就是一种典型的代谢性自身调节。

3. 肌源性自身调节机制

（1）肌源性活动：指血管平滑肌本身经常保持一定的紧张性收缩。

（2）调节机制：某一器官的灌注压突然升高→血管平滑肌受牵张刺激→血管（尤其是毛细血管前阻力血管）肌源性活动增强→血管收缩、血流阻力增大→保持器官内较恒定的血流量。

（3）意义：在血压发生一定程度的变化时使某些器官血流量保持相对稳定（在肾血管特别明显）。

四、动脉血压的调节

1. 短期调节　指对短时间内发生的血压变化进行调节，主要是通过神经调节方式，包括各种心血管反射。

2. 长期调节　主要依靠神经调节和体液调节。主要是通过肾脏调节细胞外液量实现，因而构成肾－体液控制系统。

（1）当体内细胞外液量增多时，循环血量增多，循环血量和血管系统容量之间的相对关系发生改变，使动脉血压升高；而循环血量增多和动脉血压的升高又能直接导致肾排钠和排水增加，将过多的体液排出体外，从而使血压恢复至正常水平。当体内细胞外液量或循环血量减少，血压下降时，则发生相反的调节。

（2）影响肾－体液控制系统活动的主要因素包括血管升压素、心房钠尿肽、肾素－血管紧张素－醛固酮系统（RAAS）等。肾－体液控制系统是控制体液量的最关键因素，是长期血压调控的主角。

> **提示**
>
> 心血管活动的调节包括神经调节、体液调节和自身调节。

○ 经 典 试 题 ○

（研）1. 关于血管紧张素Ⅱ在体内升高血压的机制，不包括

　　A. 收缩全身微动脉

　　B. 促进肾上腺髓质激素分泌增加

　　C. 增强缩血管中枢的紧张性

　　D. 促进交感神经释放去甲肾上腺素

（执）2. 男，16岁。阵发性心悸1年余，突发突止，发作期间心电图正常。10min前再次发作，心电图示快速、规则的QRS波群，形态正常，未见明显P波。急诊医师在患者右胸锁乳突肌内缘平甲状软骨水平按摩数秒钟后，心律突然恢复正常。该治疗手法的作用机制是

　　A. 减弱心迷走神经紧张

　　B. 加强心迷走神经冲动

　　C. 加强心交感神经冲动

　　D. 减弱心交感神经冲动

　　E. 兴奋颈动脉体

（研）（3~4题共用备选答案）

　　A. 对α受体作用强，对β₁受体作用较强，对β₂受体作用弱

　　B. 对α受体作用弱，对β₁受体作用较强，对β₂受体作用强

　　C. 对α、β₁和β₂受体作用都很弱

　　D. 对α、β₁和β₂受体作用都很强

3. 去甲肾上腺素作用于肾上腺素能受体的特点是

4. 肾上腺素作用于肾上腺素能受体的特点是

【答案与解析】

1. B

2. B。解析：心悸突发突止是阵发性室上性心动过速（简称室上速）的典型表现，急性发作时根据患者情况可采取颈动脉窦按摩法增加迷走神经冲动，抑制心脏兴奋性，使心动过速终止。故选 B。

3. A 4. D

第五节 器官循环

一、冠脉循环

1. 解剖特点

（1）心脏自身的血液供应主要来自冠脉循环。

（2）冠状动脉小分支在心肌收缩时易受到压迫（小分支常垂直于心脏表面穿入心肌）。

（3）心肌内毛细血管密度很高。

（4）冠状动脉有侧支互相吻合，但均较细小，血流量很少。当冠状动脉突然阻塞时，常不易很快建立起侧支循环而导致心肌梗死。

2. 生理特点

（1）灌注压高，血流量大：器官血流量取决于供应该器官血液的动、静脉血压差和器官内部的血流阻力。冠脉循环起于主动脉根部，终止于冠状窦。因此，冠脉循环动、静脉血压差大，灌注压高。成年人在安静状态下冠状动脉血流量为每 100g 心肌 60~80ml/min。中等体重的人，总的冠状动脉血流量为 200~250ml/min，占心输出量的 4%~5%，而心脏重量只占体重的 0.5% 左右。

（2）摄氧率高，耗氧量大：心肌富含肌红蛋白，其摄氧能力很强。冠状动脉血流经心脏后，心脏的摄氧率可达 70% 左右，远高于其他器官组织（25%~30%）。心肌耗氧量也大。

（3）血流量受心肌收缩的影响发生周期性变化：冠状动脉血流量（CBF）的多少主要取决于动脉舒张压的高低和心舒期的长短。当体循环外周阻力增大时，动脉舒张压升高，CBF 将增加；当心率加快时，心舒期明显缩短，CBF 则减少。右心室壁心肌比左心室薄弱，收缩时对 CBF 的影响不如左心室明显。

1）在等容收缩期，由于心室壁张力急剧升高，压迫肌纤维之间的小血管，可使 CBF 明显减少，心肌深层的 CBF 可出现断流甚至逆流。

2）在快速射血期，由于主动脉压升高，冠状动脉压随之升高，CBF 有所增加。

3）进入减慢射血期后，CBF 又复减少。

4）在舒张期开始后,心肌对冠状动脉的压迫减弱或解除,冠状动脉血流阻力减小,CBF迅速增加,并在舒张早期达到高峰,然后逐渐减少。

3. 冠状动脉血流量的调节

（1）心肌代谢水平的影响:心肌代谢增强时,心肌代谢产物增多,引起冠状动脉血管舒张。心肌代谢产物有腺苷(作用最强)、H^+、CO_2、乳酸、缓激肽等。

（2）神经调节:冠状动脉受交感和迷走神经的双重支配,但神经因素的影响可在很短的时间内被心肌代谢改变引起的血流变化改变。

（3）体液调节

1）肾上腺素、去甲肾上腺素:使心肌代谢水平↑→CBF↑(主要);还可分别直接作用于冠状动脉平滑肌 α 或 β 受体,引起冠状血管收缩或舒张。

2）甲状腺激素:使心肌代谢水平↑→CBF↑。

3）NO:舒张冠状动脉→CBF↑。

4）血管紧张素Ⅱ、大剂量血管升压素:使冠状动脉收缩→CBF↓。

 提示

在完整机体,CBF 主要受心肌本身代谢水平的调节。

二、肺循环

1. 特点　血流阻力小、血压低;血容量大,变化也大;毛细血管的有效滤过压较低。

2. 肺循环血流量的调节　仍在一定程度上受神经、体液和局部组织化学因素的调节和影响。

三、脑循环

1. 特点　血流量大,耗氧量大;血流量变化小;存在血-脑脊液屏障和血-脑屏障。

2. 脑血流量的调节　正常人平时脑血流量主要依靠自身调节来维持。CO_2 分压升高和低氧可直接引起脑血管舒张,但在整体情况下,两者引起的化学感受性反射可使血管收缩。神经调节不引起脑血流的明显改变。

◦ 经 典 试 题 ◦

（研）1. 下列使冠状动脉血流量增多的因素是

　　A. 主动脉舒张压降低

　　B. 体循环外周阻力减小

　　C. 心室舒张期延长

D. 心室收缩期延长

（研）（2~3题共用备选答案）

A. 等容收缩期

B. 等容舒张期

C. 射血期

D. 充盈期

2. 在一次心动周期中,冠状动脉血流量急剧降低的时相是

3. 在一次心动周期中,冠状动脉血流量急剧增加的时相是

【答案】

1. C 2. A 3. B

温 故 知 新

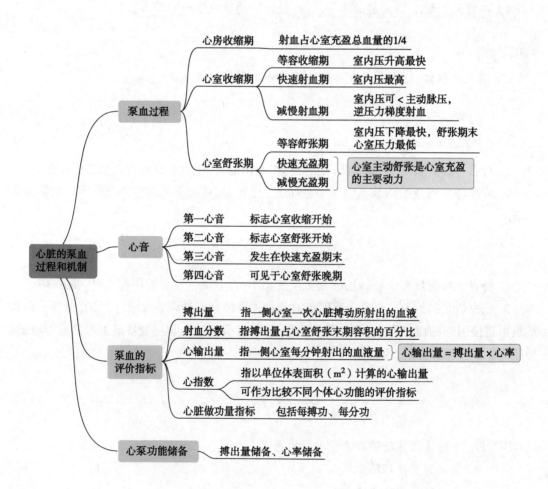

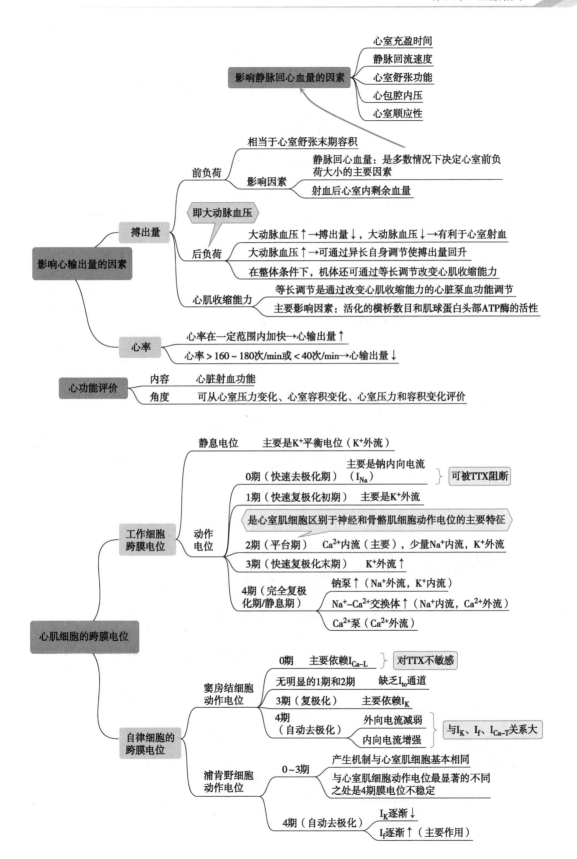

影响心输出量的因素

搏出量
- 前负荷
  - 相当于心室舒张末期容积
  - 影响因素
    - 静脉回心血量：是多数情况下决定心室前负荷大小的主要因素
    - 射血后心室内剩余血量

影响静脉回心血量的因素
- 心室充盈时间
- 静脉回流速度
- 心室舒张功能
- 心包腔内压
- 心室顺应性

后负荷 即大动脉血压
- 大动脉血压↑→搏出量↓，大动脉血压↓→有利于心室射血
- 大动脉血压↑→可通过异长自身调节使搏出量回升
- 在整体条件下，机体还可通过等长调节改变心肌收缩能力

心肌收缩能力
- 等长调节是通过改变心肌收缩能力的心脏泵血功能调节
- 主要影响因素：活化的横桥数目和肌球蛋白头部ATP酶的活性

心率
- 心率在一定范围内加快→心输出量↑
- 心率＞160~180次/min或＜40次/min→心输出量↓

心功能评价
- 内容　心脏射血功能
- 角度　可从心室压力变化、心室容积变化、心室压力和容积变化评价

心肌细胞的跨膜电位

工作细胞跨膜电位
- 静息电位　主要是K⁺平衡电位（K⁺外流）
- 动作电位
  - 0期（快速去极化期）主要是钠内向电流（I_Na）} 可被TTX阻断
  - 1期（快速复极化初期）主要是K⁺外流
  - 2期（平台期）Ca²⁺内流（主要），少量Na⁺内流，K⁺外流 是心室肌细胞区别于神经和骨骼肌细胞动作电位的主要特征
  - 3期（快速复极化末期）K⁺外流↑
  - 4期（完全复极化期/静息期）
    - 钠泵↑（Na⁺外流，K⁺内流）
    - Na⁺-Ca²⁺交换体↑（Na⁺内流，Ca²⁺外流）
    - Ca²⁺泵（Ca²⁺外流）

自律细胞的跨膜电位
- 窦房结细胞动作电位
  - 0期　主要依赖I_Ca-L } 对TTX不敏感
  - 无明显的1期和2期　缺乏I_to通道
  - 3期（复极化）主要依赖I_K
  - 4期（自动去极化）
    - 外向电流减弱
    - 内向电流增强 与I_K、I_f、I_Ca-T关系大
- 浦肯野细胞动作电位
  - 0~3期
    - 产生机制与心室肌细胞基本相同
    - 与心室肌细胞动作电位最显著的不同之处是4期膜电位不稳定
  - 4期（自动去极化）
    - I_K逐渐↓
    - I_f逐渐↑（主要作用）

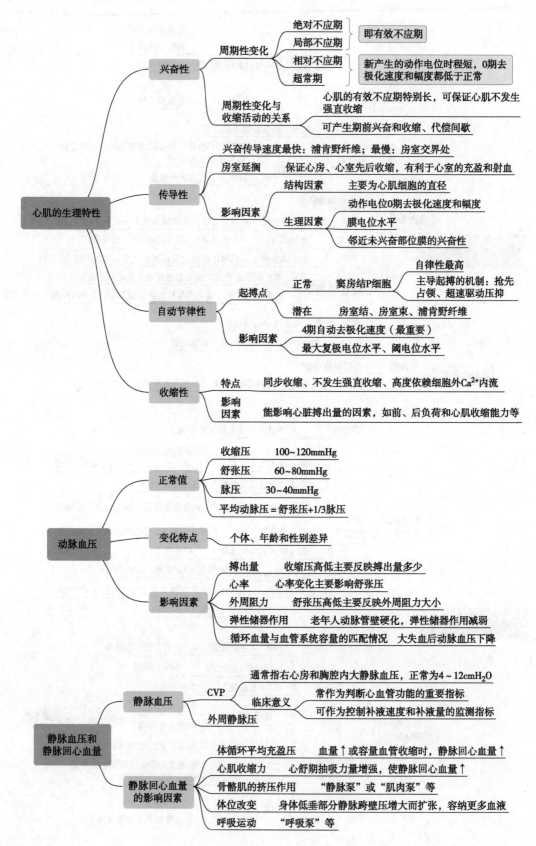

心肌的生理特性

兴奋性
周期性变化
绝对不应期
局部不应期 }即有效不应期
相对不应期
超常期 }新产生的动作电位时程短，0期去极化速度和幅度都低于正常

周期性变化与收缩活动的关系
心肌的有效不应期特别长，可保证心肌不发生强直收缩
可产生期前兴奋和收缩、代偿间歇

传导性
兴奋传导速度最快：浦肯野纤维；最慢：房室交界处
房室延搁 保证心房、心室先后收缩，有利于心室的充盈和射血
影响因素
结构因素 主要为心肌细胞的直径
生理因素
动作电位0期去极化速度和幅度
膜电位水平
邻近未兴奋部位膜的兴奋性

自动节律性
起搏点
正常 窦房结P细胞
自律性最高
主导起搏的机制：抢先占领、超速驱动压抑
潜在 房室结、房室束、浦肯野纤维
影响因素
4期自动去极化速度（最重要）
最大复极电位水平、阈电位水平

收缩性
特点 同步收缩、不发生强直收缩、高度依赖细胞外Ca^{2+}内流
影响因素 能影响心脏搏出量的因素，如前、后负荷和心肌收缩能力等

动脉血压
正常值
收缩压 100~120mmHg
舒张压 60~80mmHg
脉压 30~40mmHg
平均动脉压 = 舒张压+1/3脉压

变化特点 个体、年龄和性别差异

影响因素
搏出量 收缩压高低主要反映搏出量多少
心率 心率变化主要影响舒张压
外周阻力 舒张压高低主要反映外周阻力大小
弹性储器作用 老年人动脉管壁硬化，弹性储器作用减弱
循环血量与血管系统容量的匹配情况 大失血后动脉血压下降

静脉血压和静脉回心血量
静脉血压
CVP
通常指右心房和胸腔内大静脉血压，正常为4～12cmH$_2$O
临床意义
常作为判断心血管功能的重要指标
可作为控制补液速度和补液量的监测指标
外周静脉压

静脉回心血量的影响因素
体循环平均充盈压 血量↑或容量血管收缩时，静脉回心血量↑
心肌收缩力 心舒期抽吸力量增强，使静脉回心血量↑
骨骼肌的挤压作用 "静脉泵"或"肌肉泵"等
体位改变 身体低垂部分静脉跨壁压增大而扩张，容纳更多血液
呼吸运动 "呼吸泵"等

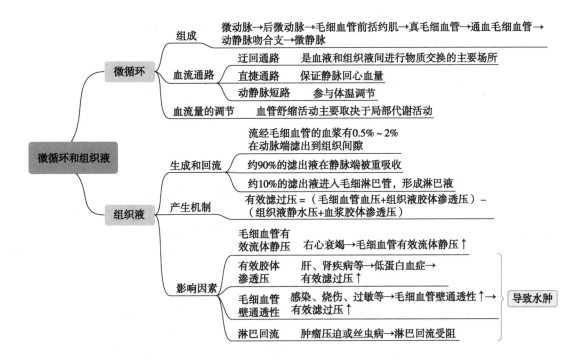

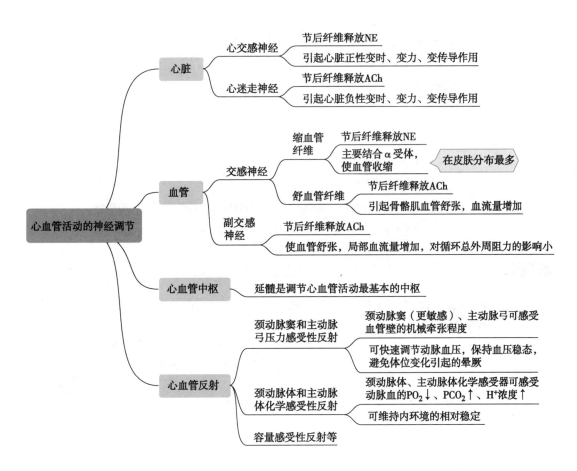

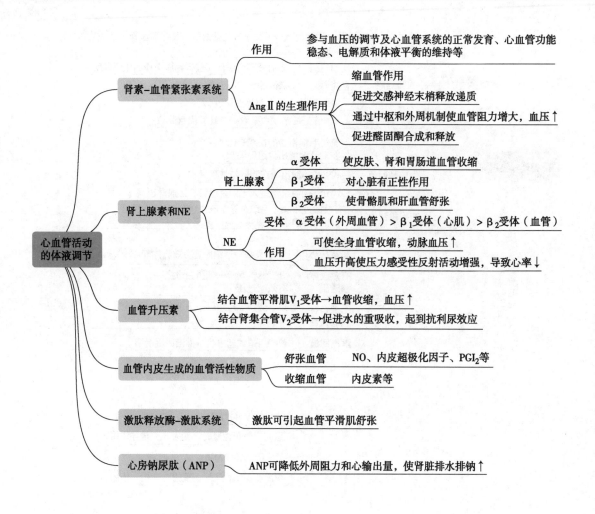

心血管活动的体液调节

- 肾素-血管紧张素系统
  - 作用：参与血压的调节及心血管系统的正常发育、心血管功能稳态、电解质和体液平衡的维持等
  - Ang II 的生理作用
    - 缩血管作用
    - 促进交感神经末梢释放递质
    - 通过中枢和外周机制使血管阻力增大，血压↑
    - 促进醛固酮合成和释放

- 肾上腺素和INE
  - 肾上腺素
    - α受体：使皮肤、肾和胃肠道血管收缩
    - β_1受体：对心脏有正性作用
    - β_2受体：使骨骼肌和肝血管舒张
  - NE
    - 受体：α受体（外周血管）> β_1受体（心肌）> β_2受体（血管）
    - 作用
      - 可使全身血管收缩，动脉血压↑
      - 血压升高使压力感受性反射活动增强，导致心率↓

- 血管升压素
  - 结合血管平滑肌V_1受体→血管收缩，血压↑
  - 结合肾集合管V_2受体→促进水的重吸收，起到抗利尿效应

- 血管内皮生成的血管活性物质
  - 舒张血管：NO、内皮超极化因子、PGI_2等
  - 收缩血管：内皮素等

- 激肽释放酶-激肽系统：激肽可引起血管平滑肌舒张

- 心房钠尿肽（ANP）：ANP可降低外周阻力和心输出量，使肾脏排水排钠↑

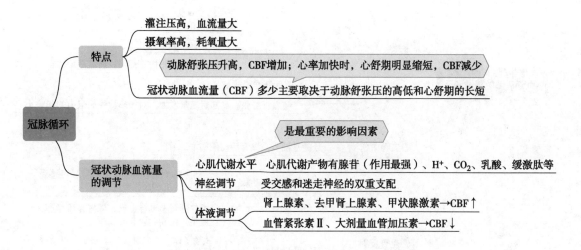

冠脉循环

- 特点
  - 灌注压高，血流量大
  - 摄氧率高，耗氧量大
  - 动脉舒张压升高，CBF增加；心率加快时，心舒期明显缩短，CBF减少
  - 冠状动脉血流量（CBF）多少主要取决于动脉舒张压的高低和心舒期的长短

- 冠状动脉血流量的调节
  - 心肌代谢水平（是最重要的影响因素）：心肌代谢产物有腺苷（作用最强）、H^+、CO_2、乳酸、缓激肽等
  - 神经调节：受交感和迷走神经的双重支配
  - 体液调节
    - 肾上腺素、去甲肾上腺素、甲状腺激素→CBF↑
    - 血管紧张素 II、大剂量血管加压素→CBF↓

第五章

呼　吸

第一节　肺　通　气

一、呼吸过程

在人和高等动物,呼吸的全过程包括3个环节:①外呼吸;②气体运输;③内呼吸(图5-1)。

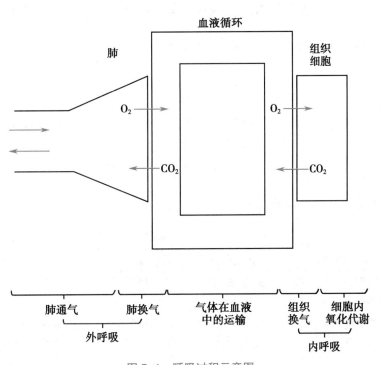

图 5-1　呼吸过程示意图

肺通气:指肺泡与外界环境之间的气体交换过程;肺换气:指肺泡与肺毛细血管血液之间的气体交换过程;组织换气:指组织细胞与组织毛细血管之间的气体交换过程。

二、肺通气的原理

1. 肺通气的动力

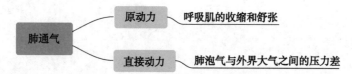

（1）呼吸运动

1）呼吸肌

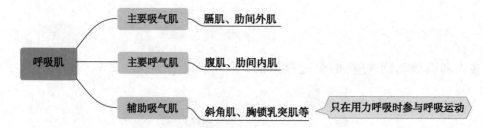

2）不同呼吸肌主导的呼吸运动型式（表5-1）

表5-1　不同呼吸肌主导的呼吸运动型式

型式	参与的主要呼吸肌	表现	常见情况
腹式呼吸	膈肌	腹部明显起伏	婴幼儿,胸腔积液、胸膜炎等
胸式呼吸	肋间外肌	胸部明显起伏	妊娠后期,腹部炎症、腹水等
混合式呼吸	膈肌和肋间外肌	胸、腹部均有起伏,以一种占优势	正常成人

3）不同状态下的呼吸运动型式（表5-2）

表5-2　不同状态下的呼吸运动型式

型式	出现状态	吸气运动	呼气运动	表现
平静呼吸	安静时（频率12~18次/min）	主动,吸气肌收缩	被动,吸气肌舒张	呼吸平稳、均匀
用力呼吸	劳动或运动,呼吸道不通畅等	主动,吸气肌、辅助吸气肌收缩	主动,吸气肌舒张,呼气肌收缩	呼吸加深加快;缺O_2或CO_2含量增多较严重时,呼吸明显加深、鼻翼扇动、胸部困压感

（2）肺内压:是指肺泡内气体的压力,在呼吸过程中呈周期性变化（图5-2）。

1）吸气时:肺容积↑,肺内压↓→肺内压 < 大气压（气体进入肺）→肺内压↑→吸气末,肺内压 = 大气压（吸气停止）。

2）呼气时:肺容积↓,肺内压↑→肺内压 > 大气压（气体流出肺）→肺内压↓→呼气末,肺内压 = 大气压（呼气停止）。

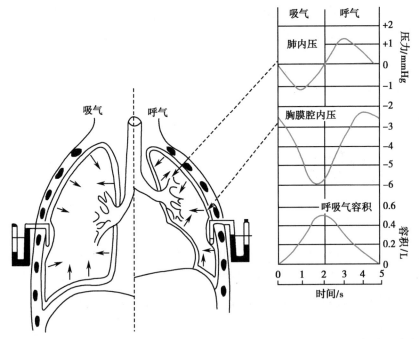

图 5-2　胸膜腔内压直接测量示意图（左）和呼吸时肺内压、胸膜腔内压及呼吸气容积的变化（右）

（3）胸膜腔和胸膜腔内压

1）胸膜腔：是存在于肺表面的脏层胸膜和衬于胸廓内壁的壁层胸膜之间的密闭的、潜在的、无气体和仅有少量浆液的腔隙。

> ⓘ 提示
>
> 胸膜腔的浆液使两层胸膜紧贴在一起，参与胸膜腔负压的形成，同时起润滑作用，减小呼吸运动时胸膜之间的摩擦。

2）胸膜腔内压：指胸膜腔内的压力。胸膜腔内压的生理特点见表 5-3。

表 5-3　胸膜腔内压的生理特点

项目	内容
特点	胸膜腔内压随呼吸运动而发生周期性波动
大小	胸膜腔内压 = 肺内压 +（- 肺回缩压）；在平静吸或呼气末，肺内压 = 大气压，若以大气压为 0 计，则胸膜腔内压 =- 肺回缩压，可见胸膜腔内压的大小主要由肺回缩压所决定
形成机制	胸膜腔负压的形成与肺和胸廓的自然容积不同有关。①胸廓的自然容积比肺大，两层胸膜紧贴使肺总是处于一定程度的扩张状态；被扩张的肺产生的回位力向内牵引胸廓，使胸廓容积缩小。②胸廓容积小于其自然容积时，胸廓形成向外扩展的回位力。③在肺内向回位力和胸廓外向回位力的作用下，胸膜腔内压便降低而低于大气压，即形成负压
意义	①维持肺扩张状态；②扩张腔静脉和胸导管等，有利于静脉血和淋巴液的回流

胸膜腔内保持负压的一个重要前提是胸膜腔须保持其密闭性。临床上,一旦密闭的胸膜腔与大气相通,空气便进入胸膜腔而形成气胸。此时不仅影响肺通气,也阻碍静脉血和淋巴液回流。

2. 肺通气的阻力

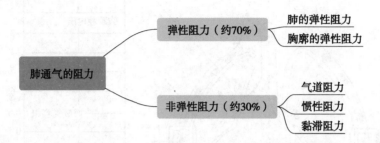

（1）弹性阻力:指弹性体对抗外力作用所引起的变形的力。弹性阻力的大小可用顺应性的高低来量度。弹性阻力在气流停止的静息状态下仍存在,属于静态阻力。

（2）顺应性:指弹性组织在外力作用下发生变形的难易程度。弹性组织的顺应性大,表示其变形能力强。

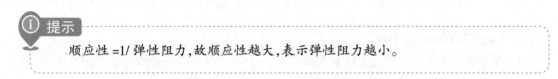

ℹ️ 提示

顺应性 =1/ 弹性阻力,故顺应性越大,表示弹性阻力越小。

（3）肺顺应性:肺弹性阻力可用肺顺应性（C_L）表示。在呼吸道无气流情况下所测得的顺应性称肺的静态顺应性。正常成人平静呼吸时,肺顺应性约为 $0.2L/cmH_2O$。肺顺应性还受肺总量的影响。

$$肺顺应性（C_L）= \frac{肺容积的变化（\Delta V）}{跨肺压的变化（\Delta P）}（L/cmH_2O）$$

（4）肺弹性阻力的来源

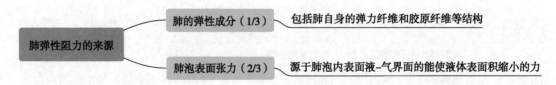

1）根据 Laplace 定律,即 $P=2T/r$,式中 P 为肺泡内液气界面的压强（N/m^2）,它可引起肺泡回缩;T 为肺泡内液 – 气界面的表面张力系数,即单位长度的表面张力（N/m）;r 为肺泡半径（m）。

若表面张力系数不变,则肺泡回缩力与肺泡半径成反比,即小肺泡的回缩力大,而大肺泡的回缩力小。若不同大小的肺泡之间彼此连通,则小肺泡内的气体将流入大肺泡内,引起小肺泡萎陷关闭而大肺泡过度膨胀,肺泡将失去稳定性(图 5-3A)。此外,如果表面张力大,还会降低肺顺应性,增加吸气阻力;甚至会造成肺水肿。但由于肺泡内液 – 气界面存在肺表面活性物质,可防止上述现象发生(图 5-3B)。

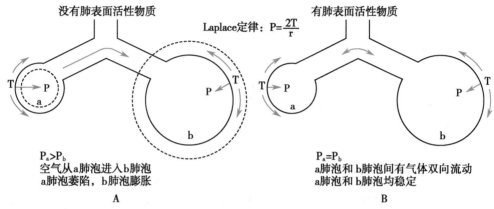

没有肺表面活性物质　Laplace定律:$P=\dfrac{2T}{r}$　有肺表面活性物质

$P_a>P_b$
空气从a肺泡进入b肺泡
a肺泡萎陷,b肺泡膨胀
A

$P_a=P_b$
a肺泡和b肺泡间有气体双向流动
a肺泡和b肺泡均稳定
B

图 5-3　肺泡表面张力和肺内压及气流方向示意图
A. 没有肺表面活性物质时;B. 有肺表面活性物质时。

P 为压强,T 为张力,r 为肺泡的半径,箭头方向表示气体流动的方向。b肺泡半径是 a 肺泡的 2 倍。没有肺表面活性物质时,在张力相等,根据 Laplace 公式得到 a 肺泡的压力是 b 肺泡的 2 倍,因此气体从 a 肺泡流向 b 肺泡,a 肺泡将变得更小,而 b 肺泡将变得更大。有肺表面活性物质时,a 肺泡的压力和 b 肺泡的压力相等,因此气体有双向流动,使肺泡内压力和容积保持相对稳定。

2)肺表面活性物质(表 5-4)及其在平衡肺泡内压中的作用(表 5-5)

表 5-4　肺表面活性物质

项目	内容
来源	由肺泡Ⅱ型上皮细胞合成和分泌
成分	①脂质约占 90%,表面活性物质结合蛋白(PS)约占 10% ②脂质中二棕榈酰磷脂酰胆碱(DPPC)占 60% 以上,DPPC 是双嗜性分子,垂直排列于肺泡内液 – 气界面,极性端(溶于水)插入液体层,非极性端(不溶于水)朝向肺泡腔,形成一层能降低表面张力作用的 DPPC 单分子层,其密度可随肺泡的张缩而改变
生理作用	①减小吸气阻力,减少吸气做功 ②维持不同大小肺泡的稳定性 ③降低肺泡表面张力,减小肺泡回缩力,阻止液体渗入肺泡,防止肺水肿
临床表现	①成人患肺炎、肺血栓等:DPPC ↓→肺不张 ②新生儿肺透明膜病:DPPC ↓→肺泡塌陷,肺内"透明膜"形成→呼吸窘迫、呼吸衰竭 ③肺气肿:肺泡积气,弹性成分被破坏,肺回缩力↓,顺应性↑,弹性阻力↓→呼气困难 ④肺充血、肺组织纤维化、DPPC ↓:顺应性↓,弹性阻力↑→吸气困难

表 5-5　肺表面活性物质在平衡肺泡内压中的作用

肺泡	肺表面活性物质分布和作用程度	作用意义
大肺泡	密度低,降低表面张力作用弱,肺泡内压不至过低	可避免肺泡过度膨胀
小肺泡	密度高,降低表面张力作用强,肺泡内压不至过高	可避免肺泡萎陷

> (i) **提示**
>
> 　　肺表面活性物质的主要作用是降低肺泡表面张力,减小肺泡的回缩力。

（5）胸廓弹性阻力和胸廓顺应性

1）胸廓弹性阻力:源于胸廓的弹性成分。

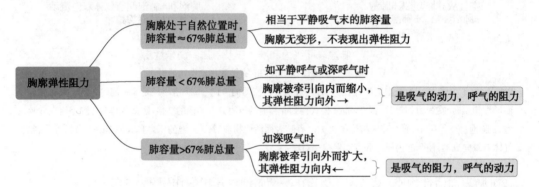

2）胸廓顺应性:胸廓的弹性阻力可用胸廓的顺应性（C_{chw}）来表示。正常人的胸廓顺应性是 $0.2L/cmH_2O$。

$$胸廓的顺应性（C_{chw}）= \frac{胸廓容积的变化（\Delta V）}{跨胸壁压的变化（\Delta P）}（L/cmH_2O）$$

（6）肺和胸廓的总弹性阻力和总顺应性:肺和胸廓的总弹性阻力是两者弹性阻力之和。以顺应性来表示,平静呼吸时肺和胸廓的总顺应性为 $0.1L/cmH_2O$。

（7）非弹性阻力:仅在气体流动时才发生,故属于动态阻力。

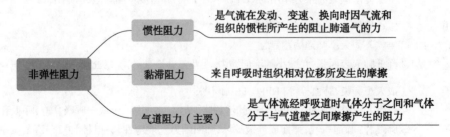

1）气道阻力的大小可用维持单位时间内气体流量所需要的压力差来表示。

$$气道阻力 = \frac{大气压与肺内压之差（cmH_2O）}{单位时间内气体流量（L/s）}$$

2）正常人平静呼吸时,总气道阻力为 1~3（cmH$_2$O·s）/L,主要发生于鼻（约 50%）、声门（约 25%）、气管和支气管（约 15%）,口径 <2mm 的细支气管（约 10%）。

3）气道阻力越小,呼吸越省力;气道阻力增大,则呼吸较费劲。

4）气道阻力受气流速度、气流形式和气道口径（最重要）等因素的影响。影响气道口径的主要因素见表 5-6。

表 5-6 影响气道口径的主要因素

影响因素	内容
跨壁压	指呼吸道内外的压力差;呼吸道内压力高,则跨壁压大,气道口径被动扩大,气道阻力变小
肺实质对气道壁的牵引	小气道的弹力纤维和胶原纤维与肺泡壁的纤维彼此穿插,牵引气道壁,以保持没有软骨支持的细支气管的通畅
自主神经系统的调节	①交感神经兴奋→气管平滑肌舒张→口径增大,气道阻力减小 ②副交感神经兴奋→平滑肌收缩→口径减小,气道阻力增大 ③呼吸道平滑肌的舒缩还受自主神经末梢释放的共存递质的调制
化学因素	平滑肌舒张:儿茶酚胺、前列腺素 E$_2$（PGE$_2$）等 平滑肌收缩:前列腺素 F$_{2\alpha}$（PGF$_{2\alpha}$）、组胺、白三烯、内皮素、吸入 CO$_2$ 含量增加等

三、肺通气功能的评价

1. 肺容积　指不同状态下肺所能容纳的气体量,随呼吸运动而变化（图 5-4）。常用指标见表 5-7。

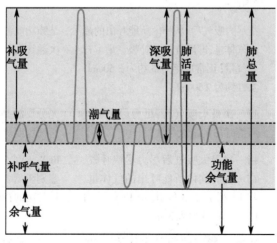

图 5-4　肺容积和肺容量图解

表 5-7 肺容积的常用指标

指标	定义	正常值 /ml	意义
潮气量（TV）	指每次呼吸时吸入或呼出的气体量	400~600	运动时，TV 增大
补吸气量（IRV）	指平静吸气末，再尽力吸气所能吸入的气体量	1 500~2 000	反映吸气的储备量
补呼气量（ERV）	指平静呼气末，再尽力呼气所能呼出的气体量	900~1 200	反映呼气的储备量
余气量（RV）	指最大呼气末尚存留于肺内不能再呼出的气体量	1 000~1 500	避免肺泡在低肺容积条件下发生塌陷

 提示

　　肺总量 = 潮气量 + 补吸气量 + 补呼气量 + 余气量。

　　2. 肺容量　指肺容积中两项或两项以上的联合气体量（见图 5-4）。常用指标见表 5-8。

表 5-8 肺容量的常用指标

常用指标	特点	意义
深吸气量（IC）	指平静呼气末做最大吸气时所能吸入的气体量，即潮气量 + 补吸气量	是衡量最大通气潜力的指标之一
功能余气量（FRC）	指平静呼气末尚存留于肺内的气体量，即余气量 + 补呼气量；正常成人 2 500ml	缓冲呼吸过程中肺泡气 O_2 分压（PO_2）和 CO_2 分压（PCO_2）的变化幅度
肺活量（VC）	指尽力吸气后，从肺内所能呼出的最大气体量，即潮气量 + 补吸气量 + 补呼气量；正常成年男性约为 3 500ml，女性约为 2 500ml	是肺功能测定的常用指标，反映肺一次通气的最大能力
用力肺活量（FVC）	指一次最大吸气后，尽力尽快呼气所能呼出的最大气体量	充分反映肺组织的弹性状态和气道通畅程度等变化
用力呼气量（FEV）	指一次最大吸气后尽力尽快呼气，在一定时间内所能呼出的气体量，常以第 1、2、3 秒末的 FEV 所占 FVC 的百分数来表示	FEV_1/FVC（正常人为 83%），是临床鉴别阻塞性肺疾病和限制性肺疾病最常用的指标
肺总量（TLC）	指肺所能容纳的最大气体量，即肺活量 + 余气量；成年男性约为 5 000ml，女性约为 3 500ml	在限制性通气不足时，肺总量降低

阻塞性肺疾病（哮喘等）→FEV_1 降低比 FVC 更明显，FEV_1/FVC 变小；限制性肺疾病（肺纤维化等）→FEV_1 和 FVC 均下降，FEV_1/FVC 基本正常。

3. 肺通气量的有关指标　表格中肺通气量按正常成年人平静呼吸时，潮气量约为 500ml，呼吸频率为 12~18 次 /min 计算（表 5-9）。

表 5-9　肺通气量的有关指标

指标	特点	正常值
肺通气量	指每分钟吸入或呼出的气体总量，即潮气量 × 呼吸频率	6~9L/min
最大随意通气量	指尽力作深、快呼吸时，每分钟所能吸入或呼出的最大气体量；是估计机体能进行最大运动量的生理指标之一	150L
通气储量百分比	为（最大通气量 – 每分平静通气量）/ 最大通气量 ×100%	≥93%

4. 肺泡通气量

（1）无效腔（表 5-10、图 5-5）

表 5-10　无　效　腔

概念	含义	正常值
解剖无效腔	指每次吸入气体的一部分留在鼻或口至终末细支气管之间，不参与肺泡与血液之间气体交换的传导性呼吸道容积	与体重相关，约 2.2ml/kg
肺泡无效腔	指某些因得不到足够的血液供应而不能与血液进行气体交换的肺泡容积	接近于 0
生理无效腔	即解剖无效腔 + 肺泡无效腔	健康人平卧时，生理无效腔接近于解剖无效腔

（2）肺泡通气量：指每分钟吸入肺泡的新鲜空气量，即肺泡通气量 =（潮气量 – 无效腔气量）× 呼吸频率。肺泡通气量可反映真正有效的通气量。

1）若潮气量为 500ml，无效腔为 150ml，则每次吸入肺泡的新鲜空气量为 350ml。若功能余气量为 2 500ml，则每次呼吸仅使肺泡内的气体更新 1/7 左右。

2）潮气量和呼吸频率的变化对肺通气量和肺泡通气量有不同的影响。对肺换气而言，在一

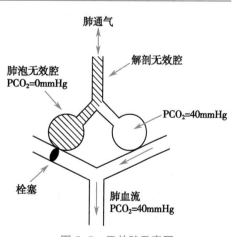

图 5-5　无效腔示意图

定的呼吸频率范围内,深而慢的呼吸可以增加肺泡通气量,呼吸更有效,但同时也增加呼吸做功。

◦ 经 典 试 题 ◦

(研)1. 平静呼吸时,吸气的阻力主要来源于

　　A. 肺泡内液－气表面张力

　　B. 肺弹性成分的回缩力

　　C. 胸廓弹性回缩力

　　D. 气道阻力

(执)2. 哮喘发作时,肺通气功能指标中下降最明显的是

　　A. 功能余气量　　　　　　　　B. 肺活量

　　C. 用力肺活量　　　　　　　　D. 补呼气量

　　E. 补吸气量

(执)3. 肺通气的直接动力是

　　A. 肺内压与胸膜腔内压之差

　　B. 胸膜腔内压与跨胸壁压之差

　　C. 大气压与肺内压之差

　　D. 大气压与胸膜腔内压之差

　　E. 大气压与跨胸壁压之差

(研)4. 存在于肺泡内液－气界面的肺表面活性物质的生理意义有

　　A. 维持大小肺泡的稳定性　　　B. 防止肺水肿

　　C. 降低呼气阻力　　　　　　　D. 降低吸气阻力

【答案】

1. A　2. C　3. C　4. ABD

第二节　肺换气和组织换气

一、气体交换的基本原理

1. 气体的扩散

(1)肺换气和组织换气均以扩散方式进行:单位时间内气体扩散的容积称为气体扩散速率(D)。根据 Fick 弥散定律,气体扩散速率与组织两侧的气体分压差(ΔP)、温度(T)、扩散面积(A)和气体分子溶解度(S)成正比,与扩散距离(d)和气体分子量(MW)的平方根成反比。

$$D \propto \frac{\Delta P \cdot T \cdot A \cdot S}{d \cdot \sqrt{MW}}$$

（2）气体分压差：指两个区域之间某气体分压的差值，是气体扩散的动力和决定气体扩散方向的关键因素。

（3）气体的分子量和溶解度

1）溶解度（S）是单位分压下溶解于单位容积溶液中的气体量。一般以 1 个大气压下、38℃时、100ml 液体中溶解的气体毫升数来表示。

2）扩散系数 $=S/\sqrt{MW}$，取决于气体分子本身的特性。如 CO_2 的扩散系数约为 O_2 的 20 倍，主要是因为 CO_2 在血浆中的溶解度（51.5）约为 O_2 的（2.14）24 倍，虽然 CO_2 的分子量（44）略大于 O_2 的分子量（32）。

2. 呼吸气体和人体不同部位气体的分压

（1）人体吸入的气体是空气，其中具有生理意义的成分是 O_2 和 CO_2。空气中各气体的容积百分比一般不因地域不同而异，但分压可因总大气压的变动而改变。呼出气是无效腔内的吸入气和部分肺泡气的混合气体。

（2）人体各部分的分压（表 5-11）：表中值仅是安静状态下的大致数值。

表 5-11　人体各部分的分压　　　　　　　　　　　单位：mmHg

项目	动脉血	混合静脉血	组织
PO_2	97~100	40	30
PCO_2	40	46	50

二、肺换气

1. 肺换气过程（图 5-6）

（1）混合静脉血流经肺毛细血管，血液 PO_2（40mmHg）< 肺泡 PO_2（102mmHg）→ O_2 向血液净扩散→血液 PO_2 上升，最后接近肺泡 PO_2。

（2）混合静脉血流经肺毛细血管，血液 PCO_2（46mmHg）> 肺泡 PCO_2（40mmHg）→ CO_2 向肺泡净扩散→肺泡 PCO_2 上升，最终达到平衡。

（3）血液流经肺毛细血管的时间约 0.7s，当血液流经肺毛细血管全长约 1/3 时，肺换气过程已基本完成。可见，肺换气有很大的储备能力。

2. 影响肺换气的因素

（1）呼吸膜的厚度：气体扩散速率与呼吸膜厚度（扩散距离）成反比，呼吸膜越厚，扩散需要的时间越长，单位时间内交换的气体量越少。

1）呼吸膜（即肺泡 - 毛细血管膜）的 6 层结构：含肺表面活性物质的液体层、肺泡上皮细胞层、上皮基底膜层、上皮基底膜和毛细血管基膜之间的间隙（间质层）、毛细血管基膜层、毛细血管内皮细胞层。

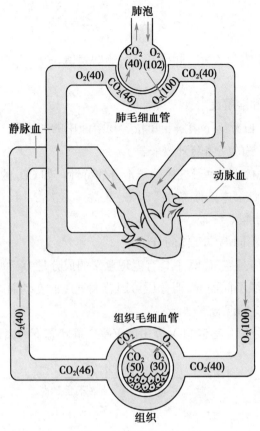

图 5-6 肺换气过程

图中数字为气体分压（单位：mmHg）。

2）使呼吸膜增厚或扩散距离增加的疾病：肺纤维化、肺水肿等，会降低气体扩散速率，减少扩散量。

（2）呼吸膜的面积：气体扩散速率与扩散面积成正比。

1）劳动/运动时，有效扩散面积增加。

2）肺不张、肺实变、肺气肿、肺毛细血管关闭和阻塞等，使呼吸膜扩散面积减小，肺换气减少。

（3）通气/血流比值（$\dot{V}_A/\dot{Q}$）：指每分钟肺泡通气量与每分钟肺泡血流量的比值，可作为衡量肺换气功能的指标。

1）正常成人安静时，$\dot{V}_A/\dot{Q}$ 约为 4.2/5=0.84（为全肺平均水平），意味着两者比例适宜，气体交换率最高。无论升高或降低，都导致肺换气效率降低。

2）健康成人安静时，肺内各部位的 $\dot{V}_A/\dot{Q}$ 不相同；取直立位时，肺尖部 $\dot{V}_A/\dot{Q}$ 达 3.3，肺底部 $\dot{V}_A/\dot{Q}$ 可低至 0.63。

3）在肺气肿患者，由于许多细支气管阻塞和肺泡壁的破坏，$\dot{V}_A/\dot{Q}$ 增大或减小的情况都可能发生，致使肺换气效率受到极大影响。

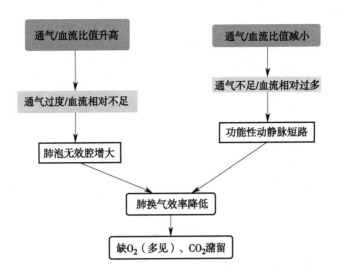

三、组织换气

1. 过程　动脉血流经组织毛细血管→顺分压差扩散，O_2 进入组织和细胞、CO_2 进入血液→静脉血。

2. 影响因素　扩散膜两侧 O_2 和 CO_2 的分压差随细胞内氧化代谢的强度和组织血流量的多寡而改变。

○ 经 典 试 题 ○

（研）1. 假设肺通气量为 7 000ml/min，呼吸频率为 20 次 /min，无效腔容量为 100ml，心输出量为 5 000ml/min 时，其通气 / 血流比值为

    A. 0.7　　　　　　　　　　　　B. 0.8

    C. 0.9　　　　　　　　　　　　D. 1.0

（执）2. 体内 CO_2 分压最高的部位是

    A. 静脉血液　　　　　　　　　　B. 毛细血管血液

    C. 动脉血液　　　　　　　　　　D. 组织液

    E. 细胞内液

【答案与解析】

1. D。解析：肺泡通气量 =（潮气量 – 无效腔气量）× 呼吸频率 = 肺通气量 – 无效腔气量 × 呼吸频率 =7 000–100 × 20=5 000ml，$\dot{V}_A/\dot{Q}$ =5 000/5 000=1.0。故选 D。

2. E

第三节　气体在血液中的运输

一、氧的运输

1. 氧的运输形式　物理溶解约 1.5%，化学结合成氧合血红蛋白（HbO_2）约 98.5%。

2. Hb 与 O_2 结合的特征

（1）Hb 与 O_2 结合反应迅速（<0.01s）、可逆。HbO_2 呈鲜红色。

$$Hb+O_2 \underset{PO_2 \text{低（组织）}}{\overset{PO_2 \text{高（肺部）}}{\rightleftharpoons}} HbO_2$$

（2）结合反应是氧合而非氧化。

（3）Hb 结合 O_2 的量：1 分子 Hb 可结合 4 分子 O_2。

1）Hb 氧容量：指在 100ml 血液中，Hb 所能结合的最大 O_2 量。

2）Hb 氧含量：指在 100ml 血液中，Hb 实际结合的 O_2 量。

3）Hb 氧饱和度：指 Hb 氧含量与 Hb 氧容量的百分比。

> ⓘ 提示
>
> 　　由于血浆中溶解的氧极少，所以 Hb 氧容量、Hb 氧含量、Hb 氧饱和度可认为是血氧容量、血氧含量、血氧饱和度。

4）发绀：指血液中 Hb（紫蓝色）含量达 5g/100ml（血液）以上时，皮肤、黏膜呈暗紫色的现象，常表示机体缺氧。

> ⓘ 提示
>
> 　　红细胞增多时（如高原性红细胞增多症），Hb 含量可达 5g/100ml（血液）以上，机体出现发绀但不一定缺氧；严重贫血或 CO 中毒，机体缺氧但不发绀。

（4）氧解离曲线呈 S 形：与 Hb 的变构效应有关。Hb 有两种构象，即 Hb 为紧密型（T 型），HbO_2 为疏松型（R 型），两者可相互转换。R 型 Hb 对 O_2 的亲和力为 T 型的 500 倍。无论在结合 O_2 还是释放 O_2 的过程中，Hb 的 4 个亚单位彼此之间有协同效应，即 1 个亚单位与 O_2 结合后，由于变构效应，其他亚单位更易与 O_2 结合；当 HbO_2 的 1 个亚单位释出 O_2 后，其他亚单位更易释放 O_2。因此，氧解离曲线呈 S 形。

3. 氧解离曲线　是表示血液 PO_2 与 Hb 氧饱和度关系的曲线，反映在不同 PO_2 下 O_2 与 Hb 的解离、结合情况（图 5-7）。

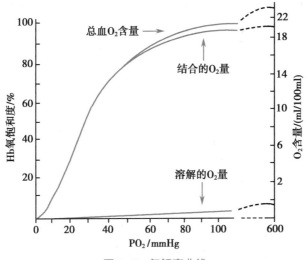

图 5-7 氧解离曲线

测定条件为血液 pH 7.4，PCO_2 为 40mmHg，温度为 37℃，Hb 浓度为 15g/100ml。

（1）氧解离曲线的变化趋势（表 5-12）

表 5-12 氧解离曲线的变化趋势

项目	氧解离曲线的上段	氧解离曲线的中段	氧解离曲线的下段
曲线描述	相当于 PO_2 在 60~100mmHg 之间时的 Hb 氧饱和度	相当于 PO_2 在 40~60mmHg 之间时的 Hb 氧饱和度	相当于 PO_2 在 15~40mmHg 之间时的 Hb 氧饱和度
曲线特点	较平坦	较陡	最为陡直
范围含义	PO_2 对 Hb 氧饱和度或血氧含量影响<u>不大</u>	PO_2 对血氧含量<u>影响较大</u>	PO_2 对血氧含量<u>影响最大</u>，PO_2 较小变化可导致 Hb 氧饱和度明显改变
意义	说明 Hb 与 O_2 亲和力高，在高原、高空，只要动脉血 PO_2>60mmHg，Hb 血氧饱和度仍能 >90%，血液仍可携带足够 O_2	反映机体安静状态下血液对组织的供 O_2 情况	反映血液供 O_2 的储备能力

ⓘ 提示

在高原、高空或在某些肺通气或肺换气功能障碍性疾病患者，吸入气 PO_2 有所下降，只要动脉血 PO_2≥60mmHg，Hb 氧饱和度仍能维持在 90% 以上。

（2）影响氧解离曲线的因素：氧解离曲线的位置发生偏移则意味着 Hb 对 O_2 的亲和力发生了变化（图 5-8）。<u>通常用 P_{50} 表示 Hb 对 O_2 的亲和力。P_{50} 为 Hb 氧饱和度为 50% 时</u>

对应的血液 PO_2,正常约为 26.5mmHg。P_{50} 增大,氧解离曲线右移,表示 Hb 对 O_2 的亲和力降低,此时发生 R 型 Hb→T 型 Hb 的转换。

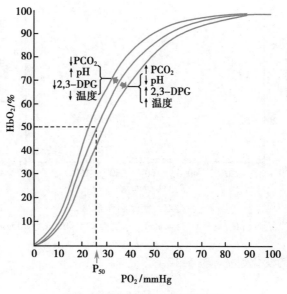

图 5-8　影响氧解离曲线的因素

1）血液 pH 和 PCO_2 的影响:血液酸度和 PCO_2 对 Hb 与 O_2 的亲和力的影响称为波尔效应,主要与 pH 改变时 Hb 的构象发生变化有关。波尔效应可促进肺毛细血管血液摄取 O_2,也利于组织毛细血管中释放 O_2。

2）温度的影响:温度对氧解离曲线的影响可能与 H^+ 的活度变化有关。温度↑,H^+ 活度↑,可使 Hb 对 O_2 的亲和力↓,供 O_2↑;反之,Hb 对 O_2 的亲和力↑,供 O_2↓。临床进行低温麻醉手术是因为低温有利于降低组织的耗氧量。

3）红细胞内 2,3- 二磷酸甘油酸（2,3-DPG）:2,3-DPG 是红细胞无氧糖酵解的产物。在慢性缺氧、贫血、高山低氧等情况下,糖酵解加强,红细胞内 2,3-DPG 增加,氧解离曲线右移,有利于 HbO_2 释放较多的 O_2,改善组织的缺氧状态;但此时过多的 2,3-DPG 也会降低 Hb 在肺部对 O_2 的结合。

4）一氧化碳（CO）:CO 是一种无色、无味、无刺激的气体,可与 Hb 结合形成碳氧血红蛋白（HbCO）。CO 对 Hb 的亲和力为 O_2 的 250 倍,使曲线左移,可妨碍 Hb 与 O_2 的结合,也妨碍 Hb 对 O_2 的解离。Hb 与 CO 结合后呈樱桃色,因而 CO 中毒时,机体虽有严重缺氧却不出现发绀。

目前通过高压氧疗来治疗 CO 中毒,它主要通过大幅度提高 PO_2,增加氧在血液中的溶解度和氧含量,并促进 CO 的解离,从而解除 PO_2 正常患者的缺氧。

> **ⓘ 提示**
>
> CO 中毒时血液 PO_2 可能正常,因而机体虽然缺氧,但不会刺激呼吸运动而增加肺通气,相反却可能抑制呼吸中枢。

5)其他因素:Hb 与 O_2 的结合力还受 Hb 自身性质和含量的影响。若 Hb 分子中的 Fe^{2+} 被氧化成 Fe^{3+},Hb 便失去运输 O_2 的能力。胎儿 Hb(多肽链为 $\alpha_2\gamma_2$)比成年人 Hb(多肽链为 $\alpha_2\beta_2$)与 O_2 的亲和力高。异常 Hb 运输 O_2 的功能则较低。

二、二氧化碳的运输

1. CO_2 的运输形式　物理溶解约占 5%,化学结合约占 95%(碳酸氢盐即 HCO_3^- 约 88%,氨基甲酰血红蛋白即 $HbCO_2$ 约 7%)(图 5-9)。

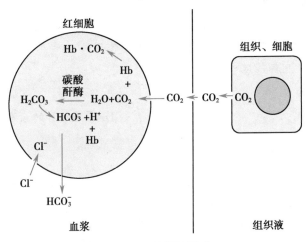

图 5-9　CO_2 的运输形式

(1)碳酸氢盐:在血浆或红细胞内,溶解的 CO_2+H_2O 在碳酸酐酶催化下生成 H_2CO_3,H_2CO_3 解离成 H^+ 和 HCO_3^-。该反应可逆,且都需要碳酸酐酶。其反应方向取决于 PCO_2 的高低,在组织,反应向右进行,在肺部,则反应向左进行。

$$CO_2+H_2O \longleftrightarrow H_2CO_3 \longleftrightarrow H^++HCO_3^-$$

(2)氨基甲酰血红蛋白:红细胞内的一部分 CO_2 和 Hb 的氨基结合生成 $HbCO_2$,此过程无需酶的催化,且迅速、可逆。调节这一反应的主要因素是氧合作用。虽以 $HbCO_2$ 形式运输的 CO_2 仅占 CO_2 总运输量的 7% 左右,但占肺部 CO_2 释放量的 17.5%,提示这种运输形式的高效性。

$$HbNHO_2+H^++CO_2 \underset{\text{肺部}}{\overset{\text{组织}}{\rightleftharpoons}} HbCO_2+O_2$$

2. CO_2 解离曲线　是表示血液中 CO_2 含量与 PCO_2 关系的曲线。CO_2 解离曲线接近线性而不呈 S 形,无饱和点。

3. 影响 CO_2 运输的因素　Hb 是否与 O_2 结合是影响 CO_2 运输的主要因素。Hb 与 O_2 结合可促进 CO_2 释放,而释放 O_2 之后的 Hb 则容易与 CO_2 结合(霍尔丹效应)。

○ 经典试题 ○

(研)1. 人在高原地区,当吸入气的氧分压大于 60mmHg 时,血红蛋白氧饱和度为

A. 60%~69%　　　　　　　　B. 70%~79%

C. 80%~89%　　　　　　　　D. 90%~99%

(研)2. 关于二氧化碳在血液中运输的叙述正确的是

A. 化学结合形式的二氧化碳主要是碳酸氢盐

B. 小部分二氧化碳直接溶解于血浆中

C. Hb 与二氧化碳结合生成氨基甲酰血红蛋白,需酶催化

D. 碳酸酐酶在二氧化碳运输中发挥重要作用

(研)(3~4 题共用备选答案)

A. 氧分压　　　　　　　　　　B. 氧含量

C. 氧容量　　　　　　　　　　D. 氧合 Hb 的亲和力

E. 氧饱和度

3. 血中 Hb 所能结合的氧量是

4. 血中 Hb 实际结合的氧量是

【答案】

1. D　2. ABD　3. C　4. B

第四节　呼吸运动的调节

一、概述

呼吸运动是整个呼吸过程的基础,呼吸肌的节律性舒缩活动受到中枢神经系统的自主性和随意性双重控制。呼吸节律起源于呼吸中枢。呼吸中枢广泛分布于中枢神经系统各级水平,包括脊髓、延髓、脑桥、间脑和大脑皮层等。呼吸运动的深度和频率可随体内外环境的改变而发生相应变化,以适应机体代谢的需要。

二、化学感受性呼吸反射

1. 化学感受器　是指其适宜刺激为 O_2、CO_2 和 H^+ 等化学物质的感受器。

（1）外周化学感受器：<u>位于颈动脉体和主动脉体</u>（图 5-10），<u>前者主要参与呼吸调节,后者在循环调节方面比较重要</u>。

1）颈动脉体和主动脉体的血液供应非常丰富,与其敏感的化学感受功能有关,并非为了满足其自身高代谢的需要。

2）<u>外周化学感受器敏感的是动脉血中的 PO_2 下降、PCO_2 升高或 H^+ 浓度增加,对动脉血中 O_2 含量的降低不敏感</u>。上述三种因素对化学感受器的刺激作用有相互增强的现象,两种因素同时作用比单一因素的作用强。

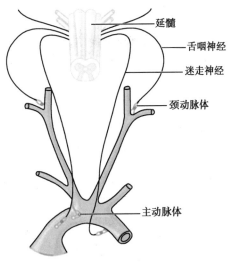

图 5-10　外周化学感受器的位置

- 延髓
- 舌咽神经
- 迷走神经
- 颈动脉体
- 主动脉体

> ⓘ 提示
>
> 相对而言,CO_2 对外周化学感受器的刺激作用较 H^+ 强。

3）外周化学感受器的作用主要是<u>在机体低 O_2 时维持对呼吸的驱动</u>。

（2）中枢化学感受器：存在于<u>延髓腹外侧浅表部位</u>,左右对称,可分头（具有化学感受性）、中（中继站）、尾（具有化学感受性）三区。

1）<u>中枢化学感受器的生理性刺激是脑脊液和局部细胞外液中的 H^+,而不是 CO_2</u>；但血液中的 CO_2 能迅速通过血 - 脑屏障,使化学感受器周围细胞外液中的 H^+ 浓度升高,从而刺激中枢化学感受器,引起呼吸中枢兴奋,使呼吸运动加深加快,肺通气量增加。但脑脊液中碳酸酐酶含量很少,对 CO_2 的通气反应有一定的时间延迟。

2）血液中的 H^+ 不易透过血 - 脑屏障,故血液 pH 的变化对中枢化学感受器的刺激作用较弱,也较缓慢。

3）中枢化学感受器不感受低 O_2 的刺激,但对 H^+ 的敏感性比外周化学感受器高,反应潜伏期较长。其生理功能可能是通过影响肺通气来调节脑脊液的 H^+ 浓度,使中枢神经系统有一稳定的 pH 环境。

2. CO_2、H^+ 和 O_2 对呼吸运动的调节

（1）CO_2 对呼吸运动的调节：CO_2 是调节呼吸运动最重要的生理性化学因素。<u>一定水平的 PCO_2 对维持呼吸中枢的基本活动是必需的</u>；若过度通气因 CO_2 排出增加也可抑制呼吸运动。

1）调节途径：通过中枢感受器（反应较慢）、外周感受器使呼吸加深、加快。

2）调节作用：CO_2 对呼吸运动起经常性调节作用,血液 PCO_2 在一定范围内升高可加强呼吸运动,但超过一定限度则起抑制作用。

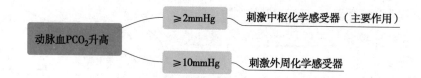

动脉血PCO_2升高
- ≥2mmHg — 刺激中枢化学感受器（主要作用）
- ≥10mmHg — 刺激外周化学感受器

> ⓘ 提示
>
> 　　PCO_2过高则可抑制中枢神经系统包括呼吸中枢的活动，引起呼吸困难、头痛、头昏，甚至昏迷，出现CO_2麻醉。

　　3）陈 – 施呼吸：心力衰竭或脑干损伤的患者，常可出现呼吸运动增强和减弱交替的现象，每个周期45s至3min。其产生机制可能是肺泡气与化学感受器处的PCO_2存在时间差和反馈增益过强。这种病理性的周期性呼吸运动称为陈 – 施呼吸。

　　（2）H^+浓度对呼吸运动的调节：血液中的H^+可通过刺激外周化学感受器（主要）和中枢化学感受器（敏感性高，但H^+通过血 – 脑屏障慢）而起作用。脑脊液中的H^+是中枢化学感受器最有效的刺激物。

　　（3）O_2对呼吸运动的调节

　　1）低O_2对呼吸运动的刺激作用完全通过外周化学感受器实现。动脉血PO_2↓→外周化学感受器兴奋→传入冲动→呼吸中枢兴奋→呼吸↑。

> ⓘ 提示
>
> 　　严重缺O_2时，外周化学感受器的反射效应不足以克服低O_2对中枢的直接抑制作用，导致呼吸运动的减弱。

　　2）动脉血PO_2的改变对正常呼吸运动的调节作用不大，仅在机体严重缺O_2时有重要意义。此外，严重肺气肿、肺源性心脏病患者肺换气障碍可导致慢性缺O_2和CO_2潴留，长时间CO_2潴留使中枢化学感受器对CO_2的刺激作用发生适应，而外周化学感受器对低O_2刺激的适应很慢，这种情况下，低O_2经刺激外周化学感受器就成为驱动呼吸的主要刺激因素。因此，如果在慢性肺通气或肺换气功能障碍引起机体缺O_2的情况下给患者吸入纯O_2，则可能由于解除了低O_2的刺激作用而引起呼吸抑制。

　　三、肺牵张反射

　　1. 肺扩张反射　是指肺扩张时抑制吸气活动的反射。

　　（1）机制：肺扩张→刺激牵张感受器（位于气管到细支气管的平滑肌内）→冲动经迷走神经传入延髓→促使吸气转为呼气。

　　（2）生理意义：加速吸气向呼气的转换，使呼吸频率增加。

2. 肺萎陷反射 是指在肺萎陷时增强吸气活动或促进呼气转换为吸气的反射,对防止呼气过深以及在肺不张等情况下可能起一定作用。

四、防御性呼吸反射

主要的防御性呼吸反射包括咳嗽反射和喷嚏反射。

经典试题

(研) 1. 下列关于二氧化碳刺激呼吸运动的描述中,正确的是
   A. 中枢化学感受器的反应较快
   B. 外周化学感受器较易适应
   C. 刺激中枢和外周化学感受器的效应等同
   D. 一定水平的二氧化碳分压对呼吸运动是必需的

(执) 2. 血液中 H^+ 浓度变化调节呼吸运动的主要刺激部位是
   A. 肺毛细血管旁感受器
   B. 颈动脉窦和主动脉弓
   C. 延髓腹侧面化学感受器
   D. 颈动脉体和主动脉体
   E. 支气管壁内肺牵张感受器

【答案】
1. D 2. D

温故知新

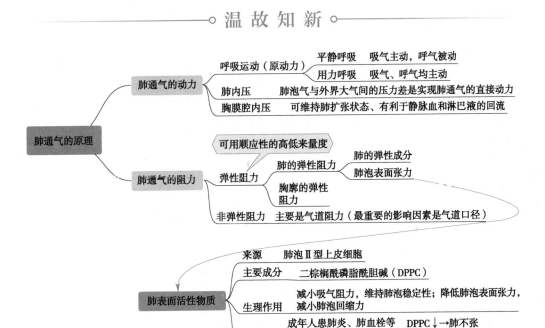

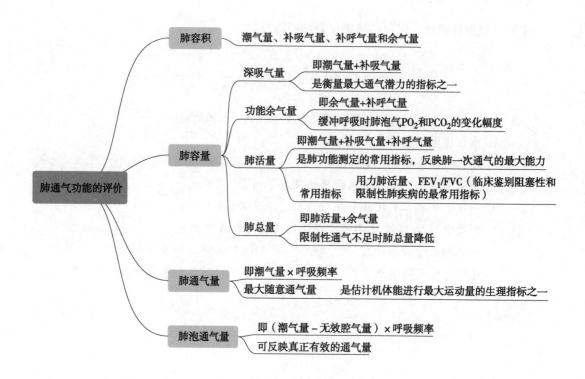

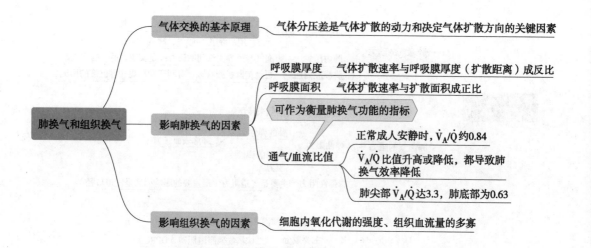

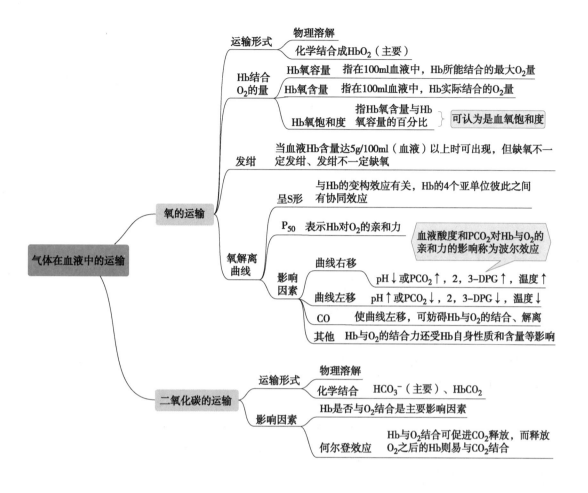

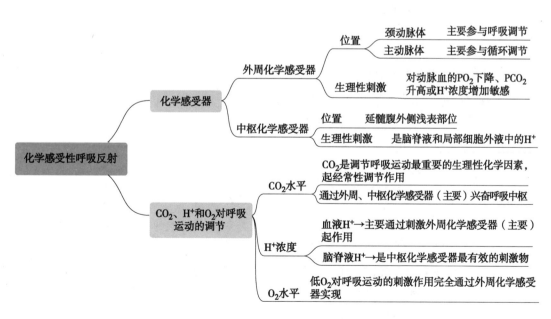

第六章

消化和吸收

第一节　消化生理概述

一、消化道平滑肌的特性

1. 消化道平滑肌的一般生理特性

（1）兴奋性：较骨骼肌低，收缩缓慢。

（2）自律性：节律较慢，远不如心肌规则。

（3）紧张性：是平滑肌收缩和舒张的基础；有助于消化道各部分（如胃、肠等）保持一定的形状和位置；有助于消化液向食物中渗透。平滑肌的各种收缩活动也都在紧张性的基础上进行。

（4）富有伸展性：良好的伸展性能使消化道的容积增大，而消化道内压力不明显升高。

（5）对不同刺激的敏感性不同：消化道平滑肌对电刺激较不敏感，对机械牵拉、温度和化学性刺激特别敏感。

2. 消化道平滑肌的电生理特性　消化道平滑肌的细胞电活动较骨骼肌复杂，其电位变化主要有静息电位、慢波电位和动作电位等三种形式。

（1）静息电位

1）消化道平滑肌的静息电位不稳定，通常为 $-60\sim-50\text{mV}$。

2）静息电位主要因 K^+ 平衡电位而产生。Cl^-、Ca^{2+} 和生电性钠泵等也参与静息电位的形成，可能导致其绝对值略小于骨骼肌和神经细胞静息电位。

（2）慢波电位（表 6-1）

表 6-1　慢波电位

项目	内容
概念	消化道平滑肌细胞在静息电位的基础上，自发产生周期性的轻度去极化和复极化，频率较慢，称为慢波；因慢波频率对平滑肌的收缩节律起决定性作用，故又称基本电节律
频率	消化道不同部位平滑肌的慢波频率不同，在胃约 3 次 /min，在十二指肠约 12 次 /min，在回肠末端为 8~9 次 /min
波幅	为 10~15mV，持续数秒至十几秒

续表

项目	内容
起源	慢波起源于消化道环行肌和纵行肌之间的 Cajal 间质细胞（ICC），ICC 是胃肠运动的起搏细胞
产生机制	与细胞内的钙波有关。ICC 内 Ca^{2+} 浓度↑→胞膜上氯通道激活，Cl^- 外流→膜电位去极化→通过缝隙连接扩布至平滑肌细胞→平滑肌细胞电压门控钙通道开放，Ca^{2+} 内流

1）平滑肌细胞存在机械阈和电阈两个临界膜电位值：①慢波去极化达到或超过平滑肌细胞的机械阈时，平滑肌小幅度收缩，收缩幅度与慢波幅度呈正相关；②慢波去极化达到或超过平滑肌细胞的电阈时，可引发动作电位，平滑肌收缩增强，且慢波上动作电位数目越多，收缩越强（图 6-1）。

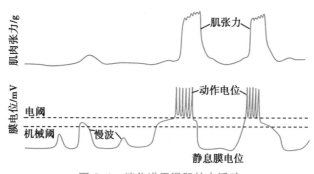

图 6-1 消化道平滑肌的电活动

2）调节因素：慢波的产生不依赖外来自主神经的支配，但其幅度和频率可受自主神经调节。

（3）动作电位

1）特点：动作电位的去极化主要依赖 Ca^{2+} 内流，故锋电位上升较慢，持续时间较长；复极化由 K^+ 外流所致，且 K^+ 的外向电流与 Ca^{2+} 的内向电流在时间过程上几乎相同，且幅度较低，大小不等。

2）平滑肌慢波、动作电位和收缩之间的关系：收缩主要继动作电位之后产生，而动作电位在慢波去极化的基础上发生。

ℹ️ 提示

　　慢波是平滑肌收缩的起步电位，是平滑肌收缩节律的控制波，决定消化道运动的方向、节律和速度。

二、消化腺的分泌功能

1. 量和组成　人体每日由各种消化腺分泌的消化液总量可达 6~8L。消化液主要由有机物（主要含多种消化酶、黏液、抗体等）、离子和水组成。

2. 消化液的主要功能　①稀释食物；②提供适宜的 pH 环境；③有多种消化酶水解食物中的大分子营养物质，使之便于被吸收；④黏液、抗体和大量液体能保护消化道黏膜。

三、消化道的神经支配及其作用

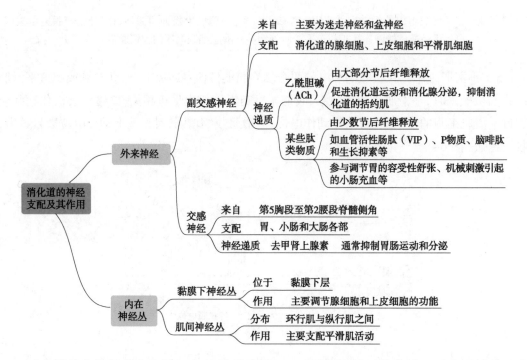

消化道外来神经与内在神经丛的联系见图 6-2。整体情况下外来神经对内在神经丛有调节作用，但去除外来神经后，内在神经丛可在局部独立地调节胃肠运动、分泌、血流量以及水、电解质的转运。

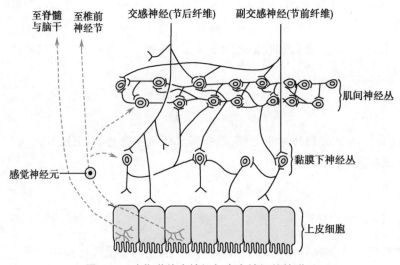

图 6-2　消化道外来神经与内在神经丛的联系

四、消化系统的内分泌功能

1. 胃肠激素

（1）胃到大肠的黏膜层内存在多种内分泌细胞，具有摄取胺的前体、进行脱羧产生肽类或活性胺的能力，统称为胺前体摄取和脱羧细胞（APUD 细胞），由它们合成和分泌的激素主要在消化道内发挥作用，把这些激素统称为胃肠激素。

（2）胃肠激素的生理作用：①调节消化腺分泌和消化道运动（主要作用）；②调节其他激素的释放，如在血糖浓度升高时，抑胃肽可刺激胰岛素的释放，这对防止餐后血糖升高具有重要的意义；③营养作用，如促胃液素能促进胃黏膜上皮、缩胆囊素能促进胰腺外分泌部组织的生长。

（3）5 种主要胃肠激素（表 6-2）

表 6-2　消化道的 5 种主要胃肠激素

激素名称	分泌细胞	细胞所在部位	主要生理作用	引起释放的刺激物
促胃液素	G 细胞	胃窦、十二指肠	促进胃酸和胃蛋白酶原分泌，使胃窦和幽门括约肌收缩，延缓胃排空，促进胃肠运动和胃肠上皮生长	蛋白质消化产物、迷走神经递质、扩张胃
缩胆囊素	I 细胞	小肠上部	刺激胰液分泌和胆囊收缩，增强小肠和大肠运动，抑制胃排空，增强幽门括约肌收缩，松弛壶腹括约肌，促进胰腺外分泌部的生长	蛋白质消化产物、脂肪酸
促胰液素	S 细胞	小肠上部	刺激胰液及胆汁中的 HCO_3^- 分泌，抑制胃酸分泌和胃肠运动，收缩幽门括约肌，抑制胃排空，促进胰腺外分泌部生长	胃酸、脂肪酸
抑胃肽	K 细胞	小肠上部	刺激胰岛素分泌，抑制胃酸和胃蛋白酶原分泌，抑制胃排空	葡萄糖、脂肪酸和氨基酸
胃动素	Mo 细胞	小肠	在消化间期刺激胃和小肠的运动	迷走神经、胃酸和脂肪

2. 脑 - 肠肽　是在消化道和中枢神经系统内双重分布的肽类物质的统称，如促胃液素、缩胆囊素等。

⦿ 经 典 试 题 ⦿

〔研〕胃和小肠蠕动频率的决定性因素是

    A. 胃肠平滑肌动作电位频率　　　　B. 胃肠平滑肌本身节律活动

    C. 胃肠肌间神经丛活动水平　　　　D. 胃肠平滑肌慢波节律

【答案】

D

第二节　口腔内消化和吞咽

一、唾液的分泌

1. 来源　唾液是由腮腺、颌下腺、舌下腺（为口腔内三对大唾液腺）及其他小唾液腺分泌的混合液。

2. 唾液的性质和成分

（1）性质：唾液为无色、无味、近于中性（pH 6.6~7.1）的低渗液体。其渗透压随分泌率的变化而有所不同，最大分泌率时渗透压可接近血浆，其中 Na^+ 和 Cl^- 浓度较高，K^+ 浓度较低；分泌率很低时，其渗透压仅约 $50mOsm/(kg \cdot H_2O)$。

（2）成分

1）水分：约占 99%。

2）有机物：黏蛋白（主要）、免疫球蛋白、氨基酸、尿素、尿酸、唾液淀粉酶和溶菌酶等。

3）无机物：Na^+、K^+、Ca^{2+}、Cl^- 和 SCN^-（硫氰酸盐）等。

4）其他：气体（如 O_2、N_2、NH_3 和 CO_2）、重金属（如铅、汞）和狂犬病毒等。

3. 唾液的作用

（1）湿润和溶解食物，以便于吞咽，并帮助引起味觉。

（2）唾液淀粉酶可水解淀粉为麦芽糖，该酶的最适 pH 为中性，pH<4.5 时完全失活。

（3）保护和清洁口腔，其中溶菌酶和免疫球蛋白有杀菌和杀病毒作用。

（4）某些进入体内的重金属（如铅、汞）、氰化物和狂犬病毒可通过唾液排泄。

4. 唾液分泌的调节

（1）在安静情况下，唾液约以 0.5ml/min 的速度分泌，量少稀薄，称为基础分泌，其主要功能是湿润口腔。

（2）进食时唾液分泌明显增加，完全属于神经调节。神经系统对唾液分泌的调节包括条件反射（如"望梅止渴"）和非条件反射。

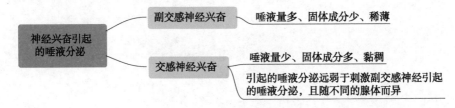

二、咀嚼

咀嚼是由咀嚼肌按一定顺序收缩所组成的复杂的节律性动作。咀嚼的主要作用是对食物进行机械性加工,将食物切割与磨碎。咀嚼肌(包括咬肌、颞肌、翼内肌、翼外肌等)属于骨骼肌,可做随意运动。咀嚼可使唾液淀粉酶与食物充分接触而产生化学性消化,还能加强食物对口腔内各种感受器的刺激,反射性地引起胃、胰、肝和胆囊的活动加强,为下一步消化和吸收做好准备。

三、吞咽

根据食团在吞咽时经过的解剖部位,吞咽动作分为以下三期。

1. 口腔期　主要通过舌的运动把食团由舌背推入咽部。

2. 咽期　此期食团从咽部进入食管上端。

3. 食管期　此期食团由食管上端经贲门进入胃,主要通过食管蠕动实现。

(1)蠕动是空腔器官平滑肌普遍存在的一种运动形式,由平滑肌的顺序舒缩引起,形成一种向前推进的波形运动。

(2)食管蠕动时,食团前的食管出现舒张波,食团后的食管跟随有收缩波,从而挤压食团,使食团向食管下端移动。

(3)食管下端近胃贲门处在解剖上不存在括约肌,但存在一段长 3~5cm 的高压区,此处压力比胃内压高 5~10mmHg。在正常情况下,这一高压区能阻止胃内容物逆流入食管,起类似括约肌的作用,将其称为食管下括约肌(LES)。

1)食物进入食管后,刺激食管壁上的机械感受器,可反射性地引起食管下括约肌舒张,允许食物进入胃内。

2)食团进入胃后,食管下括约肌收缩,恢复其静息时张力,可防止胃内容物反流入食管。

- 迷走神经的兴奋性纤维可使 LES 收缩,抑制性纤维可使 LES 舒张。
- 促胃液素等可使 LES 收缩;促胰液素、缩胆囊素等能使 LES 舒张。
- 妊娠、过量饮酒和吸烟等可使 LES 的张力降低。

───◦ 经 典 试 题 ◦───

(研)1. 关于食管下括约肌的叙述,不正确的是

    A. 食管下括约肌具有明显的解剖学结构

    B. 静息时食管下段腔内压高于胃内压

    C. 食管蠕动波到达时张力降低

    D. 食物离开食管时张力增高

（研）2. 唾液中除含有唾液淀粉酶外,还有的酶是

  A. 凝乳酶   B. 寡糖酶

  C. 溶菌酶   D. 肽酶

【答案】

1. A 2. C

第三节 胃内消化

一、胃液的性质、成分和作用

1. 分泌 胃对食物的化学性消化是通过胃黏膜中多种外分泌腺细胞分泌的胃液来实现的。

胃的外分泌腺与内分泌细胞见表 6-3。

表 6-3 胃的外分泌腺与内分泌细胞

名称	性质与功能	分布
外分泌腺		
贲门腺	为黏液腺	胃与食管连接处宽 1~4cm 的环状区
胃底腺	为混合腺	胃底大部及胃体全部,包括壁细胞、主细胞和颈黏液细胞
幽门腺	分泌碱性黏液	幽门部
内分泌细胞		
G 细胞	分泌促胃液素和促肾上腺皮质激素（ACTH）样物质	胃窦
δ 细胞	分泌生长抑素,对促胃液素和胃酸的分泌起调节作用	胃底、胃体和胃窦
肠嗜铬样细胞	合成和释放组胺	胃泌酸区内

2. 性质 纯净的胃液呈无色、酸性,pH 0.9~1.5。正常成年人每日分泌 1.5~2.5L。

3. 成分 主要有胃酸、胃蛋白酶原、黏液和内因子,其余为水、HCO_3^-、Na^+、K^+ 等无机物。

（1）胃酸:由壁细胞分泌。胃酸的分泌量与壁细胞的数目和功能状态直接相关。

1）分泌机制:H^+ 的分泌依靠壁细胞顶端分泌小管膜中的质子泵实现。质子泵具有转运 H^+、K^+ 和催化 ATP 水解的功能,故也称 H^+, K^+-ATP 酶。

2）生理作用:①激活胃蛋白酶原,并为胃蛋白酶发挥作用提供适宜的酸性环境;②使食物蛋白质变性,并有助于其分解;③杀灭随食物入胃的细菌;④进入小肠后引起促胰液素

和缩胆囊素分泌,进而促进胰液、胆汁和小肠液的分泌;⑤胃酸造成的酸性环境有利于小肠吸收钙和铁。

（2）胃蛋白酶原:主要由主细胞分泌,颈黏液细胞、贲门腺、幽门腺和十二指肠近端的腺体也能分泌。

1）生理作用:胃蛋白酶原被胃酸活化为胃蛋白酶后能水解食物中的蛋白质,使其分解为䏳和胨、少量多肽和游离氨基酸。

 提示

已被激活的胃蛋白酶对胃蛋白酶原有激活作用（正反馈）。

2）作用环境:胃蛋白酶在酸性环境中发挥作用,最适 pH 为 1.8~3.5;pH>5.0 时,胃蛋白酶完全失活。

（3）内因子:由壁细胞分泌。

1）生理作用:内因子与进入胃内的维生素 B_{12} 结合,形成内因子 – 维生素 B_{12} 复合物,保护维生素 B_{12} 免受肠内水解酶的分解,并促进其在回肠末端的吸收。

2）异常情况:内因子缺乏,可因维生素 B_{12} 吸收障碍而影响红细胞生成,引起巨幼细胞贫血。

3）影响分泌的因素

- 内因子分泌增多:促使胃酸分泌的各种刺激,如迷走神经兴奋、促胃液素、组胺等。
- 内因子分泌减少:萎缩性胃炎、胃酸缺乏。

（4）黏液和碳酸氢盐

1）黏液由胃黏膜表面上皮细胞、胃底腺、贲门腺和幽门腺的黏液细胞共同分泌,其主要成分为糖蛋白。HCO_3^- 由胃黏膜的非泌酸细胞分泌,组织液中少量的 HCO_3^- 也能渗入胃腔内。黏液、HCO_3^- 共同形成抗黏膜损伤的屏障,称为胃黏液 – 碳酸氢盐屏障（图 6-3）。

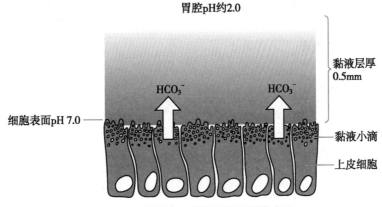

图 6-3　胃黏液 – 碳酸氢盐屏障模式图

2）胃黏液 - 碳酸氢盐屏障的作用：①黏液在黏膜表面起润滑作用，减少粗糙食物对胃黏膜的机械损伤；②可显著减慢 H^+ 在黏液层中的扩散速度，并且与 HCO_3^- 相遇而被中和，从而有效阻止 H^+ 对胃黏膜的侵蚀；③黏液层近黏膜细胞侧呈中性，pH 约 7.0，可使胃蛋白酶失活，防止胃蛋白酶对胃黏膜的消化作用。

二、胃和十二指肠黏膜的细胞保护作用

胃和十二指肠黏膜具有很强的细胞保护作用，即胃和十二指肠黏膜能合成和释放某些具有防止或减轻各种有害刺激对细胞损伤和致坏死的物质。

1. 直接细胞保护作用

（1）胃和十二指肠黏膜和肌层中含有高浓度的前列腺素（如 PGE_2 和 PGI_2）和表皮生长因子（EGF），它们能抑制胃酸和胃蛋白酶原的分泌，刺激黏液和碳酸氢盐的分泌，使胃黏膜的微血管扩张，增加黏膜的血流量，有助于胃黏膜的修复和维持其完整性，故能有效地抵抗强酸、强碱、酒精和胃蛋白酶等对消化道黏膜的损伤。

（2）某些胃肠激素，如铃蟾素、神经降压素、生长抑素和降钙素基因相关肽等，对胃黏膜有明显的保护作用。

2. 适应性细胞保护作用　胃内食物、胃酸、胃蛋白酶以及倒流的胆汁等，可经常性地对胃黏膜构成弱刺激，使胃黏膜持续少量地释放前列腺素和生长抑素等，能有效减轻或防止强刺激对胃黏膜的损伤。

3. 影响细胞保护作用的因素

（1）大量饮酒或大量服用吲哚美辛、阿司匹林等药物，可抑制黏液及 HCO_3^- 的分泌，破坏胃黏液 - 碳酸氢盐屏障，还能抑制胃黏膜合成前列腺素，降低细胞保护作用，从而损伤胃黏膜。

（2）硫糖铝等药物能与胃黏膜黏蛋白络合，并具有抗酸作用，对胃黏液 - 碳酸氢盐屏障和胃黏膜屏障都有保护和加强作用，用于治疗消化性溃疡。

（3）消化性溃疡的发病是由幽门螺杆菌感染所致。

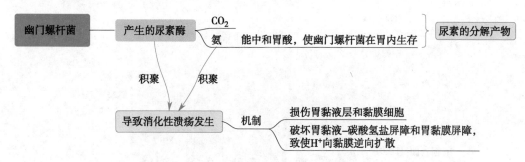

三、消化期的胃液分泌

空腹时胃液分泌量很少。进食可刺激胃液大量分泌，称为消化期的胃液分泌（图 6-4），可分为头期、胃期和肠期。

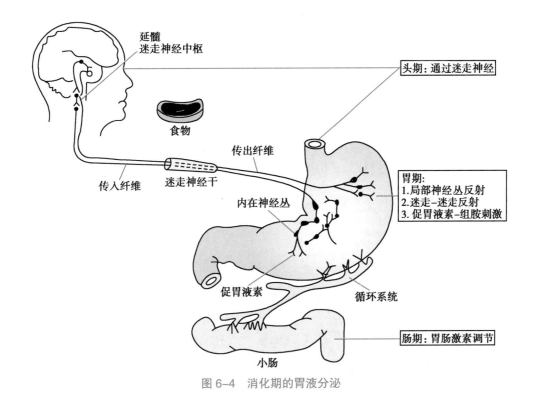

图 6-4 消化期的胃液分泌

1. 头期胃液分泌

（1）分泌机制

1）条件反射：由食物的颜色、形状、气味、声音等刺激视、听、嗅觉器官引起。

2）非条件反射：由咀嚼和吞咽时食物刺激口腔、舌和咽等处的机械和化学感受器而引起。

3）迷走神经是条件反射和非条件反射的共同传出神经,其末梢主要支配胃腺和胃窦部的 G 细胞,可直接促进胃液分泌（更重要）,也可通过促胃液素间接促进胃液分泌。

（2）特点：持续时间长（2~4h）、量大（约占总量的 30%）,酸度和胃蛋白酶原含量高;受食欲的影响十分明显,可口食物、情绪愉快时分泌明显增高,反之可受到显著抑制。

2. 胃期胃液分泌

（1）主要分泌机制

1）食物扩张刺激胃底、胃体的感受器,通过迷走 – 迷走反射引起胃液分泌;也能经胃壁内在神经丛短反射,直接或通过促胃液素间接引起胃腺分泌胃液。

2）食物扩张刺激胃幽门部感受器,通过胃壁内在神经丛作用于 G 细胞,引起促胃液素分泌。

3）食物中化学成分（主要是肽和氨基酸）直接作用于 G 细胞,引起促胃液素分泌。在人类,苯丙氨酸和色氨酸的作用最强,而糖和脂肪本身并不直接刺激促胃液素分泌。咖啡、茶、牛奶、乙醇、Ca^{2+} 等也能引起胃液大量分泌。

（2）特点：分泌量大（约占总量的 60%），酸度和胃蛋白酶原含量也很高，但胃蛋白酶原含量不如头期。

3. 肠期胃液分泌

（1）分泌机制：主要通过体液调节实现。食物进入小肠后对肠黏膜的机械和化学刺激，可使十二指肠释放促胃液素、肠泌酸素等，进而促进胃液分泌。

（2）特点：分泌量较少（约占总量的 10%），酸度和胃蛋白酶原含量不高。可能与酸、脂肪、高张溶液进入小肠后对胃液分泌的抑制作用有关。

四、调节胃液分泌的神经和体液因素

1. 促进胃液分泌的主要因素

（1）迷走神经

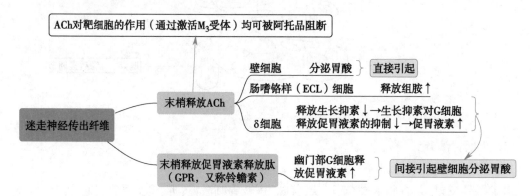

（2）组胺：由 ECL 细胞分泌，以旁分泌的形式作用于邻旁壁细胞上的 H_2 受体，引起壁细胞分泌胃酸。西咪替丁及其类似物可阻断组胺与 H_2 受体结合而抑制胃酸分泌，有助于消化性溃疡的愈合。

（3）促胃液素：由胃窦、十二指肠和空肠上段黏膜中的 G 细胞分泌，可与壁细胞膜上的促胃液素受体结合，直接引起胃酸分泌。促胃液素也可作用于 ECL 细胞膜上的促胃液素受体引起组胺分泌，间接促进胃酸分泌。促胃液素的这种作用可能比它直接刺激壁细胞分泌胃酸的作用更为重要。

引起壁细胞分泌胃酸的大多数刺激物均能促进主细胞分泌胃蛋白酶原及黏液细胞分泌黏液。迷走神经递质 ACh 是主细胞分泌胃蛋白酶原的强刺激物；促胃液素也可直接作用于主细胞促进胃蛋白酶原的分泌；十二指肠黏膜中的内分泌细胞分泌的促胰液素和缩胆囊素也能刺激胃蛋白酶原的分泌。

2. 抑制胃液分泌的主要因素

（1）胃酸：消化期胃酸分泌过多时，可负反馈抑制胃酸分泌。

1）胃窦内 pH 降到 1.2~1.5 时胃酸分泌受抑制。胃酸可直接抑制胃窦 G 细胞释放促胃液素，也可刺激胃黏膜 δ 细胞分泌生长抑素，间接抑制促胃液素和胃酸的分泌。

2）十二指肠内 pH<2.5 时能抑制胃液分泌。可能是胃酸刺激小肠黏膜分泌促胰液素（明显抑制促胃液素引起的胃酸分泌）和球抑胃素（一种能抑制胃酸分泌的肽类激素）。

（2）脂肪：脂肪及其分解产物可刺激小肠黏膜分泌多种肠抑胃素,如促胰液素、缩胆囊素、抑胃肽、神经降压素、胰高血糖素等,可抑制胃液分泌和胃运动作用。

（3）高张溶液：在消化期食糜进入十二指肠后,肠腔内可出现高张溶液。高张溶液可激活小肠内渗透压感受器,通过肠－胃反射以及小肠黏膜分泌的若干种胃肠激素抑制胃液分泌。

> ⓘ 提示
>
> 迷走神经、组胺、促胃液素可促进胃液分泌,胃酸、脂肪和高张溶液可抑制胃液分泌。

3. 影响胃液分泌的其他因素

（1）缩胆囊素（CCK）：由小肠黏膜 I 细胞分泌,可与不同的受体结合而对胃酸分泌产生完全不同的效应。

CCK_B 受体对促胃液素和对 CCK 具有同等的亲和力,而 CCK_A 受体对 CCK 的亲和力约 3 倍于对促胃液素的亲和力。这种差异有助于解释为何促胃液素和缩胆囊素的作用时而相同,时而相反,且两者之间存在竞争现象（竞争 CCK_B 受体）。

（2）血管活性肠肽（VIP）：既可刺激胃酸分泌,也可抑制胃酸分泌。

（3）铃蟾素：能强烈刺激促胃液素释放,进而促进胃液大量分泌。

（4）缬酪肽（Valosin）：对基础胃酸分泌有刺激作用,这一作用不依赖于促胃液素的分泌。

（5）生长抑素：通过旁分泌的方式作用于壁细胞、ECL 细胞和 G 细胞,对胃的分泌和运动有很强的抑制作用。

（6）表皮生长因子（EGF）：可能仅在胃上皮受损时出现抑酸作用,有利于胃黏膜的修复。

（7）抑胃肽（GIP）：可抑制组胺和胰岛素性低血糖所引起的胃酸分泌,其作用由生长抑素介导。

五、胃的运动

1. 胃的分部 根据胃壁肌层结构和功能的特点,可将胃分为头区（胃底和胃体的上 1/3）和尾区（胃体的下 2/3 和胃窦）两部分。

2. 胃的运动形式

（1）紧张性收缩：指胃壁平滑肌经常处于一定程度的缓慢持续收缩状态。空腹时即已存在,充盈后逐渐加强。

1)意义:①使胃保持一定的形状和位置,防止胃下垂;②使胃内保持一定压力,以利于胃液渗入食团中;③是其他运动形式的基础。

2)进食后,胃头区的紧张性收缩加强,可协助胃内容物向幽门方向移动。

(2)容受性舒张:指进食时食物刺激口腔、咽、食管等处的感受器,反射性引起胃底和胃体舒张。正常人空腹时胃容量仅约 50ml,进餐后可达 1.5L,容受性舒张使胃容量大大增加,而胃内压却并无明显升高。

> 容受性舒张通过迷走 – 迷走反射实现,参与反射的迷走神经传出纤维属于抑制性肽能纤维,其末梢释放的递质可能是 VIP 和 NO。

(3)蠕动:胃的蠕动以尾区为主。空腹时基本不出现蠕动,食物入胃后约 5min 蠕动开始。

1)方向:蠕动自胃中部开始,向幽门方向推进并逐渐增强。

2)速度:蠕动波约需 1min 到达幽门,频率约 3 次 /min,表现为一波未平,一波又起。

3)调节:胃蠕动的频率受胃平滑肌慢波节律的控制。胃的慢波起源于胃大弯上部,沿纵行肌向幽门方向传播。

4)生理意义:磨碎进入胃内的食团,使之与胃液充分混合,形成糊状食糜;并将食糜逐步推入十二指肠。

3. 胃排空及其控制

(1)胃排空:指食物由胃排入十二指肠的过程。食物入胃后 5min 开始胃排空。不同食物排空速度不同:液体、小颗粒食物 > 固体、大块食物;等渗液体 > 非等渗液体;糖类 > 蛋白质 > 脂肪。混合食物一般需 4~6h 完全排空。

(2)胃排空的控制

1)胃内因素促进胃排空:①食物对胃的扩张刺激可通过迷走 – 迷走反射和胃壁内在神经丛局部反射引起胃运动的加强;②食物对胃的扩张刺激和化学性刺激可引起促胃液素分泌。

> 促胃液素既能增强胃的运动,也增强幽门括约肌收缩,总效应是延缓胃排空。

2)十二指肠内因素抑制胃排空:①食糜中的酸、脂肪、渗透压和对肠壁的机械扩张可刺激十二指肠肠壁的感受器,通过肠 – 胃反射抑制胃的运动;②食糜中的酸和脂肪可刺激小肠黏膜分泌促胰液素、抑胃肽等,抑制胃的运动。

提示

　　胃排空的直接动力是胃和十二指肠内的压力差,原动力是胃平滑肌的收缩。

　　3)胃排空是间断进行的:胃内因素促进胃排空,而十二指肠内因素抑制胃排空,两个因素互相消长,互相更替,自动控制着胃排空,使胃内容物的排空能较好地适应十二指肠内消化和吸收的速度。

　　4. 消化间期胃的运动

　　(1)消化间期移行性复合运动(MMC):指胃在空腹状态下,除紧张性收缩外,出现的以间歇性强力收缩伴较长时间的静息期为特点的周期性运动。

　　(2)方向:MMC 开始于胃体上部,并向肠道方向传播。

　　(3)周期:MMC 一个周期约为 90~120min,分为四个时相,见表 6-4。Ⅰ相的产生可能与 NO 释放有关,Ⅲ相的形成则与胃动素的分泌有关。

表 6-4　一个周期 MMC 的四个时相

时相	特点	持续时间 /min
Ⅰ相	只能记录到慢波电位,不出现胃肠收缩,为静息期	45~60
Ⅱ相	出现不规律的锋电位,开始出现不规则的胃肠蠕动	30~45
Ⅲ相	每个慢波电位上均出现成簇的锋电位,并有规则的高幅胃肠收缩	5~10
Ⅳ相	向下一周期Ⅰ相的短暂过渡期	约为 5

　　(4)意义:消化间期 MMC 使胃肠保持断续的运动,特别是Ⅲ相的强力收缩可起"清道夫"的作用,能将胃肠内容物清扫干净。若 MMC 减弱,可引起功能性消化不良及肠道内细菌过度繁殖等病症。

◇ 经 典 试 题 ◇

(研)1. 促胃液素延缓胃排空的原因是

　　　A. 抑制迷走 - 迷走反射　　　　　B. 抑制壁内神经丛反射

　　　C. 增强幽门括约肌收缩　　　　　D. 增强肠 - 胃反射

(执)(2~3题共用备选答案)

　　　A. 胃蛋白酶　　　　　　　　　　B. 内因子

　　　C. 胃酸　　　　　　　　　　　　D. 黏液

　　　E. 碳酸氢盐

　　　2. 能正反馈激活自身分泌的胃液成分是

3. 能反馈抑制自身分泌的胃液成分是

【答案】

1. C 2. A 3. C

第四节 小肠内消化

一、胰液的分泌

胰腺是兼有外分泌和内分泌功能的腺体：①内分泌功能：主要与糖代谢调节有关；②外分泌物为胰液，由胰腺的腺泡细胞和小导管管壁细胞所分泌，消化能力很强。

1. 胰液的性质、成分和作用

（1）性质：胰液无色、无臭，呈碱性，pH 为 7.8~8.4，渗透压与血浆大致相等。每天分泌的胰液量为 1~2L。

（2）主要成分及其作用

1）无机物

• HCO_3^-：含量很高，由胰腺内小导管细胞分泌。人胰液中的 HCO_3^- 浓度随胰液分泌速度的增加而增加。主要作用是中和进入十二指肠的胃酸，使肠黏膜免受强酸的侵蚀；同时提供小肠内多种消化酶活动的最适 pH 环境（pH 7~8）。

• Cl^-：胰液中的 Cl^- 浓度随 HCO_3^- 浓度的变化而变化。当 HCO_3^- 浓度升高时，Cl^- 浓度下降。

• Na^+、K^+、Ca^{2+} 等：与血浆中的浓度非常接近，不随分泌速度的改变而改变。

2）有机物：主要是蛋白质，随分泌速度的不同而有所不同。胰液中的蛋白质主要是多种消化酶，由腺泡细胞分泌。常见胰液消化酶见表 6–5。

表 6–5　常见胰液消化酶

名称	特点
胰淀粉酶	最适 pH 为 6.7~7.0；可水解淀粉，产生糊精、麦芽糖
胰脂肪酶	①最适 pH 为 7.5~8.5；可分解甘油三酯为脂肪酸、单酰甘油和甘油 ②只有在辅脂酶存在时才能发挥作用；辅脂酶对胆盐微胶粒有较高亲和力，当胰脂肪酶、辅脂酶和胆盐形成三元络合物时，可防止胆盐将脂肪酶从脂滴表面清除
胰蛋白酶和糜蛋白酶	①均以酶原形式存在；胰蛋白酶原可被肠激酶（特异性酶）、胰蛋白酶、酸、组织液等活化；糜蛋白酶原可被胰蛋白酶活化 ②均能分解蛋白质为脉和胨；二者一同作用于蛋白质时，可将蛋白质消化为小分子多肽和游离氨基酸
羧基肽酶	①以酶原形式存在，可被胰蛋白酶活化 ②作用于多肽末端的肽键，释出具有自由羧基的氨基酸

名称	特点
核酸酶	①以酶原形式存在,可被胰蛋白酶活化 ②使相应的核酸部分水解为单核苷酸
胆固醇酯酶	可水解胆固醇酯
磷脂酶 A_2	可水解卵磷脂

胰液由于含有水解糖、脂肪和蛋白质三类营养物质的消化酶,因而是最重要的消化液。研究表明,当胰液分泌障碍时,即使其他消化液分泌都正常,食物中的脂肪和蛋白质仍不能完全消化和吸收,常可引起脂肪泻,但糖的消化和吸收一般不受影响。

2. 胰液分泌的调节　在非消化期,胰液几乎不分泌或很少分泌。食物是刺激胰液分泌的自然因素。进食时胰液分泌受神经和体液(主要)双重控制(图 6-5)。

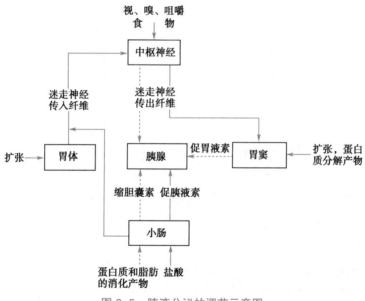

图 6-5　胰液分泌的调节示意图
实线表示引起水样分泌;虚线表示引起酶的分泌。

(1)神经调节

1)食物的性状、气味以及食物对口腔、食管、胃和小肠的刺激都可通过神经反射(包括条件反射和非条件反射)引起胰液分泌。

2)反射的传出神经主要是迷走神经,其末梢释放的 ACh 可直接作用于胰腺引起胰液分泌,也可通过增强促胃液素的分泌,间接促进胰腺分泌。迷走神经主要作用于胰腺的腺泡细胞,对小导管作用弱,引起胰液分泌的特点是酶含量丰富,水和 HCO_3^- 含量较少。

3)内脏大神经(属交感神经)对胰液分泌的影响不很明显。

(2)体液调节(表 6-6)

表 6-6　胰液分泌的体液调节

项目	促胰液素	缩胆囊素（也称促胰酶素）
分泌细胞	小肠黏膜 S 细胞	小肠黏膜 I 细胞
作用特点	①主要作用于胰腺小导管上皮细胞,使其分泌大量的水和 HCO_3^- ②使胰液分泌量大为增加,酶含量很低	①主要作用于胰腺的腺泡细胞,有很强的促进胰酶分泌和胆囊收缩的作用 ②对胰腺组织有营养作用,可促进胰组织蛋白质和核糖核酸的合成
刺激因素	①胃酸(最强)>蛋白质分解产物和脂酸钠 ②糖类几乎没有刺激作用 ③迷走神经兴奋不引起释放	①蛋白质分解产物>脂酸钠>胃酸>脂肪 ②糖类无刺激作用
促胰液分泌的机制	以 cAMP 为第二信使	磷脂酰肌醇系统,在 Ca^{2+} 介导下起作用
其他	血管活性肠肽对胰液分泌的影响与促胰液素相似	促胃液素对胰液分泌的影响与缩胆囊素相似

促胰液素和缩胆囊素之间存在协同作用,即一个激素可加强另一个激素的作用。此外,迷走神经对促胰液素也有加强作用,在阻断迷走神经后,促胰液素引起的胰液分泌量将大大减少。

二、胆汁的分泌和排出

1. 胆汁的性质　胆汁有色、味苦、较稠,成年人每日分泌胆汁 0.8~1.0L。
（1）肝胆汁：呈金黄色,透明清亮,呈弱碱性（pH 7.4）。
（2）胆囊胆汁：为深棕色（因被浓缩）,呈弱酸性（pH 6.8）。
2. 胆汁的成分　除水分外,含有胆盐、卵磷脂、胆固醇和胆色素等有机物和 Na^+、K^+、Ca^{2+}、HCO_3^- 等无机物。
（1）胆盐：是胆汁中最重要的成分,主要是促进脂肪的消化和吸收。胆盐与卵磷脂都是双嗜性分子,因而可聚合成微胶粒,胆固醇可溶入微胶粒中。
（2）胆色素：是血红素的分解产物,是决定胆汁颜色的主要成分。
（3）胆固醇：是肝脏脂肪代谢的产物。卵磷脂是胆固醇的有效溶剂,胆固醇的溶解量取决于胆汁中它与卵磷脂的适当比例。当胆固醇含量过多或卵磷脂含量过少时,胆固醇便从胆汁中析出而形成胆固醇结石。

提示

胆汁是唯一不含消化酶的消化液。

3. 胆汁的作用
（1）促进脂肪的消化：胆盐、卵磷脂和胆固醇等均可作为乳化剂,降低脂肪的表面张力,使脂肪乳化成微滴分散在水性的肠液中,增加胰脂肪酶的作用面积,促进脂肪分解消化。

（2）促进脂肪和脂溶性维生素的吸收:肠腔中的脂肪分解产物和脂溶性维生素均可掺入微胶粒中,形成水溶性的混合微胶粒,混合微胶粒容易穿过小肠绒毛表面的静水层,到达肠黏膜表面,从而促进脂肪分解产物和脂溶性维生素的吸收。

（3）中和胃酸及促进胆汁自身分泌:胆汁排入十二指肠后,可中和一部分胃酸;通过肠－肝循环返回肝脏的胆盐有刺激肝胆汁分泌的作用（胆盐的利胆作用）。

> **提示**
>
> 胆盐的肠－肝循环是指进入小肠的胆盐绝大部分由回肠黏膜吸收入血,通过门静脉回到肝脏再形成胆汁的过程。

4. 胆汁分泌和排出的调节　食物是引起胆汁分泌和排出的自然刺激物,刺激作用由强到弱:高蛋白食物＞高脂肪和混合食物＞糖类食物。胆汁的分泌和排出受神经和体液因素（主要）的调节。

（1）神经调节:进食动作或食物对胃、小肠黏膜的刺激均可通过神经反射引起肝胆汁分泌少量增加,胆囊收缩轻度加强。

1）反射的传出途径是迷走神经。

2）迷走神经通过其末梢释放 ACh,可直接作用于肝细胞和胆囊,增加胆汁分泌和引起胆囊收缩,也可通过促胃液素的释放,间接引起胆汁分泌增加。

（2）体液调节（表 6-7）

表 6-7　胆汁分泌和排出的体液调节

体液因素	作用
促胃液素	①直接促进肝细胞分泌胆汁 ②引起胃黏膜分泌胃酸→胃酸促进十二指肠黏膜分泌促胰液素→促进胆汁分泌
促胰液素	促进胆管上皮分泌大量水和 HCO_3^-,对刺激肝细胞分泌胆盐的作用不大
缩胆囊素	可使胆囊收缩、壶腹括约肌舒张,因而促进胆汁排出;也有较弱的促胆汁分泌作用
胆盐	可通过胆盐的肠肝循环刺激肝胆汁分泌,但对胆囊收缩无明显作用

5. 胆囊的功能　主要包括储存和浓缩胆汁、调节胆管内压和排出胆汁。

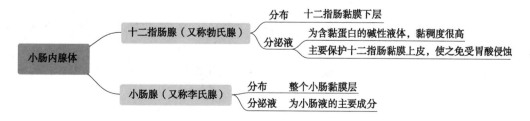

三、小肠液的分泌

1. 性质及作用　小肠液 pH 约为 7.6,渗透压与血浆相等。大量的小肠液可稀释消化产物,有利于吸收。

2. 小肠腺分泌的酶　只有肠激酶一种,可以激活胰蛋白酶原。

3. 分泌调节　小肠液呈常态性分泌,但在不同条件下,分泌量可有很大变化。

(1)食糜对局部黏膜的机械性刺激和化学性刺激均可引起小肠液分泌。小肠黏膜对扩张性刺激最为敏感。一般认为,这些刺激是通过肠壁神经丛的局部反射而起作用的。

(2)刺激迷走神经可引起十二指肠腺分泌,但对其他部位的肠腺作用并不明显。

(3)促胃液素、促胰液素、缩胆囊素和血管活性肠肽等都能刺激小肠液的分泌。

四、小肠的运动

1. 小肠的运动形式

(1)紧张性收缩:是小肠进行其他运动的基础,并使小肠保持一定的形状和位置。小肠紧张性增高时,肠内容物的混合与运送速度增快。

(2)分节运动:是一种以环行肌为主的节律性收缩和舒张交替进行的运动,可使食糜不断分开、不断混合。

1)频率:由上至下,小肠的分节运动存在频率梯度,小肠上部频率较高,在十二指肠约为 11 次 /min,向小肠远端逐步降低,至回肠末端减为 8 次 /min。

2)作用:①使食糜与消化液充分混合,以利于化学性消化;②增加食糜与小肠黏膜的接触,并挤压肠壁以有助于血液和淋巴的回流,有助于吸收;③小肠分节运动存在的频率梯度,对食糜有一定推进作用。

> **ⓘ 提示**
>
> 空腹时分节运动几乎不存在,食糜进入小肠后逐步加强。

(3)蠕动:小肠的蠕动可发生在小肠的任何部位,推进速度为 0.5~2.0cm/s,行进数厘米后消失。作用是将食糜向小肠远端推进一段后,在新的肠段进行分节运动。

1)蠕动冲:是一种传播很快(2~25cm/s)很远的运动,可一次把食糜从小肠始段推送到末端。

2)逆蠕动:为回肠末段出现的与一般蠕动方向相反的运动,可防止食糜过早通过回盲瓣进入大肠,增加食糜在小肠内的停留时间,以便于对食糜进行更充分的消化和吸收。

(4)周期性移行性复合运动(MMC):小肠在非消化期也存在与胃相同的 MMC,其意义与胃 MMC 相似。

2. 小肠运动的调节

（1）小肠运动主要受肌间神经丛的调节,食糜对肠黏膜的机械、化学性刺激,可通过局部反射使运动加强。

（2）一般副交感神经兴奋时,肠壁的紧张性升高,蠕动加强;而交感神经作用相反。

（3）促胃液素、P 物质、脑啡肽、5- 羟色胺等可促进小肠的运动,促胰液素、生长抑素和肾上腺素则起抑制作用。

3. 回盲括约肌的功能　可防止回肠内容物过快排入大肠,有利于小肠的完全消化和吸收;也能阻止大肠内食物残渣向回肠倒流。

━━━━━━━━━━○ 经 典 试 题 ○━━━━━━━━━━

（研）1. 促进胰腺分泌消化酶最主要的胃肠激素是

　　A. 胰多肽　　　　　　　　　　B. 促胰液素

　　C. 缩胆囊素　　　　　　　　　D. 促胃液素

（研）2. 胆汁促进脂肪消化吸收的主要原因是

　　A. 含有丰富的脂肪酶　　　　　B. 含有大量的 HCO_3^-

　　C. 胆盐的肠 – 肝循环　　　　　D. 胆盐对脂肪的乳化作用

（研）3. 小肠运动的形式有

　　A. 紧张性收缩　　　　　　　　B. 分节运动

　　C. 集团蠕动　　　　　　　　　D. 逆蠕动

（执）（4~5 题共用备选答案）

　　A. 肠激酶　　　　　　　　　　B. 胰脂肪酶

　　C. 胰蛋白酶　　　　　　　　　D. 胃蛋白酶

　　E. 淀粉酶

　　4. 与初始激活胰蛋白酶原相关的消化酶是

　　5. 与激活糜蛋白酶原相关的消化酶是

【答案】

1. C　2. D　3. ABD　4. A　5. C

第五节　肝脏的消化功能和其他生理作用

一、肝脏的功能特点

1. 肝脏的血液供应丰富,其所含血量相当于人体血液总量的 14%。其血液有门静脉和肝动脉双重来源,两种血液在窦状隙内混合。

2. 肝脏的主要功能是进行三大营养物质的代谢:包括糖的分解和糖原合成、蛋白质及脂肪的分解与合成,以及维生素及激素的代谢等。肝脏内的各种代谢活动十分活跃,这与它所含有的酶类十分丰富有关。

二、肝脏主要的生理功能

包括分泌胆汁、参与物质代谢、解毒功能、防御和免疫功能、制造凝血因子等。

三、肝脏功能的储备及肝脏的再生

肝脏具有巨大的功能储备和再生能力。在部分切除后能迅速再生,并在达到原有大小时便停止再生,其机制尚不清楚。

> **提示**
>
> 肝脏是人体内最大的消化腺,也是体内新陈代谢的中心站。

第六节　大肠的功能

一、大肠液的分泌

1. 来源　大肠液由在肠黏膜表面的柱状上皮细胞及杯状细胞分泌。

2. 分泌液性质　大肠的分泌物富含黏液和 HCO_3^-,pH 为 8.3~8.4,可能含有少量二肽酶和淀粉酶(对物质分解作用不大)。

3. 主要作用　大肠液中的黏液蛋白能保护肠黏膜和润滑粪便。

4. 分泌调节　大肠液的分泌主要由食物残渣对肠壁的机械性刺激引起;刺激副交感神经可使分泌增加,刺激交感神经可使正在进行的分泌减少。

二、大肠的运动形式

大肠的运动少而慢,对刺激的反应也较迟缓,这些特点与大肠作为粪便的暂时储存场所相适应。

1. 袋状往返运动　是在空腹和安静时最常见的一种运动形式,由环行肌无规律地收缩引起,有助于促进水的吸收。

2. 分节推进和多袋推进运动　分节推进运动由环行肌有规律地收缩引起,保证肠内容物不返回原处;多袋推进运动表现为一段结肠上同时发生多个结肠袋的收缩,其内容物被推移到下一段。在进食后或副交感神经兴奋时可见这种运动。

3. 蠕动　由一些稳定向前的收缩波所组成。大肠还存在集团蠕动,常见于进食后,可能由十二指肠 – 结肠反射引起。

三、排便

1. 肠蠕动将粪便推入直肠→刺激直肠壁内感受器→冲动经盆神经和腹下神经传入脊髓腰、骶段的初级排便中枢,同时上传至大脑皮层引起便意(条件许可,发生排便反射)→传出冲动经盆神经使降结肠、乙状结肠和直肠收缩,肛门内括约肌舒张;同时阴部神经传出冲动减少,肛门外括约肌舒张,从而使粪便被排出。

2. 在排便过程中,腹肌、膈肌的收缩有助于增加腹内压,促进粪便的排出。

3. 正常人的直肠对粪便的机械性扩张刺激具有一定的感觉阈,当达到此感觉阈时即可产生便意。便意可受大脑皮层的抑制。人们若对便意经常予以制止,将使直肠对粪便刺激逐渐失去正常的敏感性,即感觉阈升高,加之粪便在结肠内停留过久,水分吸收过多而变得干硬,引起排便困难,这就是产生功能性便秘最常见的原因。

 提示

　　正常人直肠内通常无粪便。

四、大肠内细菌的活动

1. 细菌特点　大肠内有大量细菌,大多是大肠埃希氏菌、葡萄球菌等,主要来自食物和空气。这些细菌通常不致病,其体内含有能分解食物残渣的酶。

2. 细菌的生理作用

(1)发酵:指细菌对糖及脂肪的分解,产物有乳酸、乙酸、CO_2、甲烷等。

(2)腐败:指细菌对蛋白质的分解,产物有胨、氨基酸、NH_3、H_2S、组胺等。发酵和腐败的部分产物可由肠壁吸收到肝脏进行解毒。

(3)其他:细菌可利用大肠内较为简单的物质,合成可被人体吸收利用的维生素 B 复合物和维生素 K。

 提示

　　人类的大肠没有重要的消化活动。大肠的主要功能在于吸收水分和无机盐,同时还为消化吸收后的食物残渣提供暂时储存场所,并将食物残渣转变为粪便。

◆ 经 典 试 题 ◆

(研)大肠内细菌利用简单物质合成的维生素是

　　A. 维生素 A 和 D　　　　　　　　　B. 维生素 B 和 K

C. 维生素 C 和 E　　　　　　　　D. 维生素 PP 和叶酸

【答案】

B

第七节 吸 收

一、吸收的部位和途径

1. 吸收的部位　食物在口腔和食管内一般不被吸收。胃能吸收乙醇和少量水。小肠是消化道中最重要的吸收部位（图 6–6）。大肠主要吸收水分和无机盐。

2. 小肠有利于吸收的条件　吸收面积大（因为小肠存在环状皱襞、绒毛和微绒毛）；血管和淋巴管丰富；食物已被消化为适合吸收的小分子；食物在小肠内停留时间较长。

3. 吸收途径

（1）跨细胞途径：即通过绒毛柱状上皮细胞的顶端膜进入细胞，再通过细胞基底侧膜进入血液或淋巴。

（2）细胞旁途径：即通过相邻上皮细胞之间的紧密连接进入细胞间隙，然后转入血液或淋巴。

4. 吸收的机制　包括单纯扩散、易化扩散、主动转运和胞饮等方式。

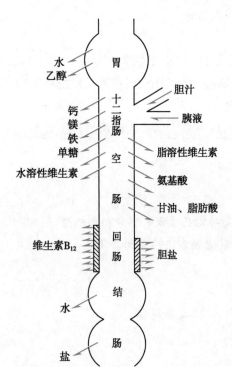

图 6–6　各种物质在小肠吸收部位示意图

二、小肠内主要物质的吸收

1. 水的吸收　是跟随溶质分子的吸收而被动吸收的，各种溶质，特别是 NaCl 的主动吸收所产生的渗透压梯度是水吸收的主要动力。

2. 无机盐的吸收　一般单价碱性盐类（如 Na^+、K^+、NH_4^+）的吸收很快，多价碱性盐类吸收很慢；能与 Ca^{2+} 结合形成沉淀的盐如硫酸盐等不能被吸收。

（1）钠的吸收

1）吸收量：成人每天经口摄入 5~8g 钠，每天分泌入消化液中的钠为 20~30g，每天大肠吸收的总钠为 25~35g，说明肠内容物中 95%~99% 的钠已被吸收。

2）吸收机制：小肠黏膜上皮从肠腔内吸收 Na^+ 属于主动转运，动力来自小肠黏膜上皮细胞基底侧膜中钠泵的活动。钠泵的活动造成细胞内低 Na^+，且黏膜上皮细胞内的电位较膜外肠腔内负约 40mV，故 Na^+

顺电-化学梯度,并与其他物质(如葡萄糖、氨基酸等逆浓度差)同向地转运入细胞。进入细胞内的 Na^+ 再在基底侧膜经钠泵被转运出细胞,进入组织间液,随后进入血液。

（2）铁的吸收

1）吸收量:成人每天吸收铁约 1mg。铁的吸收与机体对铁的需要量有关。

2）影响因素:食物中的铁绝大部分是高铁(Fe^{3+}),不易被吸收,当它还原为亚铁(Fe^{2+})时则易被吸收。维生素C能将 Fe^{3+} 还原为 Fe^{2+} 而促进铁的吸收;铁在酸性环境中易溶解而被吸收,故胃液中的胃酸可促进铁吸收,胃大部切除的患者可伴发缺铁性贫血。

3）吸收部位:主要在小肠上部,肠黏膜细胞吸收无机铁是主动过程,需要多种蛋白的协助转运。肠黏膜细胞顶端膜中存在的二价金属转运体(DMT1),能将无机铁转运入细胞内;黏膜细胞基底侧膜中存在的铁转运蛋白1(FP1),可将无机铁转运出细胞,使之进入血液,这两个过程都需要消耗能量。另一方面,肠黏膜吸收铁的能力取决于黏膜细胞内的含铁量。

（3）钙的吸收

1）影响钙吸收的因素:主要因素是维生素D和机体对钙的需要量。钙盐只有在水溶液状态(如 $CaCl_2$、葡萄糖酸钙溶液),且在不被肠腔中其他任何物质沉淀的情况下,才能被吸收。

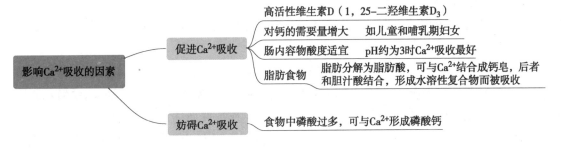

2）吸收途径

● 跨上皮细胞途径:十二指肠是跨上皮细胞主动吸收钙的主要部位。包括三个步骤:①肠腔内 Ca^{2+} 经上皮细胞顶端膜中特异的钙通道顺电-化学梯度进入细胞;②进入胞质内的 Ca^{2+} 迅速与钙结合蛋白(CaBP)结合;③与 CaBP 结合的 Ca^{2+} 在被运送到基底侧膜处时,与 CaBP 分离,通过基底侧膜中的钙泵和 Na^+–Ca^{2+} 交换体被转运出细胞,然后进入血液。

● 细胞旁途径:小肠各段都可通过细胞旁途径被动吸收钙。吸收量更多。

3）吸收部位:以空肠和回肠为主。

（4）负离子的吸收:在小肠内吸收的负离子主要是 Cl^- 和 HCO_3^-。由钠泵产生的电位差可促进肠腔负离子向细胞内移动。

3. 糖的吸收　食物中的糖须分解为单糖后才能被小肠吸收。

（1）吸收速率:己糖(半乳糖、葡萄糖 > 果糖 > 甘露糖)> 戊糖。

（2）单糖吸收:大部分单糖的吸收是主动过程。

1）肠黏膜上皮细胞刷状缘膜中的 Na^+–葡萄糖同向转运体:可选择性地将葡萄糖或半乳糖从肠腔转运入细胞内,属于继发性主动转运。

2）果糖吸收：果糖通过肠上皮细胞顶端膜上非 Na⁺ 依赖性转运体转运入细胞,是不耗能的被动过程。

3）细胞内的单糖以载体易化扩散的方式离开细胞进入组织间液,随后入血。

4. 蛋白质的吸收

（1）吸收部位：食物中的蛋白质经消化分解为氨基酸后,几乎全部被小肠吸收。蛋白质经加热处理后因变性而易于被消化,在十二指肠和近端空肠被迅速吸收;未经加热处理的蛋白质较难被消化,到达回肠后才基本被吸收。

（2）吸收过程

1）氨基酸的吸收：氨基酸自肠腔进入黏膜上皮细胞的过程属于继发性主动转运。小肠黏膜细胞刷状缘存在分别转运中性、酸性或碱性氨基酸的氨基酸运载系统（转运速度：中性氨基酸 > 酸性或碱性氨基酸）。进入上皮细胞内的氨基酸也以经载体易化扩散的方式进入组织间液,然后经血液为机体利用。

2）寡肽、二肽和三肽的吸收：蛋白质水解生成的寡肽也能被吸收,许多二肽和三肽可被小肠上皮细胞吸收（经二肽和三肽转运系统）,进入细胞内再被二肽酶和三肽酶分解为氨基酸,再进入血液循环。

3）食物蛋白的吸收：少量小分子食物蛋白可完整地进入血液,作为抗原引起过敏反应或中毒反应。

5. 脂肪的吸收　在小肠内,由脂类消化产物与胆汁中胆盐形成的混合微胶粒可通过覆盖于小肠黏膜上皮细胞表面的静水层到达上皮细胞表面,在这里,单酰甘油、脂肪酸和胆固醇等脂类消化产物从混合微胶粒释出,透过上皮细胞脂质膜而进入细胞（图6-7）。

（1）长链脂肪酸及单酰甘油被吸收后,在肠上皮细胞的内质网中大部分被重新合成为甘油三酯,并与细胞中生成的载脂蛋白合成乳糜微粒,继之形成囊泡,囊泡再以出胞的方式释出乳糜微粒,进入细胞间液的乳糜微粒再扩散至淋巴循环中。

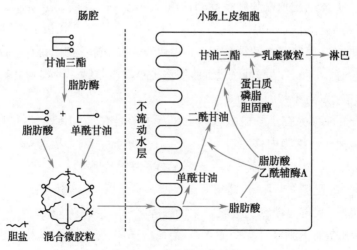

图 6-7　脂肪的吸收过程

（2）中、短链甘油三酯水解产生的脂肪酸和单酰甘油是水溶性的,可直接扩散出小肠上皮细胞的基底膜侧进入血液循环而不进入淋巴循环。

提示

　　膳食中的动、植物油中含有的长链脂肪酸较多,故脂肪的吸收途径以淋巴为主。

　　6. 胆固醇的吸收　　肠道内的胆固醇主要来自食物和胆汁。胆汁中的胆固醇是游离的,食物中的胆固醇部分是酯化的。

　　（1）酯化的胆固醇须在小肠内经胆固醇酯酶水解为游离胆固醇后才能被吸收;游离胆固醇可掺入混合微胶粒,在小肠上部被吸收。

　　（2）被吸收的胆固醇大部分在细胞中重新被酯化,生成胆固醇酯,与载脂蛋白一起组成乳糜微粒,经淋巴系统进入循环血液。

　　7. 维生素的吸收

　　（1）大多数水溶性维生素,如维生素 B_1、维生素 B_2、维生素 B_6、维生素 PP,其吸收依靠与 Na^+ 同向转运的转运体。维生素 B_{12} 须先与内因子结合成复合物,再到回肠末端被主动吸收。

　　（2）脂溶性维生素如维生素 A、维生素 D、维生素 E、维生素 K 的吸收,与脂类消化产物相同。

提示

　　大部分维生素在小肠上段被吸收,只有维生素 B_{12} 在回肠被吸收。

三、大肠的吸收功能

　　1. 大肠中的水和电解质大部分被吸收,仅约 150ml 的水和少量 Na^+、Cl^- 随粪便排出。若粪便在大肠内停留时间过长,大肠内的水被进一步吸收,可使粪便变得干硬而引起便秘。当进入大肠的液体过多或大肠的吸收能力下降时,则可因水不能被正常吸收而引起腹泻。

　　2. 大肠能吸收肠内细菌合成的维生素 B 复合物和维生素 K,以补充食物中维生素摄入的不足;此外大肠也能吸收由细菌分解食物残渣而产生的短链脂肪酸,如乙酸、丙酸和丁酸等。

—◦ 经 典 试 题 ◦—

〔研〕1. 下列食物消化产物中,经小肠黏膜绒毛中毛细淋巴管吸收的是

　　A. 长链脂肪酸和单酰甘油　　　　　　B. 葡萄糖及其他单糖

　　C. 各种氨基酸及寡肽　　　　　　　　D. 短链脂肪酸和单酰甘油

（执）2. 小肠作为吸收主要部位的原因不包括

　　A. 小肠黏膜绒毛内有丰富的毛细血管

　　B. 小肠含有丰厚的平滑肌

　　C. 食物在小肠内停留的时间长

　　D. 食物在小肠内已被分解为小分子物质

　　E. 小肠黏膜表面积巨大

（研）（3~4题共用备选答案）

　　A. 脂肪酸　　　　　　　　　　B. 磷酸盐

　　C. 维生素 D　　　　　　　　　D. 维生素 C

　　3. 对钙吸收有阻碍作用的是

　　4. 对铁吸收有促进作用的是

【答案】

1. A　2. B　3. B　4. D

温 故 知 新

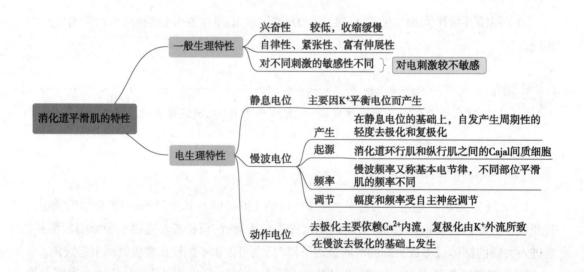

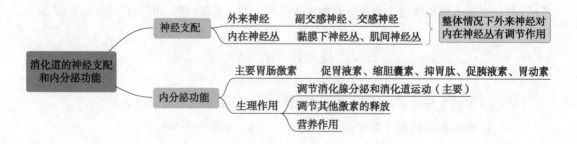

口腔内消化和吞咽
- 唾液
  - 成分　水分、有机物（主要为黏蛋白，还有唾液淀粉酶和溶菌酶等）、无机物、气体等
  - 作用
    - 湿润和溶解食物
    - 淀粉酶可水解淀粉为麦芽糖　　淀粉酶的最适pH为中性，pH < 4.5时完全失活
    - 保护和清洁口腔
    - 排泄体内的某些重金属、氰化物和狂犬病毒
  - 分泌调节
    - 基础分泌　主要功能是湿润口腔
    - 神经调节　进食时唾液分泌明显增加
- 吞咽
  - 分期　口腔期、咽期、食管期（主要通过食管的蠕动实现）
  - 食管下括约肌　起类似括约肌的作用，食团进入胃后可防止胃内容物反流入食管

胃液
- 成分
  - 胃酸
    - 分泌　壁细胞
    - 生理作用
      - 激活胃蛋白酶原，提供酸性环境
      - 使食物蛋白质变性，并有助于其分解
      - 杀菌
      - 引起促胰液素和缩胆囊素分泌，进而促进胰液、胆汁和小肠液的分泌
      - 有利于小肠吸收钙和铁
  - 胃蛋白酶原
    - 分泌　主要为主细胞
    - 生理作用　被盐酸活化为胃蛋白酶后能水解食物蛋白质
  - 内因子
    - 由壁细胞分泌
    - 生理作用　保护维生素B_{12}免受肠内水解酶的分解，并促进其在回肠末端的吸收
    - 异常情况　内因子缺乏引起巨幼细胞贫血
  - 黏液和碳酸氢盐　共同形成胃黏液-碳酸氢盐屏障
    - 在黏膜表面起润滑作用
    - 有效阻止H^+对胃黏膜的侵蚀
    - 可使胃蛋白酶失活，防止胃蛋白酶对胃黏膜的消化作用
- 胃液分泌
  - 头期
    - 机制
      - 条件反射
      - 非条件反射
      - 传出神经——迷走神经
        - 可直接促进胃液分泌
        - 可通过促胃液素间接促进胃液分泌
    - 特点　持续时间长、量大、酸度和胃蛋白酶原含量高
  - 胃期
    - 机制　胃壁内在神经丛短反射、迷走-迷走反射、食物的化学成分直接作用于G细胞等
    - 特点　分泌量大、酸度和胃蛋白酶原含量很高，但胃蛋白酶原含量不如头期
  - 肠期
    - 机制　主要通过体液调节实现
    - 特点　分泌量较少、酸度和胃蛋白酶原含量不高
- 分泌调节
  - 主要促进因素　迷走神经、组胺、促胃液素
  - 主要抑制因素　胃酸、脂肪、高张溶液
  - 其他　缩胆囊素、血管活性肠肽、铃蟾素等

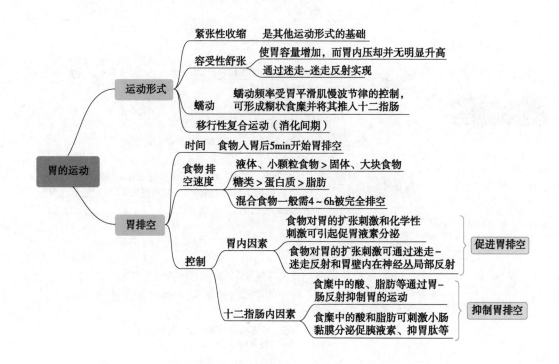

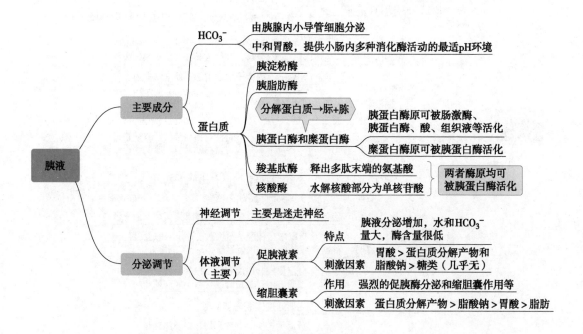

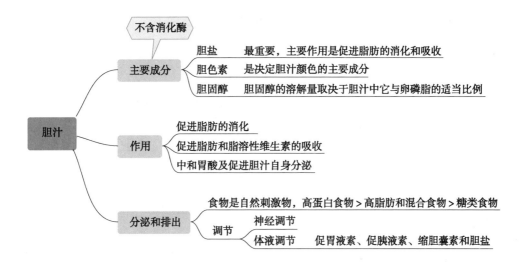

胆汁
- 主要成分（不含消化酶）
  - 胆盐　最重要，主要作用是促进脂肪的消化和吸收
  - 胆色素　是决定胆汁颜色的主要成分
  - 胆固醇　胆固醇的溶解量取决于胆汁中它与卵磷脂的适当比例
- 作用
  - 促进脂肪的消化
  - 促进脂肪和脂溶性维生素的吸收
  - 中和胃酸及促进胆汁自身分泌
- 分泌和排出
  - 食物是自然刺激物，高蛋白食物＞高脂肪和混合食物＞糖类食物
  - 调节
    - 神经调节
    - 体液调节　促胃液素、促胰液素、缩胆囊素和胆盐

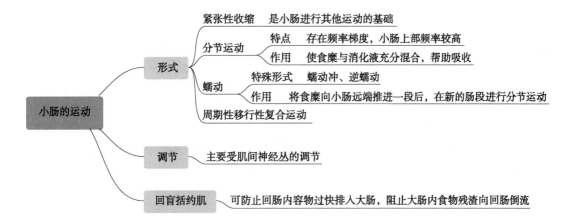

小肠的运动
- 形式
  - 紧张性收缩　是小肠进行其他运动的基础
  - 分节运动
    - 特点　存在频率梯度，小肠上部频率较高
    - 作用　使食糜与消化液充分混合，帮助吸收
  - 蠕动
    - 特殊形式　蠕动冲、逆蠕动
    - 作用　将食糜向小肠远端推进一段后，在新的肠段进行分节运动
  - 周期性移行性复合运动
- 调节　主要受肌间神经丛的调节
- 回盲括约肌　可防止回肠内容物过快排入大肠，阻止大肠内食物残渣向回肠倒流

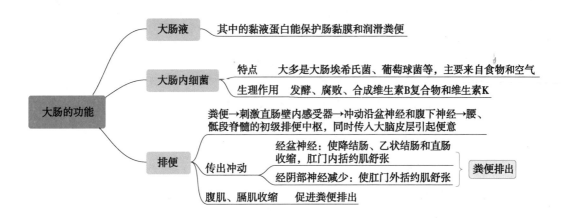

大肠的功能
- 大肠液　其中的黏液蛋白能保护肠黏膜和润滑粪便
- 大肠内细菌
  - 特点　大多是大肠埃希氏菌、葡萄球菌等，主要来自食物和空气
  - 生理作用　发酵、腐败、合成维生素B复合物和维生素K
- 排便
  - 粪便→刺激直肠壁内感受器→冲动沿盆神经和腹下神经→腰、骶段脊髓的初级排便中枢，同时传入大脑皮层引起便意
  - 传出冲动
    - 经盆神经：使降结肠、乙状结肠和直肠收缩，肛门内括约肌舒张
    - 经阴部神经减少：使肛门外括约肌舒张
    - 粪便排出
  - 腹肌、膈肌收缩　促进粪便排出

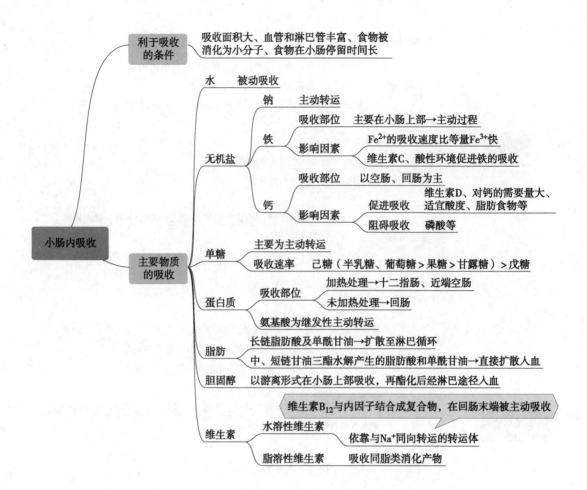

利于吸收的条件：吸收面积大、血管和淋巴管丰富、食物被消化为小分子、食物在小肠停留时间长

小肠内吸收

主要物质的吸收

水　被动吸收

无机盐
- 钠　主动转运
- 铁
  - 吸收部位　主要在小肠上部→主动过程
  - 影响因素
    - Fe²⁺的吸收速度比等量Fe³⁺快
    - 维生素C、酸性环境促进铁的吸收
- 钙
  - 吸收部位　以空肠、回肠为主
  - 影响因素
    - 促进吸收　维生素D、对钙的需要量大、适宜酸度、脂肪食物等
    - 阻碍吸收　磷酸等

单糖
- 主要为主动转运
- 吸收速率　己糖（半乳糖、葡萄糖＞果糖＞甘露糖）＞戊糖

蛋白质
- 吸收部位
  - 加热处理→十二指肠、近端空肠
  - 未加热处理→回肠
- 氨基酸为继发性主动转运

脂肪
- 长链脂肪酸及单酰甘油→扩散至淋巴循环
- 中、短链甘油三酯水解产生的脂肪酸和单酰甘油→直接扩散入血

胆固醇　以游离形式在小肠上部吸收，再酯化后经淋巴途径入血

维生素
- 水溶性维生素　依靠与Na⁺同向转运的转运体
- 脂溶性维生素　吸收同脂类消化产物

维生素B₁₂与内因子结合成复合物，在回肠末端被主动吸收

第七章

能量代谢与体温

第一节　能　量　代　谢

一、机体能量的来源与利用（图 7-1）

1. 能量代谢　指生物体内物质代谢过程中伴随发生的能量的释放、转移、储存和利用。

2. 可利用的能量形式

（1）腺苷三磷酸（ATP）：是体内重要的储能物质和直接的供能物质。

1）机体需要能量时，ATP 水解为腺苷二磷酸（ADP）及磷酸，同时释放出能量。

2）营养物质氧化分解释放的能量将 ADP 磷酸化重新生成 ATP。

（2）磷酸肌酸（CP）：主要存在肌肉和脑组织中，被认为是体内 ATP 的储存库，不能直接为细胞供能。

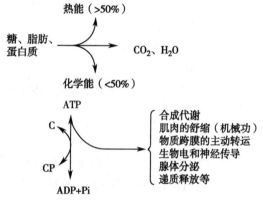

图 7-1　机体能量的来源和利用
C：肌酸；CP：磷酸肌酸。

1）物质氧化分解释放的能量过剩时，ATP 将高能磷酸键转给肌酸，在肌酸激酶催化下合成 CP。

2）ATP 消耗增多、超过生成速度时，CP 的高能磷酸键可快速转给 ADP，生成 ATP，以补充 ATP 的消耗。

> ⓘ 提示
>
> ATP 的合成与分解是体内能量转化和利用的关键环节。

3. 三大营养物质代谢过程中的能量转换

（1）糖：是基本的供能物质，供能占人体所需能量的 50%~70%。糖的分解供能包括有氧氧化（氧供充足时）和无氧氧化（缺氧时），一般有氧氧化为主要供能方式。

（2）脂肪：是体内重要的储能和供能物质，供能占人体消耗能源的 30%~50%。

（3）蛋白质：氨基酸是蛋白质的基本组成单位，主要用于重新合成细胞的构成成分，以实现组织的自我更新；或用于合成酶、激素等生物活性物质。为机体提供能量是氨基酸的次要功能。只有在某些特殊情况下，如长期不能进食或体力极度消耗时，机体才依靠蛋白质分解供能，以维持基本的生理功能活动。

4. 能量的利用　营养物质氧化分解释放能量，50% 以上转化为热能（维持体温），其余以化学能形式储存于 ATP 等化合物的高能磷酸键中，供机体进行各种生理功能活动。除骨骼肌收缩做一定量的机械功外，其他所利用的能量最终都转变为热能，产生的热能可用于维持体温等。

5. 能量平衡　在人体，指在一定时间内摄入的能量与消耗的能量基本相等，表现为体重保持不变。

（1）能量的正平衡：摄入能量 > 消耗能量，出现体重增加。

（2）能量的负平衡：摄入能量 < 消耗能量，出现体重减少。

（3）常用指标

1）体重指数（BMI）：BMI= 体重（kg）/[身高（m）]^2。在我国，24≤BMI<28 为超重；BMI≥28 为肥胖。

2）腰围：可反映腹部脂肪分布，成年男性不宜 >85cm，女性不宜 >80cm。

二、能量代谢的测定

1. 测定原理　机体的能量代谢水平通常用能量代谢率作为评价指标，即根据能量守恒定律，测定机体在单位时间内的能量消耗量。

2. 常用概念

（1）食物的热价：是 1g 某种食物氧化时所释放的能量，常用焦耳（J）作为计量单位。

1）物理热价：指食物在体外燃烧时释放的能量。

2）生物热价：指食物在体内氧化时释放的能量。

（2）食物的氧热价：是某种食物氧化时消耗 1L O_2 所产生的热量。表示某种物质氧化时的耗氧量和产热量之间的关系。

（3）呼吸商（RQ）（表 7-1）

（4）非蛋白呼吸商（NPRQ）：指糖和脂肪氧化时产生的 CO_2 量和消耗的 O_2 量的比值。

3. 测定方法

（1）直接测热法：是直接测定受试者安静状态下在一定时间内的散热量的方法。一般主要用于科学研究。

（2）间接测热法：是根据受试者安静状态下一定时间内的耗 O_2 量和 CO_2 产生量，推算消耗的能源物质的量，进而计算出产热量的方法。测定机体耗氧量和 CO_2 产生量的方法有开放式测定法和闭合式测定法。

表 7-1　呼吸商

项目	内容
定义	指机体在一定时间内呼出的 CO_2 量与吸入的 O_2 量的比值
计算公式	RQ=CO_2 产生量（ml 或 mol）/O_2 消耗量（ml 或 mol）
营养物质的 RQ	糖 RQ=1,脂肪 RQ=0.71,蛋白质 RQ=0.81
临床情况	①正常进食混合食物时 RQ ≈ 0.85 ②糖尿病时（主要依靠脂肪供能）RQ ≈ 0.71 ③长期饥饿时（主要依靠蛋白质分解供能）RQ ≈ 0.80 ④营养摄入过多→从外界摄取 O_2 相应↓→呼吸商↑,甚至 >1 ⑤肌肉剧烈活动→肺排出 CO_2 ↑→呼吸商↑ ⑥肺过度通气、酸中毒等→ CO_2 大量排出→呼吸商↑ ⑦肺通气不足、碱中毒等→呼吸商↓

1）间接测热法的步骤

● 蛋白质氧化的产热量：首先测定机体在一定时间内的尿氮排出量,推算出体内蛋白质的氧化量（尿氮量 /0.16）及蛋白质氧化的产热量（根据生物热价）。

● 非蛋白物质氧化的产热量：非蛋白物质氧化的耗氧量和 CO_2 产生量 = 一定时间内总的耗 O_2 量和总的 CO_2 产生量 – 此时间内用于蛋白质氧化的耗氧量和 CO_2 产生量（根据每克蛋白质氧化时的耗氧量和 CO_2 产生量计算）。再求出非蛋白呼吸商,根据氧热价,算出非蛋白物质氧化的产热量。

● 将蛋白质氧化的产热量与非蛋白物质氧化的产热量相加,即得出机体在一定时间内的总产热量,即能量代谢率。

2）简化方法

● 方法一：将蛋白质氧化量忽略不计,测定耗氧量和 CO_2 产生量→计算出 NPRQ →查表得出氧热价→产热量 = 耗氧量 × 氧热价。

● 方法二：将混合食物 NPRQ 视为 0.82,对应的氧热价是 20.20kJ/L。一定时间内的产热量 = 该时间段内的耗氧量 ×20.20。

三、影响能量代谢的因素

1. 整体水平影响能量代谢的主要因素

（1）肌肉活动：对能量代谢的影响最为显著。机体耗氧量的增加同肌肉活动的强度成正比关系。通常可用能量代谢率作为评估肌肉活动强度的指标。

（2）环境温度：安静状态,环境温度为 20~30℃时,裸体或只穿薄衣,能量代谢稳定。环境温度 >30℃或 <20℃时,能量代谢率开始增加,<10℃时则显著增加。

（3）精神活动：当人处于精神紧张状态（如烦恼、恐惧、情绪激动）时,能量代谢率可增高 10% 以上,主要是机体代谢活动增强所致。在不同精神活动状态下,脑组织本身的能量代谢率变化不大。

（4）食物的特殊动力效应：指由进食刺激机体额外消耗能量的现象。一般从进食后 1h 左右开始增加,可延续 7~8h。在计算机体所需摄入的能量时,应注意到额外消耗的这部分能量而给予相应补充。

 提示

　　蛋白质的特殊动力效应约为 30%,糖约 6%,脂肪约 4%,混合性食物约为 10%。

2. 调控能量代谢的神经和体液因素

（1）下丘脑对摄食行为的调控：能量平衡的维持与下丘脑摄食中枢和饱中枢对摄食行为的调控有关,该中枢根据体内血糖水平、胃的牵张刺激程度等调节机体摄食行为。

（2）激素对能量代谢过程的调节

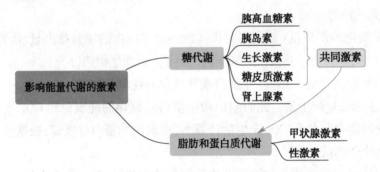

 提示

　　甲状腺激素对能量代谢的影响最为显著。

（3）蛋白质和肽类物质：如解偶联蛋白,瘦素、神经肽 Y 等,也能影响能量代谢。

四、基础代谢

1. 概念

（1）基础代谢：指机体在基础状态下的能量代谢。

（2）基础状态：指人体处在清醒,安静,不受肌肉活动、环境温度、精神紧张及食物等因素影响时的状态。

2. 基础代谢率（BMR）　指机体在基础状态下单位时间内的能量消耗量。

（1）测定条件：受试者保持清醒,静卧,肌肉放松,至少 2h 以上无剧烈运动,无精神紧张,食后 12~14h,室温保持在 20~25℃。

（2）特点：BMR 比一般安静时的代谢率低,是人体在清醒时的最低能量代谢水平。机体熟睡时的能量代谢率可更低,但在做梦时可增高。

（3）基础代谢率的测定

1）能量代谢率的高低与体表面积成正比。能量代谢率常以单位时间（每天或每小时）、单位体表面积的产热量作为计量单位,用 $kJ/(m^2 \cdot d)$ 或 $kJ/(m^2 \cdot h)$ 来表示。

2）测定 BMR 时,采用简化的能量代谢测定法,一般将基础状态下的非蛋白呼吸商视为 0.82,相应的氧热价为 20.20kJ/L。方法:只需测定受试者在基础状态下一定时间内的耗氧量和体表面积,即可计算出 BMR,BMR= 氧热价 × 测得的单位时间内耗氧量 / 体表面积。

3）临床上评价基础代谢水平时,通常将实测值和正常平均值进行比较,采用相对值来表示。BMR 相对值 =（实测值 – 正常平均值）/ 正常平均值 ×100%。一般认为正常范围是相对值在 ±15% 之内,相对值 >20% 时可能有病理性变化。

（4）影响因素

1）BMR 除与体表面积有关外,还随性别、年龄的不同而有差异,一般男性的平均值比同年龄组的女性高；儿童比成人高,年龄越大,代谢率越低。

2）病理性变化

● BMR↓的情况:甲状腺功能减退、肾上腺皮质功能低下、垂体性肥胖、肾病综合征、病理性饥饿等。

● BMR↑的情况:甲状腺功能亢进、糖尿病、红细胞增多症、白血病、伴呼吸困难的心脏疾病以及发热等。

 提示

　　一般体温每升高 1℃,BMR 将升高 13% 左右。

◦ 经 典 试 题 ◦

（研）1. 测得某人基础状态下的耗氧量为 14L/h,体表面积 $1.6m^2$,其 BMR 约为

　　A. $150kJ/(m^2 \cdot h)$　　　　　　　　B. $167kJ/(m^2 \cdot h)$

　　C. $177kJ/(m^2 \cdot h)$　　　　　　　　D. $186kJ/(m^2 \cdot h)$

（研）2. 下列情况下,呼吸商测定值接近于 0.7 的是

　　A. 多食而肥胖　　　　　　　　　B. 酸中毒

　　C. 糖尿病　　　　　　　　　　　D. 长期饥饿而明显消瘦

（研）3. 机体各种功能活动所消耗的能量中,最终不能转化为体热的是

　　A. 兴奋在神经纤维上传导　　　　B. 肌肉收缩对外界做功

　　C. 细胞合成各种功能蛋白质　　　D. 内外分泌腺的分泌活动

（执）4. 基础代谢率低于正常范围的疾患是

A. 白血病　　　　　　　B. 库欣综合征

C. 垂体性肥胖　　　　　D. 中暑

E. 糖尿病

【答案与解析】

1. C。解析：测定 BMR 采用简化的能量代谢测定法，可得 BMR=20.20kJ/L×14L/h÷1.6m²=176.75kJ/(m²·h)。故选 C。

2. C　3. B　4. C

第二节　体温及其调节

一、体温

1. 概念　生理学或临床医学中所说的体温<u>通常指机体核心部分的平均温度。</u>

（1）体核温度：指人体核心部分的温度。体核温度相对稳定，各部位之间的温度差异较小。体核温度不易测量，临床上通常用直肠、口腔和腋下等部位的温度来代表体核温度。

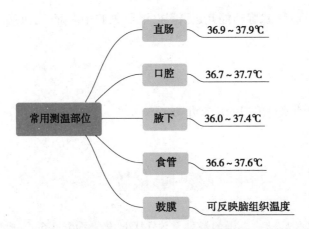

（2）体表温度：指人体表层部分的温度。一般体表温度＜体核温度，在体表层各部位间有较大温差，且易受环境温度的影响。

2. <u>体温的生理性波动</u>　在正常情况下，机体体温的波动幅度一般不超过1℃。影响因素主要如下。

（1）<u>体温的日节律</u>：指体温在一昼夜之内有周期性波动。清晨2~6时最低，午后1~6时最高。体温的日节律取决于生物体的内在因素，主要受下丘脑视交叉上核的控制。

（2）<u>性别</u>：在相同状态下，成年女性的体温平均高于男性0.3℃。育龄期女性的基础体温随月经周期而发生变动，卵泡期体温较低，排卵日最低，排卵后升高0.3~0.6℃。排卵后黄体期体温升高是由于黄体分泌的孕激素作用于下丘脑所致。

（3）年龄：儿童和青少年体温较高，老年人因基础代谢率低而体温偏低。新生儿，特别是早产儿的体温易受环境因素影响而发生变动。

（4）运动：运动时肌肉活动能使代谢增强，产热量增加，体温升高。

（5）其他：情绪激动、精神紧张、进食等可对体温产生影响。

3. 人体体温的变化范围　正常情况下，人的体温相对稳定。当某种原因使体温异常升高或降低时，若超过一定界限，将危及生命。脑温 >42℃，脑功能将严重受损；体温 >44~45℃，体内蛋白质发生不可逆变性而致死；体温 <34℃，会出现意识障碍，体温 <30℃，可致神经反射消失、心室纤维性颤动。

二、机体的产热反应与散热反应

1. 产热反应

（1）主要产热器官：机体在安静时主要由内脏产热，以肝脏产热量最高；机体运动时，骨骼肌是主要的产热器官。褐色脂肪组织在寒冷环境下发挥重要的产热作用，特别是在新生儿中尤为重要。

（2）产热的形式：在一般环境温度下，机体的热量主要产自全身各组织器官的基础代谢，食物特殊动力效应及骨骼肌舒缩活动等过程。在寒冷环境下主要依靠战栗产热和加强非战栗产热来增加产热量，以维持体热平衡。

1）战栗产热：战栗是指骨骼肌屈肌和伸肌同时发生不随意的节律性收缩，此时肌肉收缩活动不做外功，能量全部转化为热量。在寒冷环境下，机体首先出现肌紧张，在此基础上出现战栗，使代谢率增加、产热量明显增多。

2）非战栗产热：又称代谢性产热，是通过提高组织代谢率来增加产热。非战栗产热作用最强的组织是分布在肩胛下区、颈部大血管周围、腹股沟等处的褐色脂肪组织。

● 在褐色脂肪组织细胞的线粒体内膜上存在解偶联蛋白（UCP），当受到甲状腺激素、肾上腺素作用时，UCP 就成为易化质子通道，H^+ 顺浓度梯度沿 UCP 返回到线粒体基质中，使经线粒体呼吸链电子传递建立的质子跨膜电 – 化学势能以热能的形式释放出来，而不用于合成 ATP。

● 褐色脂肪组织在成年人体内含量很少，在新生儿体内较多。新生儿体温调节功能尚不完善，不能发生战栗，故寒冷条件下主要依赖代谢性产热维持体温。

（3）产热活动的调节

1）神经调节

● 寒冷刺激可使位于下丘脑后部的战栗中枢兴奋，引起战栗。

● 寒冷刺激也能促进下丘脑释放促甲状腺激素释放激素，最终引起甲状腺激素的产生。

● 寒冷刺激还可通过交感神经系统兴奋，促进肾上腺髓质释放肾上腺素和去甲肾上腺素，通过神经 – 体液调节使代谢性产热增加。

2）体液调节：甲状腺激素是调节非战栗产热活动最重要的体液因素。此外，肾上腺素、去甲肾上腺素和生长激素等也能促进代谢性产热。

2. 散热反应

（1）散热部位：人体的主要散热部位是皮肤。

（2）散热的形式（表7-2）

表 7-2　散热的形式

形式	特点
辐射散热	①机体通过热射线的形式将体热传给外界温度较低物质 ②散热量的多少主要取决于皮肤与周围环境之间的温差。皮肤温度 > 环境温度时，温差越大，辐射散热量就越多；环境温度 > 皮肤温度时，机体将吸收周围环境中的热量 ③人体在21℃环境中，在裸体情况下约有60%的热量通过辐射方式发散
传导散热	①指机体的热量直接传给与之接触的温度较低物体 ②散热量的多少取决于皮肤与接触物体之间的温差、接触面积以及与皮肤接触的物体的导热性能等 ③体内脂肪组织的导热性能较差，因而肥胖者身体深部热量不易传向表层 ④水的导热性能较好，可局部加温或利用冰袋、冰帽降温
对流散热	①指通过气体流动而实现热量交换；实际上是传导散热的一种特殊形式 ②散失热量的多少，除取决于皮肤与周围环境之间的温度差和机体的有效散热面积外，受风速的影响较大
蒸发散热	①指水分从体表汽化时吸收热量而散发体热 ②环境温度≥皮肤温度时，蒸发是机体唯一有效的散热形式 ③分为不感蒸发和出汗两种形式

1）不感蒸发：是指体内的水分从皮肤和黏膜（主要是呼吸道黏膜）表面不断渗出而被汽化的过程。这种蒸发不被人们所察觉，且与汗腺活动无关。

● 在环境温度 <30℃时，人体通过不感蒸发所丢失的水分相当恒定，为 $12\sim15g(h\cdot m^2)$。一般人体 24h 的不感蒸发量约为 1 000ml，其中从皮肤表面蒸发 600~800ml，通过呼吸道黏膜蒸发 200~400ml。在肌肉活动或发热时，不感蒸发可增加。

● 婴幼儿不感蒸发的速率比成人大。

2）出汗：是指汗腺主动分泌汗液的活动。通过汗液蒸发可有效带走大量体热，又被称为可感蒸发。人体皮肤上分布有大汗腺和小汗腺。

● 大汗腺局限于腋窝和阴部等处，从青春期开始活动，可能和性功能有关。

● 小汗腺可见于全身皮肤，以手掌和足跖最多。小汗腺是体温调节反应重要的效应器，在炎热环境下以及运动和劳动时对维持体热平衡起到关键的作用。汗腺的分泌能力以躯干为最强。

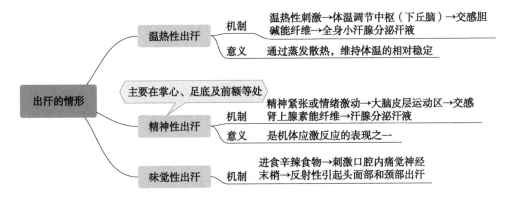

3）汗液

● 成分：水分约占 99%；固体成分约占 1%，其中大部分为 NaCl，也有乳酸及少量 KCl 和尿素等。

● 分泌：汗液由汗腺细胞主动分泌产生。

● 渗透压：刚从汗腺分泌出来的汗液与血浆等渗，但在流经汗腺管腔时，在醛固酮的作用下，其中的 Na^+ 和 Cl^- 被重吸收，最终排出的汗液呈低渗。

● 意义：大量出汗时可导致血浆晶体渗透压升高，造成高渗性脱水。当出汗速度加快时，汗液中的 NaCl 浓度较高，此时机体在丢失大量水分的同时，也丢失了一部分的 NaCl。

（3）散热反应的调节

1）皮肤血流量改变对散热的影响：皮肤温度的高低与皮肤的血流量有关。机体通过交感神经控制皮肤血管的口径，调节皮肤的血流量，使散热量符合当时条件下体热平衡的需要。

● 炎热环境：交感神经紧张性降低，皮肤小动脉舒张，动静脉吻合支开放，皮肤血流量显著增多，较多的体热可从机体深部被带到表层，促进散热。汗腺活动加强时，皮肤血流量增多也给汗腺分泌带来必要的水源。

● 寒冷环境：交感神经紧张性增强，皮肤血管收缩，皮肤血流量减少，可防止体热散失。四肢深部的静脉和动脉相伴行，这相当于一个热量的逆流交换系统，可减少热量散失。

2）影响蒸发散热的因素：人体汗腺受交感胆碱能纤维支配，交感神经兴奋时，通过末梢释放的 ACh 作用于 M 受体而引起出汗。出汗量和出汗速度还受环境温度、湿度及机体活动程度等因素的影响。人在安静状态下，当环境温度达到 30℃ 左右时便开始出汗，劳动或运动时，气温虽在 20℃ 以下也可出汗。在高温环境中停留时间过久，出汗速度可因汗腺疲劳而明显减慢。

三、体温调节

1. 体温调节的基本方式

（1）自主性体温调节：指在体温调节中枢控制下，通过增减皮肤的血流量、出汗、战栗和调控代谢水平等生理性调节反应，以维持产热和散热的动态平衡，使体温保持在相对稳定的水平。主要是通过反馈控制系统实现对体温的调节，维持体温的相对稳定。

（2）行为性体温调节：指有意识地进行的有利于建立体热平衡的行为活动，如改变姿势、增减衣物、人工改善气候条件等。

2. 自主性体温调节

（1）温度感受器

1）外周温度感受器：是存在于皮肤、黏膜和内脏中的对温度变化敏感的游离神经末梢，包括热感受器和冷感受器。热感受器和冷感受器各自有特定的最敏感温度范围。在皮肤的温度感受器呈点状分布，冷感受器较多，因此对冷刺激较为敏感。

2）中枢温度感受器：是存在于中枢神经系统内对温度变化敏感的神经元，包括热敏神经元和冷敏神经元。温度敏感神经元对温度的变化十分敏感，当局部组织温度变动 0.1℃时放电频率就会发生变化，且不出现适应现象。

● 在视前区－下丘脑前部（PO/AH）热敏神经元居多；在脑干网状结构和下丘脑的弓状核冷敏神经元较多。

● 在一定范围内，热敏神经元随着局部组织温度升高，发放冲动频率增加；冷敏神经元随着局部组织温度降低，发放冲动频率增加。

（2）体温调节中枢：PO/AH 是机体最重要的体温调节中枢。

1）PO/AH 不仅能感受局部脑温的变化，对下丘脑以外的部位，如中脑、延髓、脊髓以及皮肤内脏等处的温度变化也能发生反应。

2）PO/AH 的温度敏感神经元还接受多种化学物质的刺激，包括致热原、5- 羟色胺、去甲肾上腺素和一些肽类物质，诱发体温调节反应。

3）若破坏 PO/AH，与体温调节有关的产热和散热反应都将明显减弱或消失。这也进一步说明了 PO/AH 是体温调节中枢整合机构的中心部位。

 提示

视前区－下丘脑前部是体温调节中枢整合机构的中心部位。

（3）体温调定点学说：一般人的正常体温调定点为 37℃，体温调节中枢按照这个设定温度进行调节活动。当体温与调定点的水平一致时，说明机体的产热量与散热量平衡；当体温 >37℃时，体温调节中枢促使机体产热活动↓，散热活动↑；当体温 <37℃时，促使机体产热活动↑，散热活动↓，直到体温回到调定点水平。

1）调定点设置：主要取决于热敏神经元和冷敏神经元的温度敏感特性，即两种温度敏感神经元随温度变化放电频率改变的特性。当热敏神经元反应曲线的斜率或冷敏神经元反应曲线的斜率改变时，调定点上移或下移的现象称为重调定（图 7-2），此时的产热和散热活动要在新的调定点水平达到平衡。

2）示例：机体在致热原作用下引起的发热是由于调定点上移而出现的调节性体温升高。当环境温度过高引起中暑时，体温虽然升高，但是并非因为体温调节中枢调定点上移，而是由于机体的散热能力不足或体温调节中枢功能障碍所致,为非调节性体温升高。

3. 行为性体温调节 恒温动物和变温动物都具有行为性体温调节的能力。在恒温动物,行为性体温调节也是体温调节过程的重要一环,一般当环境温度变化时,首先采取行为性体温调节,通常行为性体温调节和自主性体温调节互相补充,以保持体温的相对稳定。

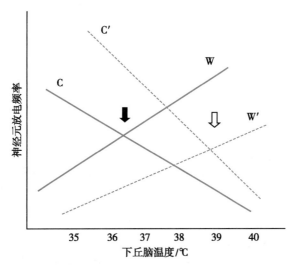

图 7-2 下丘脑温度敏感神经元放电频率决定调定点水平模式图

W、W′ 表示正常及发热时热敏神经元放电特性,C、C′ 表示冷敏神经元放电特性。箭头表示体温调定点水平。

> **提示**
>
> 恒温动物维持体温相对稳定,是因为产热和散热两个生理反应过程在体温调节中枢控制下取得动态平衡。人或其他恒温动物的主要特征是具备完善的自主性体温调节功能。

4. 特殊环境温度下的体温调节 机体处在低温或高温环境下,经过一段时间,能够逐渐产生适应性变化,使机体的调节能力增强的现象称为温度习服,包括热习服和冷习服。

经典试题

(研)1. 循环系统实现体温调节的主要途径是

    A. 增加心输出量   B. 调节血液温度

    C. 调节皮肤血流量   D. 控制血流速度

(研)2. 对汗液的叙述,正确的有

    A. 汗液中不含蛋白质   B. 刚刚分泌的汗液渗透压高于血浆

    C. 汗液中的 Na^+ 浓度受醛固酮调节   D. 由汗腺细胞被动分泌

〔研〕3. 支持体温调定点学说的现象和依据有

A. 高热高湿环境下中暑的发生

B. 发热初期出现寒战等产热反应

C. 发热恢复期发生出汗等散热反应

D. 体温改变时下丘脑温度敏感神经元电活动的改变

【答案】

1. C　2. C　3. BCD

○ 温 故 知 新 ○

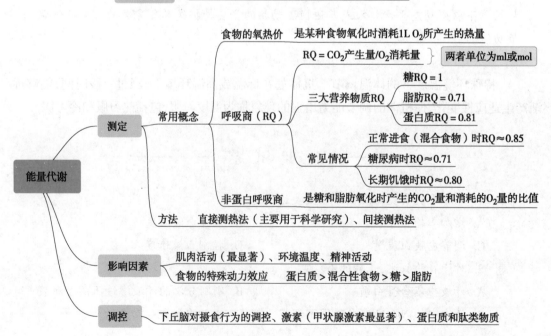

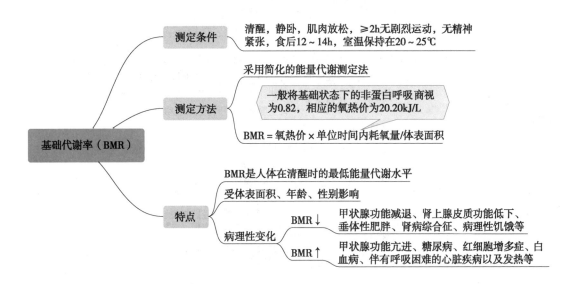

基础代谢率（BMR）

- 测定条件 —— 清醒，静卧，肌肉放松，≥2h无剧烈运动，无精神紧张，食后12～14h，室温保持在20～25℃

- 测定方法 —— 采用简化的能量代谢测定法
  - 一般将基础状态下的非蛋白呼吸商视为0.82，相应的氧热价为20.20kJ/L
  - BMR = 氧热价 × 单位时间内耗氧量/体表面积

- 特点
  - BMR是人体在清醒时的最低能量代谢水平
  - 受体表面积、年龄、性别影响
  - 病理性变化
    - BMR↓ —— 甲状腺功能减退、肾上腺皮质功能低下、垂体性肥胖、肾病综合征、病理性饥饿等
    - BMR↑ —— 甲状腺功能亢进、糖尿病、红细胞增多症、白血病、伴有呼吸困难的心脏疾病以及发热等

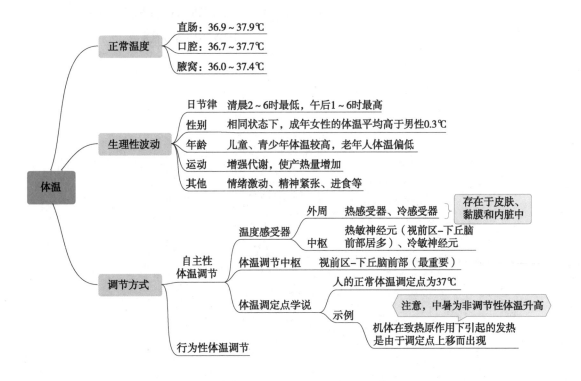

体温

- 正常温度
  - 直肠：36.9～37.9℃
  - 口腔：36.7～37.7℃
  - 腋窝：36.0～37.4℃

- 生理性波动
  - 日节律 —— 清晨2～6时最低，午后1～6时最高
  - 性别 —— 相同状态下，成年女性的体温平均高于男性0.3℃
  - 年龄 —— 儿童、青少年体温较高，老年人体温偏低
  - 运动 —— 增强代谢，使产热量增加
  - 其他 —— 情绪激动、精神紧张、进食等

- 调节方式
  - 自主性体温调节
    - 温度感受器
      - 外周 —— 热感受器、冷感受器 —— 存在于皮肤、黏膜和内脏中
      - 中枢 —— 热敏神经元（视前区-下丘脑前部居多）、冷敏神经元
    - 体温调节中枢 —— 视前区-下丘脑前部（最重要）
    - 体温调定点学说
      - 人的正常体温调定点为37℃
      - 示例 —— 注意，中暑为非调节性体温升高
      - 机体在致热原作用下引起的发热是由于调定点上移而出现
  - 行为性体温调节

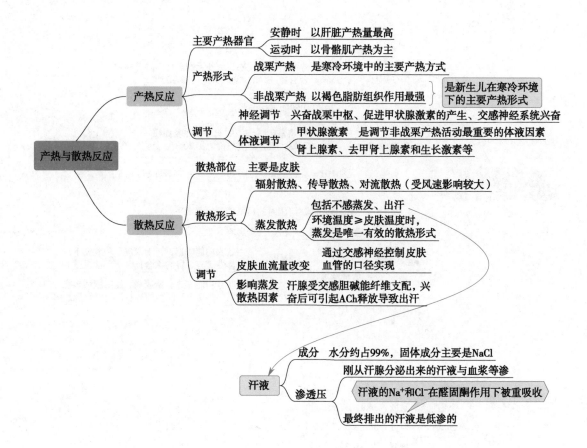

第八章

尿的生成和排出

第一节 肾的功能解剖和肾血流量

一、肾的功能解剖

1. 肾单位　人体每个肾含有 80 万 ~100 万个肾单位,每个肾单位都有单独生成尿液的功能,是肾脏的基本功能单位,它与集合管共同完成尿的生成过程(图 8–1)。肾脏不能再生新的肾单位。

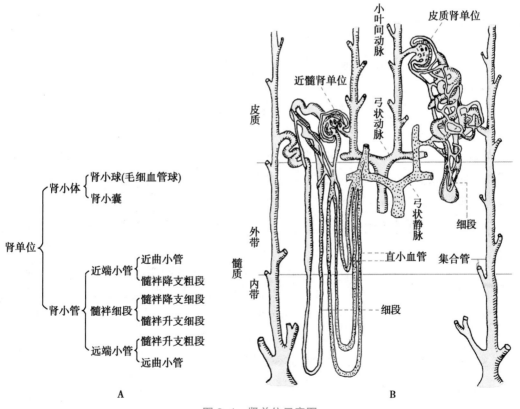

图 8–1　肾单位示意图

（1）组成：每个肾单位由肾小体及与之相连接的肾小管构成。肾小体由肾小球和肾小囊组成。

1）肾小球是位于入球小动脉和出球小动脉之间的一团毛细血管簇。

2）肾小球外侧被肾小囊所包裹，肾小囊的脏层和壁层之间的间隙称为肾小囊腔。

3）肾小囊延续即为肾小管，肾小管包括近曲小管、髓袢和远曲小管。髓袢为走行在髓质的一段呈"U"形的肾小管，分为降支和升支。远曲小管与集合管相连接。

> **ⓘ 提示**
>
> 集合管不属于肾单位，在尿液浓缩过程中起重要作用。

（2）皮质肾单位和近髓肾单位：根据肾小体在肾皮质所处的位置，肾单位分为以下两类。

1）皮质肾单位：皮质肾单位的肾小体位于皮质的外2/3处，占肾单位总数的85%~90%。

特点：①肾小球体积较小，髓袢较短，不到髓质，或有的只到达外髓部；②其入球小动脉口径与出球小动脉口径的比值约为2∶1；③出球小动脉分支形成小管周围毛细血管网，包绕在肾小管的周围，有利于肾小管的重吸收。

2）近髓肾单位：近髓肾单位的肾小体位于皮质层靠近髓质的位置，占肾单位总数的10%~15%。

特点：①肾小球体积较大，髓袢较长，可深入到内髓部，有的可达肾乳头部。②入球小动脉和出球小动脉口径无明显差异。③出球小动脉进一步分支形成两种小血管，一种为肾小管周围毛细血管网，缠绕在近曲小管和远曲小管周围，有利于肾小管重吸收；另一种是细长成袢状的 U 形直小血管，深入髓质，与髓袢伴行，在维持肾脏髓质高渗和尿液浓缩稀释方面起重要作用。

2. **球旁器**　由球旁细胞、致密斑和球外系膜细胞三部分组成，主要分布在皮质肾单位。

（1）球旁细胞：也称颗粒细胞，细胞内含分泌颗粒，能合成、储存和释放肾素。

（2）致密斑：位于穿过入球小动脉和出球小动脉之间的远曲小管起始部，能够感受小管液中 NaCl 含量的变化，将信息传递至邻近的球旁细胞，调节肾素分泌，从而调节尿量的生成。这一调节过程称为肾小管-肾小球反馈，简称管-球反馈。

（3）球外系膜细胞：具有吞噬和收缩等功能。

3. **滤过膜**　肾小球毛细血管内的血浆经滤过进入肾小囊，毛细血管与肾小囊之间的结构称为滤过膜。

（1）构成（表 8-1）

表 8-1 滤过膜的构成

分层	组成	结构特点
内层	毛细血管内皮细胞	①细胞上有许多直径为 70~90nm 的窗孔 ②水和小分子溶质（如各种离子、尿素、葡萄糖及小分子蛋白质等）可自由通过本层，但内皮细胞表面有带负电荷的糖蛋白，能阻止带负电荷的蛋白质通过
中间层	毛细血管基膜	①含有Ⅳ型胶原、层粘连蛋白和蛋白多糖等成分，带负电荷。膜上有直径为 2~8nm 的多角形网孔 ②可通过机械屏障和电荷屏障影响滤过
外层	具有足突的肾小囊上皮细胞（足细胞）	①足细胞的足突相互交错，形成裂隙，其上有一层滤过裂隙膜，膜上有直径 4~11nm 的小孔，是滤过的最后一道屏障 ②裂隙素是足细胞裂隙膜的主要蛋白质成分，可阻止蛋白质漏出

 提示

内皮下基膜是主要的机械屏障。

（2）滤过膜的滤过能力：不同物质通过滤过膜的能力取决于滤过物质的分子大小及其所带电荷。

1）分子有效半径 <2.0nm 的中性物质可自由滤过（如葡萄糖）；有效半径 >4.2nm 的物质不能滤过；有效半径在 2.0~4.2nm 的物质，随有效半径的增加，滤过量逐渐降低。

2）带正电荷的分子较易通过，带负电荷的分子较难通过。

提示

有效半径约为 3.6nm 的血浆白蛋白很难滤过，因为白蛋白带负电荷。病理情况时肾脏基底膜上负电荷减少或消失，使得白蛋白可被滤过，出现蛋白尿或白蛋白尿。

4. 肾脏的神经支配　一般肾脏只受交感神经支配。

（1）肾交感神经节前纤维进入腹腔神经节和位于主动脉、肾动脉部的神经节；节后纤维与肾动脉伴行，支配肾动脉、肾小管和球旁细胞。

（2）肾交感神经节后纤维末梢释放的递质是去甲肾上腺素，调节肾血流量、肾小球滤过率、肾小管的重吸收和肾素的释放。

5. 肾脏的血液供应

（1）肾动脉由腹主动脉垂直分出，入肾后依次分支形成叶间动脉、弓状动脉、小叶间动脉和入球小动脉。

（2）入球小动脉分支并相互吻合形成肾小球毛细血管网，然后汇集而形成出球小动脉。

（3）出球小动脉离开肾小体后，再次分支形成肾小管周围毛细血管网或直小血管，再汇合成小静脉，流经小叶间静脉、弓状静脉、叶间静脉、肾静脉，进入下腔静脉。

（4）肾血液循环有两套毛细血管床：肾小球毛细血管和管周毛细血管，它们通过出球小动脉以串联方式相连。

二、肾血流量的特点及其调节

1. 肾血流量的特点

（1）肾血流量（RBF）大：正常成人安静状态下，流经两肾的血流量约为 1 200ml/min，相当于心输出量的 20%~25%，而肾脏仅占体重的 0.5% 左右，因此肾脏是机体供血量最丰富的器官。

（2）血流分布不均：约 94% 的血流供应肾皮质，约 5% 供应外髓部，不到 1% 供应内髓部。

（3）毛细血管床血压不同：肾小球毛细血管网中的血压较高，有利于肾小球毛细血管中血浆快速滤过；管周毛细血管内血压低，同时血管内胶体渗透压高，有利于肾小管的重吸收。

2. 肾血流量的调节 正常血压时，肾主要通过自身调节来保持肾血流量和肾小球滤过率的相对稳定，以维持正常的尿生成。紧急情况下，则通过交感神经和肾上腺髓质激素等使全身血量重新分配，减少肾血流量，以确保心、脑等重要器官的血液供应。

（1）自身调节：指在没有外来神经和体液影响，当动脉血压在一定范围内变动时肾血流量能保持恒定的现象。人体在安静时，当肾动脉灌注压在 70~180mmHg 变动时，肾血流量基本保持不变（图 8-2），也使肾小球滤过率保持相对稳定，这对肾脏的尿生成功能具有重要意义。自身调节的机制有肌源性机制和管－球反馈两种学说。

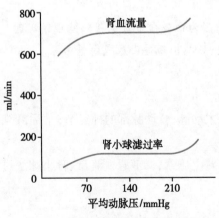

图 8-2 肾血流量和肾小球滤过率
与动脉血压的关系

（2）神经调节：入球小动脉和出球小动脉的血管平滑肌受肾交感神经支配。安静时，肾交感神经的紧张性活动使血管平滑肌保持一定程度的收缩。肾交感神经兴奋时，可引起肾血管强烈收缩，肾血流量↓。

（3）体液调节

1）去甲肾上腺素、肾上腺素、血管升压素、血管紧张素Ⅱ和内皮素等，均可引起血管收缩，使肾血流量↓。

2）肾组织中生成的 PGI_2、PCE_2、NO 和缓激肽等可引起肾血管舒张，使肾血流量↑。

> ⓘ **提示**
>
> 　　循环血量减少、强烈的伤害性刺激、情绪激动或剧烈运动时,全身多数交感神经活动加强,肾血流量减少。

⊶ 经 典 试 题 ⊷

(研)1. 实验发现较难通过肾小球滤过膜的物质是

　　A. 带正电荷的右旋糖酐分子　　　　　B. 带负电荷的右旋糖酐分子

　　C. 电中性的右旋糖酐分子　　　　　　D. 带负电荷的无机离子

(执)2. 肾小球滤过膜中,阻挡大分子物质滤过的主要机械屏障是

　　A. 肾小囊脏层足细胞足突

　　B. 肾小囊脏层足细胞胞体

　　C. 肾小囊脏层足细胞足突裂隙膜

　　D. 肾小球毛细血管内皮下基膜

　　E. 肾小球毛细血管内皮细胞

【答案】

1. B　2. D

第二节　肾小球的滤过功能

一、肾小球的滤过作用

1. **肾小球滤过**　是指血液流经肾小球毛细血管时,除蛋白质外,血浆中其余成分均被滤过进入肾小囊腔内生成超滤液,是尿生成的第一步。研究表明肾小囊内液体的成分,除蛋白质外,其余成分如葡萄糖、氯化物、无机磷酸盐、尿素、尿酸和肌酐等的浓度与血浆非常接近,渗透压及酸碱度也与血浆非常接近。

2. **肾小球滤过率(GFR)**　是指单位时间内(每分钟)两肾生成的超滤液量。体表面积为 $1.73m^2$ 的个体,GFR 约为 125ml/min,24h 两侧肾脏肾小球滤过的血浆总量高达 180L。GFR 与体表面积成一定的比例,用单位体表面积(m^2)的 GFR 来比较时,男性的 GFR 稍高于女性,个体间差异不大。运动、情绪激动、饮食、年龄、妊娠和昼夜节律等也会影响 GFR。

3. **滤过分数(FF)**　FF=GFR/肾血浆流量。肾血浆流量约为 660ml/min,则 FF=125/660×100%=19%。这意味着血液流经肾脏时,大约有 1/5 的血浆经肾小球毛细血管滤出,进入肾小囊形成超滤液。

> **i 提示**
>
> 肾小球滤过率和滤过分数均可作为衡量肾功能的重要指标。

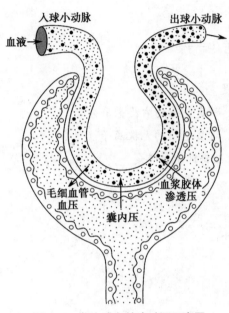

图 8-3　肾小球有效滤过压示意图

4. 有效滤过压　肾小球毛细血管上任何一点的滤过动力可用有效滤过压（图 8-3）来表示。

（1）肾小球有效滤过压：是指促进超滤的动力与对抗超滤的阻力之间的差值，即肾小球有效滤过压 =（肾小球毛细血管静水压 + 囊内液胶体渗透压）–（血浆胶体渗透压 + 肾小囊内压）。

（2）肾小球毛细血管不同部位的有效滤过压并不相同，越靠近入球小动脉端，有效滤过压越高，这主要是因为肾小球毛细血管内的血浆胶体渗透压在不断改变，当毛细血管血液从入球小动脉端流向出球小动脉端时，由于不断生成超滤液，血浆中蛋白质浓度便逐渐升高，使滤过阻力逐渐增大，因而有效滤过压就逐渐减小。当滤过阻力 = 滤过动力时，有效滤过压降为 0，称为滤过平衡，此时滤过便停止。

二、影响肾小球滤过的因素

1. 肾小球毛细血管滤过系数

（1）滤过系数（K_f）是指在单位有效滤过压的驱动下，单位时间内通过滤过膜的滤液量。K_f= 滤过膜的有效通透系数（k）× 滤过面积（s）。

（2）发生某些疾病如急性肾小球肾炎，肾小球毛细血管腔变窄或阻塞时，有滤过功能的肾小球数量减少，GFR↓，可导致少尿甚至无尿。

2. 有效滤过压

（1）肾小球毛细血管血压：正常约为 45mmHg。肾小球毛细血管血压的变化是生理状态下调节 GFR 的主要方式。

1）全身动脉血压在 70~180mmHg 波动时，由于肾血流量存在自身调节机制，肾血流量保持相对稳定，GFR 不会受大的影响。

2）动脉血压降至 40~50mmHg 以下，GFR 可降至零，将导致无尿。

（2）囊内压

1）正常情况下囊内压一般比较稳定，约 10mmHg。

2）各种原因导致输尿管阻塞时，可引起囊内压升高，使有效滤过压↓和 GFR↓。

（3）血浆胶体渗透压

1）正常情况下血浆胶体渗透压不会发生大幅度波动。

2）低蛋白血症、快速输注大量生理盐水（血浆蛋白被稀释）等原因导致血浆蛋白↓，使血浆胶体渗透压↓，可使有效滤过压↑和 GFR↑。

3. 肾血浆流量　可改变滤过平衡点，而不改变有效滤过压。

（1）肾血浆流量↑，肾小球毛细血管中血浆胶体渗透压上升的速度减缓，滤过平衡点靠近出球小动脉端，有效滤过面积↑，GFR↑。

（2）肾血浆流量↓，滤过平衡点靠近入球小动脉端，有效滤过面积↓，GFR↓。

○● 经 典 试 题 ●○

（研）1. 与血浆比较，原尿中物质含量明显改变的是

A. 水　　　　　　　　　　　　B. 蛋白质

C. Na^+、K^+　　　　　　　　　D. 葡萄糖

（研）2. 下列情况下，可使肾小球滤过平衡点向出球小动脉端移动的是

A. 发生肾盂或输尿管结石　　　　B. 静脉注射肾上腺素

C. 发生中毒性休克　　　　　　　D. 快速静脉注射大量生理盐水

（执）3. 下列可使肾小球滤过率增加的因素是

A. 肾血浆流量增多　　　　　　　B. 有效滤过压降低

C. 肾小囊内压升高　　　　　　　D. 毛细血管血压降低

E. 血浆胶体渗透压升高

【答案】

1. B　2. D　3. A

第三节　肾小管和集合管的物质转运功能

一、肾小管和集合管中物质转运的方式

1. 概述　超滤液进入肾小管称为小管液，小管液经肾小管和集合管的重吸收和分泌形成终尿。

（1）肾小管和集合管的重吸收：指小管液中的成分被肾小管上皮细胞转运返回血液的过程。

（2）肾小管和集合管的分泌：指肾小管上皮细胞将一些物质经顶端膜分泌到小管液的过程。

（3）肾的排泄：包括经肾小球滤过但未被重吸收的物质和由肾小管分泌从尿中排出的

物质。

（4）肾小管和集合管重吸收量大、有高度选择性：正常人两肾生成的超滤液可达 180L/d，而终尿量仅约 1.5L/d，表明其中约 99% 的水被肾小管和集合管重吸收。小管液中的葡萄糖和氨基酸全部被重吸收，Na^+、Ca^{2+} 和尿素等不同程度地被重吸收，肌酐、H^+ 等则可被分泌到小管液中而排出体外。

2. 肾小管的物质转运方式

（1）被动转运：不需由代谢直接供能。浓度差和电位差（电化学差）是溶质被动重吸收的动力。

（2）主动转运

1）原发性主动转运：所需能量由 ATP 或高能磷酸键水解直接提供，包括质子泵、钠泵和钙泵转运等。

2）继发性主动转运：所需能量来自其他溶质顺电化学梯度移动所释放的能量。

肾小管和集合管的物质转运也通过跨细胞途径和细胞旁途径实现重吸收。此外，肾小管上皮细胞通过入胞的方式重吸收少量小管液中的小分子蛋白质，此过程耗能。

二、肾小管和集合管中各种物质的重吸收与分泌

1. Na^+、Cl^- 和水的重吸收

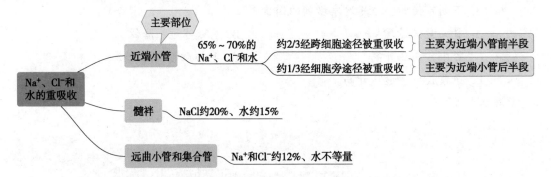

（1）近端小管 Na^+、Cl^- 和水的重吸收

1）近端小管前半段

● Na^+ 进入上皮细胞与 H^+ 分泌相偶联：①小管液中的 Na^+ 可与小管上皮细胞内的 H^+ 经细胞顶端膜上的 Na^+–H^+ 交换体进行逆向转运，Na^+ →上皮细胞内，H^+ 被分泌→小管液。②因 Na^+–H^+ 交换使细胞内 H^+ →小管液，HCO_3^- 便被重吸收，而 Cl^- 不被重吸收，结果使小管液 Cl^- 浓度 > 管周组织间液 Cl^- 浓度。

● Na^+ 进入上皮细胞与葡萄糖、氨基酸的转运相偶联：①小管液中的 Na^+ 可与葡萄糖或氨基酸经上皮细胞顶端膜上的 Na^+– 葡萄糖同向转运体或 Na^+– 氨基酸同向转运体一同被转运→上皮细胞内。②进入上皮细胞内的葡萄糖或氨基酸→以易化扩散通过基底侧膜离开上皮细胞→组织间液和血液循环。

- 进入上皮细胞内的 Na^+ 经基底侧膜上钠泵被泵出细胞→组织间液毛细血管。

2）近端小管后半段

- 上皮细胞顶端膜中存在 Na^+–H^+ 交换体和 Cl^-–HCO_3^- 交换体：①交换体使 Na^+ 和 Cl^-→细胞内，H^+ 和 HCO_3^-→小管液，HCO_3^- 可以以 CO_2 的形式重新→细胞。②进入细胞内的 Cl^- 经基底侧膜 K^+–Cl^- 同向转运体→细胞间液→吸收入血。

- 进入近端小管后半段小管液的 Cl^- 浓度 > 细胞间液中的 Cl^- 浓度，故 Cl^- 可顺浓度梯度经细胞旁途径而被重吸收，继之造成小管液中正离子相对增多、管内外电位差，驱使小管液内部分 Na^+ 顺电位梯度被动重吸收（经细胞旁途径）。

3）水的重吸收：近端小管对水的重吸收主要是通过水通道蛋白 1（AQP1）在渗透压作用下完成的。上皮细胞主动和被动重吸收 Na^+、HCO_3^-、Cl^-、葡萄糖和氨基酸后，小管液渗透压↓，细胞间液渗透压↑。水在这一渗透压差的作用下经跨细胞（通过 AQP1）和细胞旁两条途径→细胞间液→管周毛细血管→完成重吸收。

 提示

近端小管中物质的重吸收为等渗性重吸收，小管液为等渗液。

近端小管的物质转运见图 8–4。

（2）髓袢 Na^+、Cl^- 和水的重吸收：发生的水、盐重吸收分离的现象是尿液稀释和浓缩的重要基础（表 8–2、图 8–5）。

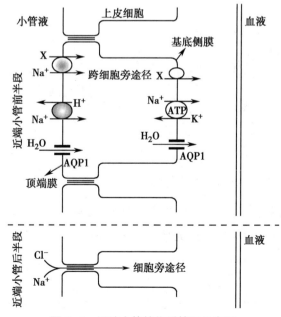

图 8–4 近端小管的物质转运示意图

X 代表葡萄糖，氨基酸，磷酸盐和 Cl^-。

表 8-2 髓袢 Na^+、Cl^- 和水的重吸收

髓袢节段	通透性		转运机制	小管液渗透压
	溶质	水		
降支细段	很低	高	此段的上皮细胞顶端膜和基底侧膜存在大量 AQP1，促进水的重吸收→使水进入组织液	不断↑
升支细段	Na^+ 和 Cl^- 易通透	不通透	NaCl 经易化扩散→组织间液	逐渐↓
升支粗段	Na^+、K^+ 和 Cl^- 主动重吸收	不通透	①升支粗段上皮细胞基底侧膜的钠钾泵是维持上皮细胞内低 Na^+ 的动力，有助于 Na^+ 重吸收 ②此段的上皮细胞顶端膜上有 Na^+-K^+-2Cl^- 同向转运体（NKCC2），可同向转运小管液的 1 个 Na^+、1 个 K^+ 和 2 个 Cl^-→上皮细胞内 ③进入细胞的 Na^+ 经基底侧膜上钠泵→组织间液，Cl^- 顺浓度梯度经基底侧膜上氯通道→组织间液，K^+ 顺浓度梯度经顶端膜→小管液，使小管液呈正电位	逐渐↓（管外渗透压逐渐↑）
	Na^+、K^+ 和 Ca^{2+} 等被动重吸收		K^+ 返回小管内造成小管液正电位，这一电位差使小管液中的 Na^+、K^+ 和 Ca^{2+} 等正离子经细胞旁途径→被动重吸收	

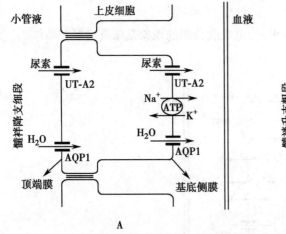 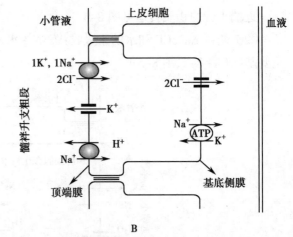

图 8-5 髓袢的物质转运示意图

A. 髓袢降支细段对水和尿素的重吸收机制；B. 髓袢升支粗段对 Na^+ 和 Cl^- 的主动重吸收机制。

用哇巴因抑制钠泵后，Na^+ 和 Cl^- 的重吸收明显减少；呋塞米和依他尼酸抑制 NKCC2 后，能抑制髓袢对 Na^+ 和 Cl^- 的重吸收，是较强的利尿剂。

> ⓘ 提示
>
> 髓袢降支和升支细段的上皮细胞层很薄，代谢水平低；髓袢升支粗段上皮细胞厚，代谢活性高。

（3）远曲小管和集合管 Na^+、Cl^- 和水的重吸收：此处可根据水和盐平衡的状况进行调节，Na^+ 的重吸收主要受醛固酮调节，水的重吸收主要受抗利尿激素调节（表 8-3、图 8-6）。

2. HCO_3^- 的重吸收与 H^+ 的分泌

（1）近端小管：正常从肾小球滤过的 HCO_3^- 约 80% 由近端小管重吸收。血液中 HCO_3^- 以 $NaHCO_3$ 的形式存在，当滤入肾小囊后，解离为 Na^+ 和 HCO_3^-。

1）近端小管上皮细胞经 Na^+-H^+ 交换分泌 H^+。进入小管液的 H^+ 与 HCO_3^- 结合 → H_2CO_3 → 解离为 CO_2 和水，这一反应由上皮细胞顶端膜的碳酸酐酶（CA）催化。

2）生成的 CO_2 经单纯扩散 → 上皮细胞，在细胞内 CO_2 和 H_2O 结合 → H_2CO_3（又由 CA 催化）→ 解离成 HCO_3^- 和 H^+（图 8-7）。

● HCO_3^- 的重吸收：HCO_3^- 与其他离子经同向转运 → 细胞间液（由钠泵供能），小部分经 Cl^--HCO_3^- 交换 → 细胞间液（由钠泵供能）。

● H^+ 的分泌：H^+ 经顶端膜的 Na^+-H^+ 逆向转运 → 小管液，再与 HCO_3^- 结合形成 H_2CO_3。小部分 H^+ 由顶端膜的 H^+-ATP 酶主动分泌 → 小管液。

3）近端小管重吸收 HCO_3^- 是以 CO_2 的形式进行的，HCO_3^- 的重吸收优先于 Cl^- 的重吸收。

表 8-3 远曲小管和集合管 Na^+、Cl^- 和水的重吸收

部位	通透性		转运机制	小管液渗透压
	溶质	水		
远曲小管	主动重吸收 NaCl	不通透	存在 Na^+-Cl^- 同向转运体（NCC），主动重吸收 NaCl，小管液的 Na^+、Cl^- → 上皮细胞，细胞内 Na^+ 由钠泵泵出	继续↓
集合管				
主细胞	重吸收 NaCl，分泌 K^+	通透	①主细胞基底侧膜的钠泵保持细胞内低 Na^+，继而使小管液的 Na^+ 经顶端膜钠通道（ENaC）→ 上皮细胞；Na^+ 的重吸收使小管液呈负电位 → 使小管液的 Cl^- 经细胞旁途径被动重吸收，也成为分泌 K^+ 的动力 ②主细胞的顶端膜和胞质中的囊泡内含水通道蛋白 2（AQP2），基底侧膜有 AQP3 和 AQP4 分布。上皮细胞对水的通透性取决于顶端膜 AQP2 的数量，并受抗利尿激素调节	↑
闰细胞	主要分泌 H^+，也重吸收 K^+		—	

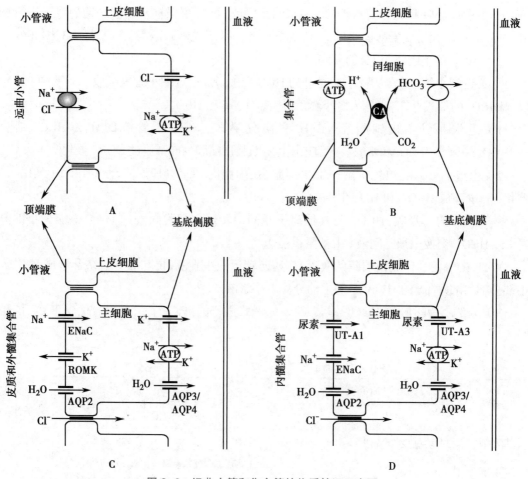

图 8-6　远曲小管和集合管的物质转运示意图

A. 远曲小管 NaCl 的重吸收机制；B. 集合管 A 型闰细胞的物质转运；C. 皮质部和外髓部集合管主细胞的物质转运；D. 内髓部集合管主细胞的物质转运。

CA：碳酸酐酶。

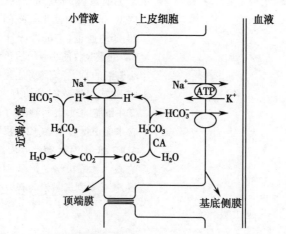

图 8-7　近端小管重吸收 HCO_3^-（以 CO_2 形式）的细胞机制

> **提示**
>
> 近端小管是分泌 H^+ 的主要部位,并以 Na^+–H^+ 交换的方式为主。

（2）髓袢:对 HCO_3^- 的重吸收主要发生在升支粗段,其机制与近端小管相同。

（3）远曲小管:通过 Na^+–H^+ 交换,参与 HCO_3^- 的重吸收。

（4）集合管:集合管的闰细胞分为 A 型、B 型和非 A 非 B 型。A 型闰细胞可经顶端膜的氢泵（ H^+–ATP）和氢钾泵（ H^+,K^+–ATP 酶）主动分泌 H^+,泵入小管液中的 H^+ 可与 HCO_3^- 结合,形成 H_2O 和 CO_2;也可与 HPO_4^{2-} 反应生成 $H_2PO_4^-$;还可与 NH_3 反应生成 NH_4^+,以降低小管液的 H^+ 浓度。

1）肾小管和集合管分泌的 H^+ 量与小管液的酸碱度有关:小管液 pH↓时,H^+ 的分泌↓。当小管液 pH 降至 4.5 时,H^+ 的分泌停止。

2）肾小管和集合管上皮细胞的碳酸酐酶（CA）活性受 pH 影响:当 pH↓时,其活性↑,可生成更多 H^+,利于肾排 H^+ 保碱。

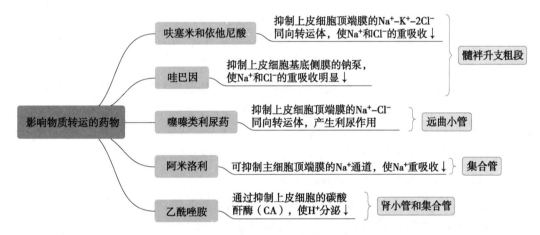

3. NH_3 和 NH_4^+ 的分泌与 H^+ 和 HCO_3^- 的转运的关系

（1）近端小管、髓袢升支粗段和远端小管上皮细胞内的谷氨酰胺可经一系列反应生成 2 分子的 NH_4^+ 和 HCO_3^-。在这一反应过程中,谷氨酰胺酶是生成 NH_3 的限速酶。在细胞内,NH_4^+ 与 NH_3+H^+ 两种形式处于一定的平衡状态。

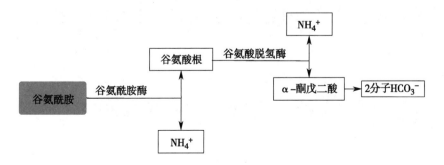

近端小管：分泌 2 个 NH_4^+，回吸收 2 个 HCO_3^-。

1）NH_4^+ 通过上皮细胞顶端膜 Na$^+$–H$^+$ 交换体进入小管液（由 NH_4^+ 代替 H$^+$）。

2）NH_3 是脂溶性分子，可经单纯扩散→小管腔，也可经基底侧膜→细胞间液。

3）HCO_3^- 与 Na$^+$ 一同跨基底侧膜→组织间液。

（2）集合管

1）集合管上皮细胞膜对 NH_3 高度通透，而对 NH_4^+ 的通透性较低，因此细胞内的 NH_3 可扩散→小管液，与小管液的 H$^+$ 结合形成 NH_4^+→随尿排出体外。

2）在排出 NH_4^+ 过程中，尿中每排出 1 个 NH_4^+ 可有 1 个 HCO_3^- 被重吸收。

NH_3 的分泌与 H$^+$ 的分泌密切相关。如果集合管分泌 H$^+$ 被抑制，则尿中排出 NH_4^+ 也减少。一般肾脏分泌的 H$^+$ 约有 50% 由 NH_3 缓冲。慢性酸中毒时可刺激肾小管和集合管上皮细胞谷氨酰胺的代谢，增加 NH_4^+ 及 NH_3 的排泄和生成 HCO_3^-。故氨的分泌也是肾脏调节酸碱平衡的重要机制之一。

4. K$^+$ 的重吸收和分泌

（1）重吸收：小管液中的 K$^+$ 有 65%~70% 在近端小管被重吸收，25%~30% 在髓袢被重吸收，且这些部位的重吸收比例比较固定。

（2）重吸收和分泌：远端小管和皮质集合管可重吸收 K$^+$，也能分泌 K$^+$，其量受多种因素的调节。

1）远端小管和集合管上皮细胞基底侧膜的钠泵活动而使细胞内 K$^+$ 浓度较高，K$^+$ 可顺电化学梯度经 K$^+$ 通道→小管液（K$^+$ 的分泌）；另一方面，小管液中的 Na$^+$ 被重吸收而使小管液呈负电位，也有利于 K$^+$ 扩散→小管液。

2）远端小管后半段和集合管的主细胞可分泌 K$^+$，闰细胞重吸收 K$^+$。

（3）肾脏对 K$^+$ 排出量的影响因素

1）远端小管液流量增大：如肾血流量增大、应用利尿剂等，细胞内 K$^+$ 向小管液扩散的驱动力就增大，有利于 K$^+$ 的分泌。

2）小管液负电位值增大：有利于 K$^+$ 的分泌。

3）肾小管泌 H$^+$：K$^+$ 的分泌与肾小管泌 H$^+$ 有关。在近端小管有 Na$^+$–H$^+$ 交换和 Na$^+$–K$^+$ 交换，两者之间存在竞争性抑制关系。当酸中毒时，Na$^+$–H$^+$ 交换加强，Na$^+$–K$^+$ 交换减弱，使血 K$^+$↑。相反，碱中毒时 Na$^+$–K$^+$ 交换加强，使血 K$^+$ 浓度↓。

4）醛固酮：远端小管和集合管分泌 K$^+$ 受醛固酮的调节，醛固酮可保钠排钾，同时促进水的重吸收。

提示

　　肾脏对 K$^+$ 的排出量主要取决于远端小管和集合管上皮细胞 K$^+$ 的分泌量。

5. 葡萄糖的重吸收

（1）滤过的葡萄糖均在近端小管,特别是近端小管的前半段被重吸收。

（2）小管液的葡萄糖通过近端小管上皮细胞顶端膜中的 Na^+– 葡萄糖同向转运体,以继发性主动转运→转入细胞。

（3）进入细胞内的葡萄糖由基底侧膜葡萄糖转运体 2（GLUT2）以易化扩散→细胞间液。

（4）近端小管对葡萄糖的重吸收有一定限度。当血糖浓度达 180mg/100ml 血液时,有一部分肾小管对葡萄糖的吸收已达极限,尿中开始出现葡萄糖,此时的血浆葡萄糖浓度称为肾糖阈。

6. 氨基酸的重吸收　由肾小球滤过的氨基酸主要在近端小管被继发性主动重吸收,也需要 Na^+ 的存在,但有多种类型氨基酸转运体。

7. 钙的重吸收（表 8-4）

表 8-4　钙的重吸收

部位	吸收特点
近端小管	对 Ca^{2+} 的重吸收约 80% 由溶剂拖曳的方式经细胞旁途径进入细胞间液,约 20% 经跨细胞途径被重吸收
髓袢	降支细段和升支细段对 Ca^{2+} 不通透,仅升支粗段能重吸收 Ca^{2+},可能存在被动重吸收,也存在主动重吸收
远端小管和集合管	Ca^{2+} 的重吸收是跨细胞途径的主动转运

8. 尿素的重吸收与排泄

（1）尿素由肝脏产生,经肾小球滤过进入小管液中。

（2）近端小管可以吸收 40%~50% 肾小球滤过的尿素。其他部分节段对尿素通透性很低,部分节段通过尿素通道蛋白（UT）增加该节段对尿素的通透性,存在肾内尿素再循环。

（3）肾内尿素再循环（图 8-8）

1）肾小管尿素重吸收步骤:①从髓袢升支细段至皮质和外髓部集合管对尿素不通透,集合管开始对水进行重吸收,导致尿素在集合管内浓度不断增高;②内髓部集合管末端依赖抗利尿激素调控的尿素通道蛋白 UT–A1 和 UT–A3 对尿素高度通透,使浓缩的尿素扩散到内髓部组织;③髓袢降支细段 UT–A2 介导的尿素通透性增加,尿素重新进入髓袢。

2）直小血管对尿素渗透梯度的影响:内髓部组织的高浓度尿素通过直小血管升支的窗孔进入血液,由直小血管升支从内髓部带走的尿素,在向外髓部走行过程中,再扩散到尿素浓度比较低的组织间液,然后通过直小血管降支表达的尿素通道 UT–B 进入血液回到内髓部,从而维持从肾外髓部到内髓部的尿素浓度梯度和渗透压梯度。

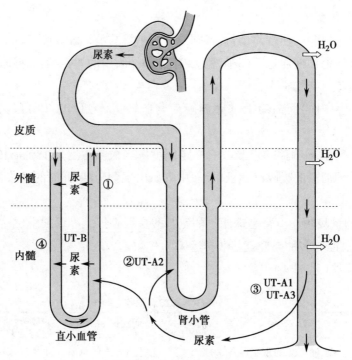

图 8-8 肾内尿素再循环

直小血管升支（图①）内皮细胞以微孔方式通透尿素外，髓袢降支细段（图②）、内髓部集合管（图③）和直小血管降支（图④）对尿素的通透均由尿素通道介导。

> ⓘ 提示
>
> 肾内尿素再循环在尿浓缩机制中具有非常重要的意义，NaCl 和尿素维持内髓部高渗的作用各约占 50%。根据机体的调节，经肾小球滤过的尿素有 20%~50% 经尿液排出体外。

三、影响肾小管和集合管重吸收与分泌的因素

1. 小管液中溶质的浓度

（1）渗透性利尿：某些因素导致小管液中溶质的含量高，使小管液渗透压升高，因而妨碍肾小管特别是近端小管对水的重吸收，导致尿量和 NaCl 排出增多。这种因小管液溶质浓度升高而引起的利尿、利钠现象，称为渗透性利尿。

（2）临床现象：如糖尿病患者多尿；静脉滴注甘露醇和山梨醇等利尿。

2. 球－管平衡

（1）近端小管中 Na^+ 和水的重吸收率总是占肾小球滤过率的 65%~70%，称为近端小管的定比重吸收，这种定比重吸收的现象称为肾小球－肾小管平衡，简称球－管平衡。

（2）定比重吸收的产生机制主要与肾小管周围毛细血管内血浆胶体渗透压的变化有关。

（3）球–管平衡的生理意义在于保持尿量和尿钠的相对稳定。球管平衡在某些情况下可被破坏,如发生渗透性利尿时,尿量和尿 Na^+ 排出明显增多。

○ 经典试题 ○

（研）1. 正常人摄入 K^+ 增多,肾排 K^+ 也增多的原因是

　　A. 远曲小管和集合管分泌 K^+ 增多　　B. 近端小管重吸收 K^+ 减少

　　C. 醛固酮分泌减少　　D. 肾小球滤过率增强

（研）2. 肾小管重吸收 Na^+ 与水的量与肾小球滤过率成定比关系的部位是

　　A. 髓袢细段　　B. 髓袢升支粗段

　　C. 远曲小管　　D. 近端小管

（执）3. 患者经抗肿瘤治疗后尿检发现大量葡萄糖和氨基酸,推测其肾单位受损部位是

　　A. 近端小管　　B. 肾小球

　　C. 集合管　　D. 髓袢升支粗段

　　E. 远端小管

【答案】

1. A　2. D　3. A

第四节　尿液的浓缩和稀释

一、概述

1. 尿液的渗透压　尿液的浓缩和稀释是尿液的渗透压和血浆渗透压相比而言的。

（1）正常尿液的渗透压:在 50~1 200mOsm/（kg·H_2O）波动,表明肾脏具有较强的浓缩和稀释能力。肾脏对尿液的浓缩和稀释能力对维持体内液体平衡和渗透压稳定极为重要。

（2）高渗尿:当体内缺水时,尿液被浓缩,排出的尿液渗透压明显高于血浆渗透压。

（3）低渗尿:当体内液体量过多时,尿液被稀释,排出的尿液渗透压低于血浆渗透压。

2. 尿量　正常成年人 24h 尿量为 1~2L。24h 尿量超过 2.5L,称为多尿;24h 尿量少于 400ml,称为少尿;24 小时尿量不足 100ml,称为无尿。

二、尿液的浓缩机制

尿液的浓缩是因为小管液中的水被重吸收,而溶质仍留在小管液中造成的。

1. 浓缩尿液产生的必要因素

（1）集合管对水的通透性增高：抗利尿激素（ADH）可增加肾脏集合管上皮细胞顶端膜上水通道蛋白2的表达，促进肾脏对水的重吸收。

（2）肾脏髓质组织间液形成高渗透浓度梯度：可进一步促进水的重吸收。

2. 肾髓质间质渗透浓度梯度的形成 髓袢的形态和功能特性是其形成的重要条件。

（1）逆流倍增机制：肾脏借此建立从外髓部→内髓部间液由低→高的渗透浓度梯度。

1）髓袢和集合管的结构排列：小管液从近端小管经髓袢降支向下流动，折返后经髓袢升支向相反方向流动，再经集合管向下流动，最后进入肾小盏（图8-9）。髓袢和集合管的结构排列构成逆流系统。

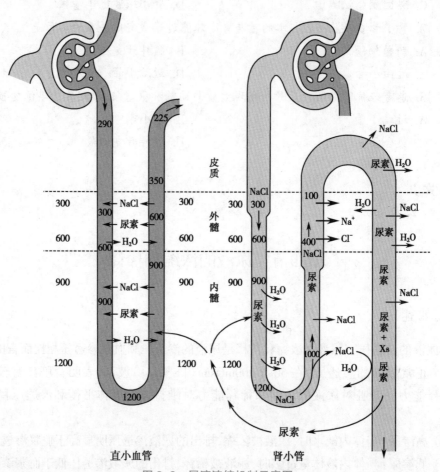

图 8-9 尿液浓缩机制示意图

粗箭头表示髓袢升支粗段主动重吸收 Na^+ 和 Cl^-，Xs 表示未被重吸收的溶质，图中数字表示渗透浓度［单位：$mOsm/(kg \cdot H_2O)$］。

2）髓袢和集合管各段对水和溶质的通透性、重吸收不同：由此导致小管液在流经各段肾小管和集合管时，其渗透浓度可发生很大变化（近端小管为等渗性重吸收）。各段肾小管和集合管对不同物质的通透性和作用见表8-5。

表 8-5　各段肾小管和集合管对不同物质的通透性和作用

分段	水	溶质	作用
髓袢降支细段	易通透	对 Na⁺ 不易通透,对尿素中等通透	水进入内髓部组织间液使小管液中 NaCl 浓度和渗透压逐渐↑;部分尿素由内髓部组织间液进入小管液,加入尿素再循环
髓袢升支细段	不易通透	对 Na⁺ 易通透,对尿素不易通透	NaCl 由小管液进入内髓部组织间液,使之渗透压↑
髓袢升支粗段	不易通透	Na⁺ 主动重吸收,Cl⁻ 继发性主动重吸收,对尿素不易通透	NaCl 进入外髓部组织液,使之渗透压↑
远曲小管	不易通透	Na⁺ 主动重吸收,Cl⁻ 继发性主动重吸收,对尿素不易通透	NaCl 进入皮质组织间液,使小管液渗透压进一步↓
集合管	在有 ADH 时,对水易通透	对 Na⁺ 主动重吸收,尿素在皮质和外髓部不易通透,在内髓部易通透	水重吸收使小管液中尿素浓度↑;NaCl 和尿素进入内髓部组织间液,使之渗透压↑

ⓘ 提示

　　髓袢升支粗段主动重吸收 NaCl,对水不通透,增加外髓部间液的渗透压,是建立髓质间液高渗透梯度的最重要的起始动力。

（2）直小血管的逆流交换机制

1）肾髓质间液高渗的建立是由于 NaCl 和尿素在小管外组织间液中积聚所致。这些物质能持续滞留在该部位而不被循环血液带走,从而维持肾髓质间液的高渗环境,与直小血管所起的逆流交换作用密切相关。

2）直小血管的降支和升支并行,在髓质中形成逆流系统。直小血管壁对水和溶质都高度通透。

● 当血液沿直小血管降支向髓质深部流动时,在任一平面的组织间液渗透浓度均＞直小血管内血浆渗透浓度,故组织间液中的溶质顺浓度差扩散→直小血管内,直小血管内的水顺浓度差→组织间液,使直小血管降支内各段血浆的渗透压与同一平面髓质间隙之间趋于平衡。越向内髓部深入,直小血管中血浆的渗透浓度越高。

● 当血液在直小血管升支内流动时,由于血浆渗透压比同一水平髓质间隙的渗透压要高,使得升支内溶质扩散→髓质间液,髓质间液的水→升支内。

● 逆流交换过程仅将髓质间液中多余的溶质和水带回循环血液,使溶质（主要是 NaCl 和尿素）可以连续地在直小血管降支和升支之间循环,有利于髓质间液高渗透压的维持。

3. 抗利尿激素　是决定集合管上皮细胞对水通透性的关键激素。

（1）抗利尿激素分泌↑,集合管上皮细胞对水的通透性↑,水的重吸收量↑,小管液的渗透浓度↑,尿液浓缩。

（2）抗利尿激素分泌↓,集合管对水的通透性↓,水的重吸收↓,远曲小管的低渗小管液得不到浓缩,同时,集合管主动重吸收 NaCl,使尿液的渗透浓度进一步↓,尿液被稀释。

三、尿液的稀释机制

1. 低渗尿　终尿的渗透浓度若低于血浆的渗透浓度,称为低渗尿,尿液渗透浓度可低至 50mOsm/（kg·H_2O）。尿液的稀释主要发生在集合管。

2. 机制　小管液在到达髓袢升支粗段末端时为低渗液。若体内水过多造成血浆晶体渗透压↓,可使 ADH 的释放被抑制,集合管对水的通透性很低,水不能被重吸收,而小管液中的 NaCl 继续被主动重吸收,使小管液的渗透浓度进一步↓。

3. 示例　饮大量清水后,血浆晶体渗透压↓,引起 ADH 释放↓,导致尿量↑,尿液被稀释。

四、影响尿液浓缩和稀释的因素

1. 影响肾髓质高渗形成的因素

（1）Na^+ 和 Cl^-:凡能影响髓袢升支粗段主动重吸收 Na^+ 和 Cl^- 的因素都能影响髓质间液高渗的形成,如袢利尿剂呋塞米和依他尼酸可抑制髓袢升支粗段的 Na^+–K^+–$2Cl^-$ 同向转运,减少 Na^+ 和 Cl^- 的主动重吸收,降低外髓部间液高渗,进而减少远端小管和集合管对水的重吸收,阻碍尿的浓缩。

（2）尿素:尿素通过尿素再循环进入髓质的数量取决于尿素的浓度和集合管对尿素的通透性。一些营养不良的患者尿素生成量减少,可影响内髓部高渗的形成,从而降低尿浓缩的功能。抗利尿激素能增加内髓部集合管对尿素的通透性,有助于提高髓质间液高渗,增加对水的重吸收,增强肾的浓缩能力。

（3）髓袢结构的完整性:是逆流倍增的重要基础。肾髓质受损时,逆流倍增效率将减退或丧失而影响尿浓缩。

2. 影响集合管对水通透性的因素　集合管对水的通透性依赖于血中抗利尿激素的浓度。

（1）血浆抗利尿激素浓度↑时,集合管上皮细胞顶端膜上的 AQP2 表达↑,在髓质间液高渗的基础上,对水的通透性↑,水重吸收增多,故尿液被浓缩。反之,尿液被稀释。

（2）抗利尿激素完全缺乏或肾小管和集合管缺乏抗利尿激素受体时,可出现尿崩症,每天可排出高达 20L 的低渗尿。

3. 直小血管血流量和血流速度对髓质高渗维持的影响　直小血管的逆流交换作用对维持髓质间液高渗极为重要。直小血管血流量和速度影响髓质间液高渗的维持。

提示

尿液的浓缩和稀释过程,主要在集合管调节。

●─○● 经 典 试 题 ●○─●

（研）1. 尿液的浓缩和稀释,与哪种体液因子有关
　　　A. 血管紧张素　　　　　　　　B. 醛固酮
　　　C. 抗利尿激素　　　　　　　　D. 心房钠尿肽

（研）2. 肾小管液被显著稀释的部位是
　　　A. 近端小管　　　　　　　　　B. 集合管
　　　C. 髓袢升支粗段　　　　　　　D. 远曲小管

（研）3. 肾脏对尿液进行浓缩所需要的条件有
　　　A. 肾交感神经兴奋
　　　B. 肾髓质高渗
　　　C. 抗利尿激素释放
　　　D. 小管液中高溶质浓度

【答案】
1. C　2. B　3. BC

第五节　尿生成的调节

一、神经调节

肾交感神经兴奋时,释放去甲肾上腺素（NE）,调节尿液生成。

1. NE 与肾脏血管平滑肌 α 受体相结合,引起肾血管收缩而减少肾血流量。由于入球小动脉比出球小动脉收缩更明显,使肾小球毛细血管血浆流量减少,毛细血管血压下降,GFR 下降。

2. NE 激活 β 受体,引起球旁细胞释放肾素,导致循环血液中血管紧张素Ⅱ和醛固酮浓度增加,增加肾小管对水和 NaCl 的重吸收,使尿量减少。

3. NE 与 α_1 受体结合,刺激近端小管和髓袢（主要是近端小管）对 Na^+、Cl^- 和水的重吸收。

二、体液调节

1. 抗利尿激素

（1）来源:血管升压素（VP）也称抗利尿激素（ADH）,为九肽激素,主要由下丘脑视上核和室旁核合成,沿下丘脑 – 垂体束的轴突被运输到神经垂体储存。

（2）ADH 的受体

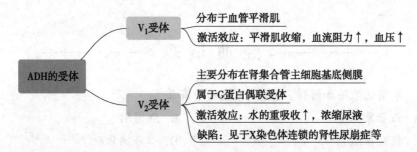

（3）作用机制：水通道蛋白2（AQP2）是调节集合管对水通透性的关键蛋白,主要受 ADH 调节。

1）ADH 与肾脏主细胞基底侧膜 V_2 受体结合,促使细胞内含有 AQP2 的囊泡转移并镶嵌到细胞的顶端膜,从而使顶端膜对水的通透性增加。小管液中的水重吸收进入细胞内,随即通过表达在基底侧膜的水通道蛋白 AQP3、AQP4 的作用,进入组织间隙,最后被重吸收入血。一旦刺激消失,AQP2 通过形成囊泡载体,重新返回到胞质中,降低膜对水的通透性。

2）ADH 水平升高后,也可通过长期调节（几个小时到几天的时间）机制,促进 AQP2 基因的转录及蛋白的合成。

（4）ADH 的分泌调节

1）血浆晶体渗透压：生理状态下是调节抗利尿激素分泌最重要的因素。

● 大量出汗、严重腹泻、呕吐、高热等可导致机体失水多于溶质丧失,血浆晶体渗透压↑,刺激神经垂体释放 ADH,集合管管腔膜对水的通透性↑,水的重吸收↑,尿液浓缩,尿量↓。

● 大量饮清水后,血液被稀释,血浆晶体渗透压↓,引起 ADH 分泌↓,集合管对水的重吸收减少,尿液稀释,尿量↑。例如一次饮 1 000ml 清水后,约过 30min 尿量就开始增加,1h 末尿量可达最高峰,2~3h 后尿量恢复到原水平。若饮 1 000ml 生理盐水,则排尿量不出现饮清水后那样的变化。这种大量饮清水后引起尿量增多的现象称为水利尿。

2）循环血量：当循环血量减少时,静脉回心血量减少,对心肺感受器的刺激减弱,经迷走神经传入至下丘脑的冲动减少,对 ADH 释放的抑制作用减弱,故 ADH 释放↑。反之则抑制 ADH 释放。

3）动脉血压：在正常范围时（平均压约为 100mmHg）,压力感受器传入冲动对 ADH 的释放起抑制作用,当动脉血压＜正常水平时,抑制作用减弱,ADH 释放↑。在对 ADH 释放的调节中,心肺感受器和压力感受器对相应刺激的敏感性要比渗透压感受器低。

4）其他：恶心、疼痛、窒息、应激刺激、低血糖和血管紧张素Ⅱ（AngⅡ）、某些药物（烟碱和吗啡等）等均能刺激 ADH 分泌；乙醇可抑制 ADH 分泌。

2. 肾素－血管紧张素－醛固酮系统（RAAS）

（1）RAAS：球旁细胞释放肾素→催化血浆血管紧张素原转变为血管紧张素Ⅰ（十肽）→经 ACEI 作用生成 AngⅡ（八肽）→刺激肾上腺皮质球状带合成和分泌醛固酮。

（2）肾素分泌的调节：RAAS 对尿生成的调节作用是通过机体对肾素分泌的调节来实现的。

1）肾内机制：即肾内自身调节机制,其感受器是牵张感受器和致密斑。

- 入球小动脉的**牵张感受器**：能感受肾动脉的灌注压（对动脉壁的牵张程度）。当肾动脉灌注压↓时，入球小动脉壁受牵拉的程度减小，肾素释放↑；反之，灌注压↑时肾素释放↓。

- 远曲小管起始部的**致密斑**：能感受流经该处小管液中的 NaCl 量。当 GFR↓或其他原因导致流经致密斑的小管液中 NaCl 量↓时，肾素释放↑；反之肾素释放减少。

2）神经机制：肾交感神经兴奋时末梢释放 NE，NE 作用于球旁细胞膜的 β 受体，直接刺激肾素释放。如急性大失血，血量减少，血压下降，可反射性兴奋肾交感神经，使肾素释放增加。

3）体液机制

- 肾素释放↑：儿茶酚胺（肾上腺素和去甲肾上腺素）、肾内的 PGE_2 和 PGI_2、低盐饮食。

- 肾素释放↓：血管紧张素Ⅱ、抗利尿激素、心房钠尿肽、内皮素和 NO。

（3）AngⅡ调节尿生成的功能

1）AngⅡ在生理浓度时可通过作用于近端小管上皮细胞的血管紧张素受体，直接促进 Na^+ 的重吸收；也可通过主要收缩出球小动脉，引起肾小球毛细血管血压升高，使滤过增加，这样，在近端小管周围毛细血管内血浆胶体渗透压较高，间接促进近端小管的重吸收。

2）AngⅡ对 GFR 的影响复杂

- 在 AngⅡ较低浓度时，由于出球小动脉对 AngⅡ的敏感性高于入球小动脉，故 AngⅡ主要引起出球小动脉收缩，肾血流量减少，而肾小球毛细血管血压却升高，故 GFR 变化不大。

- 在 AngⅡ较高浓度时，入球小动脉强烈收缩，则 GFR 减小。

- AngⅡ还能引起系膜细胞收缩，K_f 值减小，也可使 GFR 降低。

3）在入球小动脉，AngⅡ可使血管平滑肌生成 PGI_2 和 NO，这些物质能减弱 AngⅡ的缩血管作用。

（4）**醛固酮**

1）功能：醛固酮主要作用于肾远曲小管和集合管的上皮细胞，增加 K^+ 的排泄和增加 Na^+、水的重吸收。

2）作用机制：醛固酮与远曲小管和集合管上皮细胞胞质内受体结合，形成激素 – 受体复合物。该复合物穿过核膜进入核内，通过基因调节机制，生成多种醛固酮诱导蛋白（表8-6）。

表 8-6　醛固酮诱导蛋白

诱导蛋白	作用
顶端膜上皮钠通道 ENaC	有利于小管液的 Na^+ 向细胞内扩散
线粒体中合成 ATP 的酶	有利于 ATP 生成，为基底侧膜钠泵提供生物能
基底侧膜上的钠泵	可加速将 Na^+ 泵出细胞和 K^+ 泵入细胞，增大细胞内与小管液之间的 K^+ 浓度差，有利于 K^+ 的分泌。由于 Na^+ 的重吸收，小管液呈负电位，也利于 K^+ 的分泌，同时有利于 Cl^- 和水的重吸收

3）调节因素：包括肾素－血管紧张素系统，血 K^+ 和血 Na^+ 的改变。

● 肾素－血管紧张素系统激活可促进醛固酮的分泌。

● 血 K^+ 升高或血 Na^+ 降低均可刺激醛固酮的分泌（对血 K^+ 改变更敏感）。

3. 心房钠尿肽（ANP）　是心房肌细胞合成并释放的肽类激素。

（1）刺激 ANP 释放的因素

1）心房壁受牵拉（如血量过多、头低足高位、中心静脉压升高、身体浸入水中）。

2）乙酰胆碱、去甲肾上腺素、降钙素基因相关肽、ADH、高血钾。

（2）主要作用：使血管平滑肌舒张，促进肾脏排钠、排水。

（3）对肾脏作用：可使 GFR 增大；抑制集合管对水、钠的重吸收；抑制肾素、醛固酮和 ADH 的合成和分泌。

三、尿生成调节的生理意义

1. 在保持机体水平衡中的作用

（1）为维持细胞外液量的稳定，肾脏与细胞外液之间的液体转移，即尿生成过程中的肾小球滤过、肾小管和集合管的重吸收和排泌等活动，处于人体精密的调控之中；调控机制包括肾脏自身调节、神经调节和体液调节，因此人体内液体的容量调节主要是通过对尿生成的调节来实现。

（2）ADH 在调节肾脏水重吸收中所起的作用最为重要；醛固酮、心房钠尿肽也能影响机体的水平衡。

2. 在保持机体电解质平衡中的作用

（1）Na^+ 和 K^+ 的平衡

1）在尿生成的调节中，醛固酮是肾调节 Na^+ 和 K^+ 排出量最重要的体液因素。

2）心房钠尿肽可抑制肾重吸收 NaCl，使尿中 NaCl 排出增多。

3）GFR 的改变可通过球－管平衡使尿钠和尿量保持稳定。

（2）Ca^{2+} 的平衡

1）影响肾脏对 Ca^{2+} 排泄最主要的因素是甲状旁腺激素，甲状旁腺激素的分泌又受血 Ca^{2+} 浓度的调控。

2）肾对 Ca^{2+} 的重吸收和排泄还受降钙素和维生素 D_3 的调控。

3. 在维持机体酸碱平衡中的作用　体内对缓冲酸碱最重要、作用最持久的器官是肾脏，它可将体内除 CO_2 外的所有酸性物质（固定酸）排出体外，从而保持细胞外液中的 pH 于正常范围内。

◇ 经 典 试 题 ◇

（研）1. 机体安静情况下，对醛固酮分泌调节不起作用的因素是

A. 高血 Na^+ B. 血管紧张素Ⅱ

C. 促肾上腺皮质激素   D. 高血 K^+

（执）2. 大量出汗时尿量减少，主要原因是

    A. 血浆胶体渗透压升高，导致肾小球滤过减少

    B. 血浆晶体渗透压升高，引起 ADH 分泌增多

    C. 肾素 – 血管紧张素系统活动增强，引起醛固酮分泌增多

    D. 交感神经兴奋，引起肾小球滤过减少

    E. 血容量减少，导致肾小球滤过减少

（研）3. 促进肾素分泌的因素有

    A. 循环血量减少   B. 肾小球滤过率钠离子减少

    C. 动脉血压降低   D. 肾交感神经活动减弱

【答案】

1. C   2. B   3. ABC

第六节 清 除 率

一、清除率的概念及计算方法

1. **概念** 两肾在单位时间（一般为每分钟）内能将一定毫升血浆中所含的某种物质完全清除，这个能完全清除某物质的血浆毫升数就称为该物质的清除率（C）。

2. **计算方法** 计算某种物质（X）的清除率（C_X）的公式为 $C_X = \dfrac{U_X \times V}{P_X}$。$U_X$，即尿中该物质的浓度（mg/100ml）；V，即每分钟尿量（ml/min）；P_X，即血浆中该物质的浓度（mg/100ml）。

清除率能反映肾对不同物质的排泄能力，是一个较好的肾功能测定方法。但实际上，清除率只是一个推算的数值，更能反映的是每分钟内所清除的某种物质的量来自多少毫升血浆，或相当于多少毫升血浆中所含的某物质的量。

二、测定清除率的意义

1. 测定肾小球滤过率（GFR）

（1）菊粉清除率：菊粉可被肾小球自由滤过，同时在肾小管和集合管中既不被重吸收，也不被分泌，因此菊粉清除率 =GFR。根据对菊粉清除率的测定，可推知 GFR 为 125ml/min。应用菊粉测定 GFR 虽准确可靠，但操作不便。

（2）内生肌酐清除率：内生肌酐是指体内组织代谢所产生的肌酐。

1）肾小管和集合管能分泌少量肌酐，也可重吸收少量肌酐，内生肌酐清除率的值可以大致评估 GFR。我国成人内生肌酐清除率平均为 128L/24h。

2）肉类食物含肌酐以及肌肉剧烈活动可产生肌酐,故在检测内生肌酐前应禁食肉类食物,避免剧烈运动。

2. 测定肾血浆流量、滤过分数和肾血流量

（1）如果血浆中某一物质在流经肾脏后,肾静脉中其浓度接近于零,则表示血浆中该物质经肾小球滤过和肾小管集合管转运后,从血浆中全部被清除,因此该物质在尿中的排出量$(U_X \times V)$＝每分钟肾血浆流量（RPF）$\times$ 血浆中该物质浓度(P_X)。

静脉滴注碘锐特或对氨基马尿酸（PAH）,使其血浆浓度维持在 1~3mg/100ml,当血液流经肾脏一个周期后,血浆中的碘锐特或 PAH 约有 90% 被肾清除。故可通过测定碘锐特或 PAH 的清除率,计算肾血浆流量:如测得 PAH 清除率 C_{PAH} 为 594ml/min,假定肾动脉血中的 PAH 有 90% 被肾脏清除,则 RPF=594ml/min÷90%=660ml/min。

（2）计算滤过分数（FF）:FF=GFR/RPF=125ml/min÷660ml/min×100%=19%。

（3）计算肾血流量（RBF）:RBF= 肾血浆流量 /[1− 血细胞比容（如 45%）]=660ml/min÷55%=1 200ml/min。

3. 推测肾小管的功能 通过对各种物质清除率的测定,可推测哪些物质能被肾小管净重吸收,哪些物质能被肾小管净分泌,从而推论肾小管对不同物质的转运功能。葡萄糖可通过肾小球自由滤过,但其清除率几近于零,表明葡萄糖可全部被肾小管重吸收。

（1）某物质的清除率 < 肾小球滤过率,则该物质必定在肾小管被重吸收,但不能排除其被肾小管分泌的可能性。

（2）某物质的清除率 > 肾小球滤过率,则肾小管必定能分泌该物质,但不能排除其被肾小管重吸收的可能性。

4. 自由水清除率 是用清除率的方法定量测定肾排水情况的一项指标,即对肾产生无溶质水（自由水）能力进行定量分析的一项指标。无溶质水是指尿液在被浓缩的过程中肾小管每分钟从小管液中重吸收的纯水量;或指尿液在被稀释的过程中,体内被肾排出到尿液中去的纯水量。

ⓘ 提示

除血浆清除率试验外,临床上还可用尿液浓缩和稀释试验、酚红排泄试验等方法来检测肾功能。

————◦ 经典试题 ◦————

（研）利用肾清除率概念测定 GFR,被清除物除能被肾小球滤过外,尚需满足的条件是

    A. 不被肾小管重吸收,但可被分泌

    B. 可被肾小管重吸收,但不可被分泌

C. 不被肾小管重吸收和分泌

D. 可被肾小管重吸收和分泌

【答案】

C

第七节　尿 的 排 放

一、输尿管的运动

输尿管与肾盂连接处的平滑肌细胞有自律性,可产生规则的蠕动波(1~5 次/min),其推进速度为 2~3cm/s,将尿液送入膀胱。

二、膀胱和尿道的神经支配

1. 副交感神经和交感神经(表 8-7)

表 8-7　膀胱和尿道的神经支配——副交感神经和交感神经

项目	副交感神经	交感神经
释放递质	ACh	NE
膀胱逼尿肌	收缩	松弛
尿道内括约肌	舒张	收缩,血管收缩
效应	促进排尿	抑制排尿

2. 阴部神经　属躯体运动神经,可随意控制膀胱外括约肌。排尿反射时可反射性抑制阴部神经的功能。

三、排尿反射

排尿反射是一种脊髓反射,即该反射在脊髓水平就能完成。正常排尿反射受脑的高级中枢控制,可有意识地抑制或加强其反射过程。排尿反射过程见图 8-10。

1. 当膀胱内尿量达一定充盈度(约 400~500ml)时,膀胱壁的牵张感受器受到刺激而兴奋,冲动沿盆神经传入,到达骶髓的排尿反射初级中枢。同时冲动上传到脑干和大脑皮层的排尿反射高级中枢,并产生排尿欲。

2. 排尿反射进行时,冲动沿盆神经传出,引起逼尿肌收缩,尿道内括约肌舒张,尿液进入后尿道。此时尿液可以刺激后尿道的感受器,冲动沿传入神经再次传入骶髓排尿中枢,进一步加强其活动,这是一个正反馈过程,它使排尿反射一再加强,直至膀胱内的尿液排完为止。

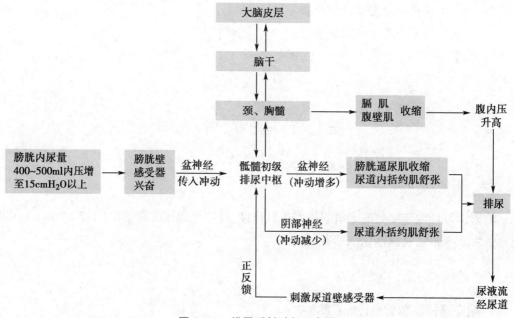

图 8-10 排尿反射过程示意图

3. 排尿后期,残留在尿道内的尿液,男性可通过球海绵体肌的收缩排尽,女性可靠重力作用排尽。

4. 排尿时,腹肌和膈肌的强力收缩可产生较高的腹内压,协助克服排尿的阻力。

引起排尿反射的主要因素是膀胱内压的升高。

四、排尿异常

排尿反射弧的任何一个部位受损,或骶段脊髓排尿中枢与高位中枢失去联系,都将导致排尿异常。

1. 无张力膀胱 指膀胱的传入神经受损,膀胱充盈的传入信号不能传到骶段脊髓,膀胱充盈时不能反射性引起张力增加,故膀胱充盈膨胀,膀胱壁张力下降。

2. 溢流性尿失禁 当膀胱过度充盈时,可发生溢流性滴流,即从尿道溢出数滴尿液。

3. 尿潴留 是由于支配膀胱的传出神经(盆神经)或骶段脊髓受损,排尿反射不能发生,导致膀胱松弛扩张,大量尿液滞留在膀胱内。

4. 尿失禁 多见于脊髓休克恢复后,是由于高位脊髓受损,骶部排尿中枢的活动不能得到高位中枢的控制而出现。

经 典 试 题

（执）下列神经反射活动中,存在正反馈调节的是

　　A. 肺牵张反射　　　　　　　　B. 屈肌反射

　　C. 排尿反射　　　　　　　　　D. 排便反射

　　E. 压力感受性反射

【答案】

C

温 故 知 新

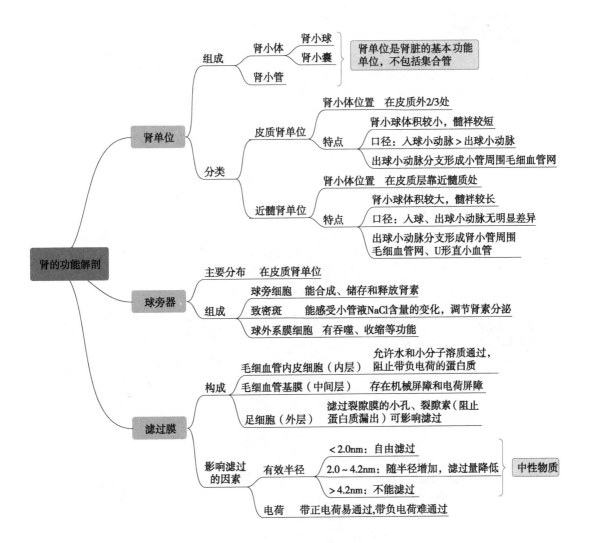

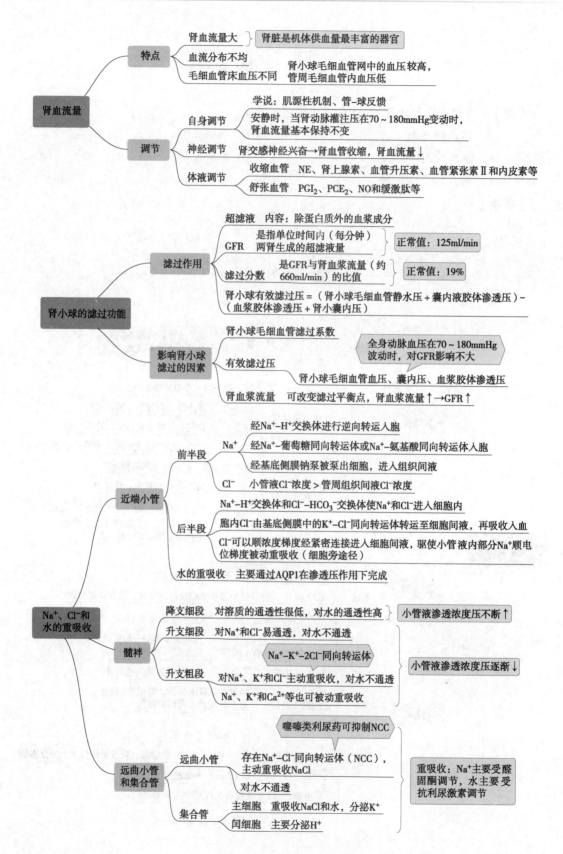

肾血流量
- 特点
  - 肾血流量大 } 肾脏是机体供血量最丰富的器官
  - 血流分布不均
  - 毛细血管床血压不同 肾小球毛细血管网中的血压较高，管周毛细血管内血压低
- 调节
  - 自身调节
    - 学说：肌源性机制、管-球反馈
    - 安静时，当肾动脉灌注压在70~180mmHg变动时，肾血流量基本保持不变
  - 神经调节 肾交感神经兴奋→肾血管收缩，肾血流量↓
  - 体液调节
    - 收缩血管　NE、肾上腺素、血管升压素、血管紧张素Ⅱ和内皮素等
    - 舒张血管　PGI_2、PCE_2、NO和缓激肽等

肾小球的滤过功能
- 滤过作用
  - 超滤液　内容：除蛋白质外的血浆成分
  - GFR 是指单位时间内（每分钟）两肾生成的超滤液量 } 正常值：125ml/min
  - 滤过分数 是GFR与肾血浆流量（约660ml/min）的比值 } 正常值：19%
  - 肾小球有效滤过压=（肾小球毛细血管静水压+囊内液胶体渗透压）-（血浆胶体渗透压+肾小囊内压）
- 影响肾小球滤过的因素
  - 肾小球毛细血管滤过系数
  - 有效滤过压 全身动脉血压在70~180mmHg波动时，对GFR影响不大
    - 肾小球毛细血管血压、囊内压、血浆胶体渗透压
  - 肾血浆流量　可改变滤过平衡点，肾血浆流量↑→GFR↑

Na^+、Cl^-和水的重吸收
- 近端小管
  - 前半段
    - Na^+
      - 经Na^+-H^+交换体进行逆向转运入胞
      - 经Na^+-葡萄糖同向转运体或Na^+-氨基酸同向转运体入胞
      - 经基底侧膜钠泵被泵出细胞，进入组织间液
    - Cl^-　小管液Cl^-浓度>管周组织间液Cl^-浓度
  - 后半段
    - Na^+-H^+交换体和Cl^--HCO_3^-交换体使Na^+和Cl^-进入细胞内
    - 胞内Cl^-由基底侧膜中的K^+-Cl^-同向转运体转运至细胞间液，再吸收入血
    - Cl^-可以顺浓度梯度经紧密连接进入细胞间液，驱使小管液内部分Na^+顺电位梯度被动重吸收（细胞旁途径）
  - 水的重吸收　主要通过AQP1在渗透压作用下完成
- 髓袢
  - 降支细段　对溶质的通透性很低，对水的通透性高 → 小管液渗透浓度压不断↑
  - 升支细段　对Na^+和Cl^-易通透，对水不通透
    - Na^+-K^+-$2Cl^-$同向转运体 → 小管液渗透浓度压逐渐↓
  - 升支粗段
    - 对Na^+、K^+和Cl^-主动重吸收，对水不通透
    - Na^+、K^+和Ca^{2+}等也可被动重吸收
- 远曲小管和集合管
  - 远曲小管
    - 噻嗪类利尿药可抑制NCC
    - 存在Na^+-Cl^-同向转运体（NCC），主动重吸收NaCl
    - 对水不通透
  - 集合管
    - 主细胞　重吸收NaCl和水，分泌K^+
    - 闰细胞　主要分泌H^+
  - 重吸收：Na^+主要受醛固酮调节，水主要受抗利尿激素调节

HCO₃⁻的重吸收与H⁺的分泌
- 近端小管
  - 重吸收HCO_3^-以CO_2的形式进行
  - 是分泌H^+的主要部位，以Na^+-H^+交换方式为主
- 髓袢
  - 对HCO_3^-的重吸收主要发生在升支粗段
- 远曲小管
  - 通过Na^+-H^+交换，参与HCO_3^-的重吸收
- 集合管
  - A型闰细胞经氢泵和氢钾泵主动分泌H^+
  - 肾小管和集合管的泌H^+量与小管液的酸碱度有关

NH_3和NH_4^+的分泌与H^+和HCO_3^-的转运的关系
- 近端小管
  - NH_4^+通过Na^+-H^+交换体进入小管液
  - NH_3通过单纯扩散进入小管腔，或通过基底侧膜进入细胞间液
  - HCO_3^-与Na^+一同跨基底侧膜进入组织间液
  - 分泌2个NH_4^+，回吸收2个HCO_3^-
- 集合管
  - NH_3扩散进入小管液，与H^+结合形成NH_4^+，随尿排出体外
  - 每排出1个NH_4^+可有1个HCO_3^-被重吸收

K^+的重吸收和分泌
- 重吸收部位
  - 65%～70%：在近端小管
  - 25%～30%：在髓袢
- 影响K^+分泌的因素
  - 远端小管液流量增大
  - 小管液负电位值增大
  - 肾小管泌H^+
  - 醛固酮

葡萄糖和氨基酸的重吸收
- 部位
  - 主要在近端小管
- 葡萄糖
  - 小管液中的葡萄糖经Na^+-葡萄糖同向转运体，以继发性主动转运转入细胞
  - 胞内的葡萄糖由GLUT2以易化扩散→细胞间液
  - 近端小管对葡萄糖的重吸收有一定限度
  - 肾糖阈：血糖浓度达180mg/100ml血液时，尿中开始出现葡萄糖
- 氨基酸
  - 通过继发性主动重吸收，需Na^+的存在

影响肾小管和集合管重吸收与分泌的因素
- 小管液中溶质的浓度
  - 浓度升高，可引起渗透性利尿
  - 举例：糖尿病患者多尿；静脉滴注甘露醇等利尿
- 球-管平衡
  - 定比重吸收
  - 指近端小管中Na^+和水的重吸收率总占GFR的65%～70%
  - 意义 保持尿量和尿钠的相对稳定

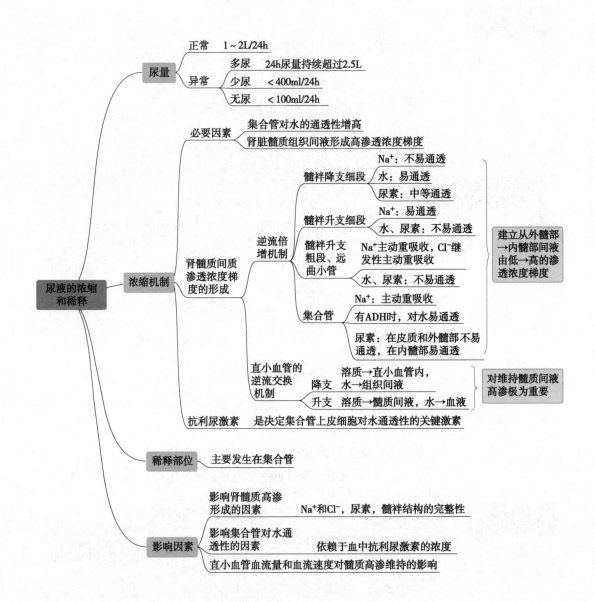

神经调节 —— 肾交感神经兴奋，释放NE并激活
- 肾血管α受体　肾血管收缩、GFR↓
- β受体　引起肾素释放→尿量↓
- α₁受体　刺激肾小管对Na⁺、Cl⁻和水的重吸收

尿生成的调节

体液调节

ADH
- 合成部位　主要在下丘脑视上核和室旁核
- 受体
  - V₁受体激活　引起平滑肌收缩，血流阻力↑，血压↑
  - V₂受体激活　增加水的重吸收，浓缩尿液
- 作用机制　调节AQP2，影响肾脏集合管对水通透性
- 分泌调节
  - 血浆晶体渗透压（最重要）↑→ADH分泌↑→尿量↓
  - 循环血量↓、动脉血压↓→ADH分泌↑
  - 其他　恶心、疼痛、窒息、应激刺激、乙醇等→ADH分泌↑

RAAS
- 肾素分泌的调节
  - 肾内机制
    - 牵张感受器：感受肾动脉灌注压，肾动脉灌注压↓→肾素释放↑
    - 致密斑：感受小管液的NaCl量，NaCl量↓→肾素释放↑
  - 神经机制　交感神经兴奋释放NE→肾素释放↑
  - 体液机制
    - 儿茶酚胺、PGE₂和PGI₂等→肾素释放↑
    - AngⅡ、抗利尿激素等→肾素释放↓
- AngⅡ调节尿生成
  - 生理浓度时直接促进Na⁺的重吸收，也可主要收缩出球小动脉使滤过增加
  - 对GFR的影响　较低浓度时GFR变化不大，较高浓度时GFR减小
  - 在入球小动脉　AngⅡ可使血管平滑肌生成PGI₂和NO，它们能减弱AngⅡ的缩血管作用
- 醛固酮
  - 功能　保Na⁺排K⁺，重吸收水
  - 作用机制　生成多种醛固酮诱导蛋白
  - 调节因素　肾素-血管紧张素系统、血K⁺和血Na⁺的改变

ANP　使血管平滑肌舒张，促进肾脏排钠、排水

清除率

概念 —— 两肾在单位时间（一般为每分钟）内能将一定毫升血浆中所含的某种物质完全清除，这个能完全清除某物质的血浆毫升数就称为该物质的清除率

测定意义
- 测定GFR
  - 菊粉可被肾小球自由滤过，在肾小管和集合管中不被重吸收、也不被分泌
  - 菊粉清除率＝肾小球滤过率
  - 内生肌酐清除率≈肾小球滤过率 } 肾小管、集合管分泌少量肌酐，也重吸收少量肌酐
- 测定肾血浆流量、滤过分数和肾血流量 } 常采用对氨基马尿酸（PAH）的相应数值
- 推测肾小管的功能
  - 某物质的清除率＜GFR
    - 该物质必在肾小管被重吸收
    - 可能被肾小管分泌
  - 某物质的清除率＞GFR
    - 肾小管必定能分泌该物质
    - 可能被肾小管重吸收
- 自由水清除率　是用清除率的方法定量测定肾排水情况的一项指标

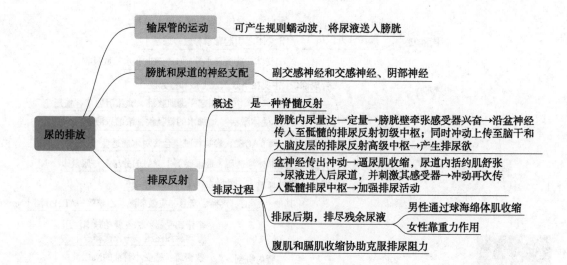

第九章

感觉器官的功能

第一节 感觉概述

一、感受器和感觉器官

1. 感觉 是客观物质世界在脑的主观反映,是机体赖以生存的重要功能活动之一。

2. 感受器 是指分布在体表或组织内部的一些专门感受机体内、外环境变化的结构或装置。

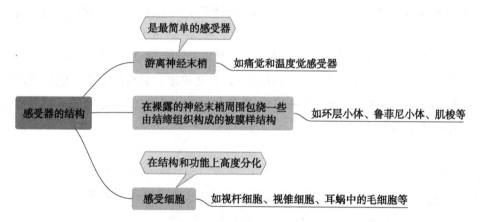

3. 感觉器官 是指某些感受细胞连同它们的附属结构所构成的专门感受某一特定感觉类型的器官。人和高等动物最主要的感觉器官有眼、耳(含耳蜗和前庭)、鼻、舌等,它们均位于头部,称为特殊感觉器官。

二、感受器的一般生理特性

1. 感受器的适宜刺激

(1)一种感受器通常只对某种特定形式的刺激最敏感,这种形式的刺激称为该感受器的适宜刺激。如可见光是视网膜感光细胞的适宜刺激。

(2)感受器对某些非适宜刺激也可产生一定反应,但所需刺激强度通常要比适宜刺激大得多。因此,机体内外环境的各种刺激,总是优先被适宜该刺激形式的感受器所接受。

(3)引起感受器兴奋所需的最小刺激强度称为强度阈值,而所需的最短作用时间称为时间阈值。

2. 感受器的换能作用

（1）感受器的功能是将作用于它们的特定形式的刺激能量转换为传入神经的动作电位，这种能量转换称为感受器的换能作用。

（2）在感受器的换能过程中，一般不是直接把刺激能量转变为神经冲动，而是先在感受器细胞或传入神经末梢产生一种过渡性的局部膜电位，这种电位变化称为感受器电位。该电位常由跨膜离子电流引起的膜去极化而产生，但在感光细胞则为膜超极化所致。感受器电位的产生机制各不相同，但介导此过程的信号转导分子主要是细胞膜上的通道蛋白或 G 蛋白偶联受体。

（3）感觉换能和动作电位发生的部位通常是分开的

1）在感觉神经纤维末端和有些感受细胞（如嗅细胞）产生的感受器电位以电紧张的形式扩布，当到达感觉神经的第一个郎飞结或轴突始段时，只要去极化达到阈电位水平，即可爆发动作电位，并沿感觉神经向远处传导。

2）在另一些感受细胞（如感光细胞、毛细胞）产生的感受器电位以电紧张的形式传至突触输出处，通过释放递质引起初级传入神经末梢发生膜电位变化，这种电位改变也是过渡性的，称为发生器电位。

（4）感受器电位、发生器电位本质上都有局部电位的性质，即为非"全或无"式的；可以发生总和；能以电紧张形式沿所在的细胞膜作短距离传播。只有当感受器电位或发生器电位使该感受器的传入神经纤维发生去极化、并产生动作电位时，才标志着这一感受器或感觉器官换能作用的完成。

 提示

感受器电位或发生器电位的产生并不意味着感受器功能的完成。

3. 感受器的编码功能

（1）感受器在把外界刺激转换为传入神经动作电位时，不仅发生了能量的转换，也将刺激所包含的环境变化信息转移到了动作电位的序列中，起到了信息转移作用，即感受器的编码功能。感觉编码不仅与感受器有关，还涉及感觉系统的其他结构。

（2）感觉系统将刺激信号转变为可识别的感觉信号，主要包括刺激的类型、部位、强度、持续时间四种基本属性。

4. 感受器的适应现象

（1）当某一恒定强度的刺激持续作用于一个感受器时，其传入神经纤维上动作电位的频率会逐渐降低，这一现象称为感受器的适应。

（2）感受器的分类：常根据感受器出现适应的快慢分类（表 9-1）。

表 9-1　感受器的分类

项目	快适应感受器	慢适应感受器
特点	受到刺激时,仅在刺激作用后的短时间内有传入冲动发放,此后虽然刺激持续存在,但神经冲动的频率迅速降低,甚至消失	在刺激持续作用时,一般仅在刺激开始后不久传入冲动频率稍有下降,以后可在较长时间内维持于这一水平,直到刺激被撤除为止
意义	对刺激的变化十分敏感,适于传递快速变化的信息,有利于机体接受新的刺激,对于探索新异物体或障碍物具有意义	有利于机体对某些功能状态如姿势、血压等进行持久而恒定的调节或向中枢持续发放有害刺激的信息,以保护机体
示例	皮肤触觉感受器如环层小体、迈斯纳小体等	默克尔盘、鲁菲尼小体、肌梭、关节囊感受器、颈动脉窦压力感受器和颈动脉体化学感受器等

三、感觉通路中的信息编码和处理

1. 感觉通路对刺激类型的编码　不同类型感觉的引起,除与不同的刺激类型及其相应的感受器有关外,还取决于传入冲动所经过的专用通路以及最终到达的大脑皮层的特定部位。当刺激发生在一个特定感觉的神经通路时,不管该通路的活动是如何引起的,或者是由该通路的哪一部分所产生的,所引起的感觉总是该通路的感受器在生理情况下兴奋所引起的感觉。

2. 感觉通路中的感受野　是指由所有能影响某中枢感觉神经元活动的感受器所组成的空间范围。不同的感觉神经元,其感受野的大小不相等。**感受野大小：中枢感觉神经元＞感受器,高位神经元＞低位神经元。**

3. 感觉通路对刺激强度的编码　在同一感觉系统或感觉类型的范围内,感觉系统对刺激强度的编码除发生在感受器水平外,也发生在传入通路和中枢水平。当刺激较弱时,阈值较低的感受器首先兴奋。当刺激强度增加时,阈值较高的感受器也参与反应,感受野将扩大。

4. 感觉通路中的侧向抑制（图 9-1）

（1）在感觉通路中,由于存在辐射式联系,一个局部刺激常可激活多个神经元,处于中心区的投射纤维直接兴奋下一个神经元,处于周边区的投射纤维通过抑制性中间神经元而抑制其后续神经元。

（2）侧向抑制能加大刺激中心区和周边区之间神经元兴奋程度的差别、增强感觉系统的分辨能力；也是空间（两点）辨别的基础。

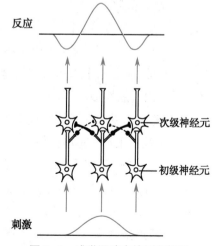

图 9-1　感觉通路中的侧向抑制

四、感觉系统的神经通路

体内外环境中的各种刺激是由感受器感受并被转换成传入神经上的动作电位,然后通过特定的神经通路传向特定的大脑皮层感觉区,进行整合处理和加工分析而形成某种感觉。感觉的产生包括:①感受器(或感觉器官)对体内外环境刺激的感受;②感受器对感觉刺激信号的换能和编码;③感觉信号沿感觉传入神经通路到达大脑皮层的特定部位;④中枢神经系统对感觉信号分析处理,最终形成感觉。

———○ **经 典 试 题** ○———

(研)下列感受器中,属于慢适应感受器的有

　　A. 环层小体　　　　　　　　　　B. 关节囊感受器

　　C. 肌梭　　　　　　　　　　　　D. 颈动脉体

【答案】

BCD

第二节　躯体和内脏感觉

一、躯体感觉

1. 概念　躯体感觉指躯体通过皮肤及其附属的感受器接受不同的刺激,而产生的各种类型的感觉。一般包括浅感觉(触-压觉、温度觉和痛觉)和深感觉(即本体感觉,主要包括位置觉和运动觉)。

2. 触-压觉

(1)触-压觉感受器

1)触-压觉感受器:可以是游离神经末梢、毛囊感受器或带有附属结构的环层小体、迈斯纳小体、鲁菲尼小体和默克尔盘等。不同的附属结构可能决定它们对触、压刺激的敏感性或适应出现的快慢。

2)触-压觉感受器的适宜刺激:是机械刺激。

(2)触-压觉敏感性指标

1)触觉阈:是指在触点(指用点状触压刺激皮肤,能引起触觉的某些特殊的点)上引起触觉的最小压陷深度;其高低与感受器的感受野大小和皮肤上感受器的分布密度有关。

2)两点辨别阈:是指将两个点状刺激同时或相继触及皮肤时,人体能分辨出这两个刺激点的最小距离。

3. 温度觉

（1）有热觉和冷觉之分，且各自独立。热感受器位于 C 类传入纤维末梢上，冷感受器位于 Aδ 和 C 类传入纤维末梢上。

（2）温度感受器在皮肤呈点状分布，且冷点明显多于热点；热感受器和冷感受器的感受野都很小。皮肤温度超过临界值便成为伤害性热刺激，产生热痛觉。

（3）目前发现有一类瞬时受体电位（TRP）离子通道，它们能被特定的温度变化激活，行使分子温度探测器的功能。还有一些其他的通道蛋白参与皮肤温度换能。

4. 痛觉

（1）痛觉：是指一组与组织损伤有关的不愉快感觉和情感性体验。

（2）痛觉感受器：无适宜刺激，任何形式的刺激达到对机体造成伤害的程度时均可使之兴奋并产生痛觉。

> ⓘ 提示
>
> 痛觉感受器不易发生适应，属于慢适应感受器，因而痛觉具有报警作用，对机体有保护作用。

（3）致痛物质：组织损伤或发生炎症时，由受损细胞释放的内源性致痛物质有 K^+、H^+、5-HT、缓激肽、前列腺素、降钙素基因相关肽和 P 物质等。

（4）分类（表 9-2）

表 9-2 痛觉的分类

项目	快痛	慢痛
发生和消失	快	慢
疼痛性质	尖锐、刺痛	烧灼样、钝痛
疼痛定位	明确	不明确
是否伴不愉快情绪	一般无	明显伴有
传入神经纤维	Aδ 有髓纤维	C 类无髓纤维
主要投射部位	大脑皮层第一、第二感觉区	扣带回（属边缘系统）

（5）中枢对痛觉信息的处理：大脑皮层对来自躯体浅表和深部的各种伤害性信息进行整合，形成躯体痛，包括体表痛和深部痛。

1）体表痛：当皮肤（体表）受到伤害性刺激时，可先后出现快痛和慢痛。

2）深部痛：发生在骨、关节、骨膜、肌腱、韧带和肌肉等处，一般表现为慢痛。

5. 本体感觉

（1）概念：指来自躯体深部的组织结构如肌肉、肌腱和关节等，对躯体的空间位置、姿势、运动状态和运动方向的感觉。

（2）感受器：主要有肌梭、腱器官和关节感受器等。

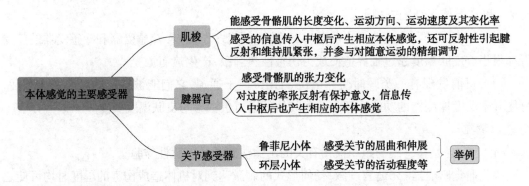

二、内脏感觉

1. 概念　内脏感觉指由内脏感受器受到刺激所引起的传入冲动,经内脏神经传至各级中枢神经系统所产生的主观感受。

2. 内脏感受器的适宜刺激　是体内的<u>自然刺激</u>,如肺牵张、血压升降、血液酸度等。

3. 内脏传入的主要功能　①对内环境失衡的无意识反射性调节,以确保脏器的正常活动;②脏器受到的刺激经换能转变成传入信息,传至高级中枢形成内脏感觉。

4. 内脏感觉　内脏中有痛觉感受器但无本体感受器,所含温度觉和触－压觉感受器也很少。内脏感觉主要是<u>痛觉</u>,包括<u>内脏痛和牵涉痛</u>两种形式。

（1）内脏痛

1）原因:常由机械性牵拉、痉挛、缺血和炎症等刺激所致。

2）特点:①<u>定位不准确</u>;②<u>发生缓慢,持续时间较长</u>;③中空内脏器官(胃、肠、胆囊和胆管等)壁上的感受器<u>对扩张性或牵拉性刺激十分敏感</u>,对切割、烧灼等刺激不敏感;④<u>常伴有不愉快的情绪活动和自主神经活动改变</u>。

3）分类:内脏痛可分为真脏器痛和体腔壁痛,体腔壁痛指内脏疾患引起邻近体腔壁浆膜受刺激或骨骼肌痉挛而产生的疼痛。

（2）<u>牵涉痛</u>:指由某些内脏疾病引起的特殊远隔体表部位发生疼痛或痛觉过敏的现象。临床常见内脏疾患的体表牵涉痛部位见表9–3。

表9–3　临床常见内脏疾患的体表牵涉痛部位

内脏疾患	体表牵涉痛部位
<u>心肌缺血</u>	<u>心前区、左肩和左上臂</u>
膈中央部受刺激	肩上部
胃溃疡和胰腺炎	左上腹和肩胛间
胆囊炎、胆石症发作	右肩区

续表

内脏疾患	体表牵涉痛部位
阑尾炎	上腹部或脐周（发病开始时）
肾结石	腹股沟区
输尿管结石	睾丸

> **ⓘ 提示**
>
> 牵涉痛常发生在与发病内脏具有相同胚胎节段和皮节来源的体表部位,遵循皮节法则。

牵涉痛的发生机制:通常用会聚学说和易化学说加以解释（图 9-2）。体表和内脏痛觉纤维在感觉传入的第二级神经元发生会聚,体表痛觉纤维通常不激活后角神经元,当内脏传入持续存在时,可对体表传入产生易化作用,此时后角神经元被激活,从而产生牵涉痛。

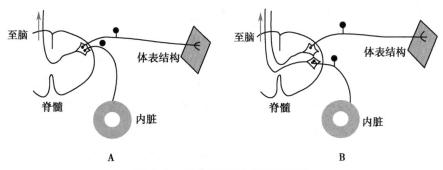

图 9-2　牵涉痛的发生机制示意图
A. 会聚学说;B. 易化学说。

◦ 经 典 试 题 ◦

（执）1. 内脏痛的主要特点是

　　A. 刺痛

　　B. 慢痛

　　C. 定位不精确

　　D. 必有牵涉痛

　　E. 对牵拉不敏感

（研）2. 痛觉敏感器所具有的生理特性包括

　　A. 适宜刺激

　　B. 换能作用

C. 编码作用

D. 快适应现象

【答案】

1. C　2. BC

第三节　视　觉

一、眼的折光系统

1. 外界物体能够在视网膜上形成真实而清晰的物像是视觉形成的首要步骤。该步骤是通过眼的折光系统完成的。

2. 入眼光线在到达视网膜之前,须先后通过角膜→房水→晶状体→玻璃体4种折射率不同的折光体(媒质),以及各折光体(主要是角膜和晶状体)的前、后表面所构成的多个屈光度不等的折射界面。由于角膜的折射率明显大于空气的折射率,而眼内4种折光体的折射率之间以及各折射界面的曲率之间均相差不大,故入眼光线的折射主要发生在角膜前表面。

3. 简化眼　是一种人为设计的与正常眼折光系统等效的简单模型,该模型由一个前后径为20mm的单球面折光体所构成。入射光线仅在由空气进入球形界面时折射一次,折射率为1.333。折射界面的曲率半径为5mm,即节点在折射界面后方5mm处,后主焦点恰好位于该折光体的后极,相当于人眼视网膜的位置。

(1)简化眼和正常安静时的人眼一样,正好能使平行光线聚焦于视网膜上。

(2)利用简化眼模型可计算不同远近的物体在视网膜上成像的大小(图9-3),△AnB和△anb是两个以对顶角相等的相似三角形,可得:$\dfrac{AB(物体的大小)}{Bn(物体至节点的距离)}=$

$\dfrac{ab(物像的大小)}{nb(节点至视网膜的距离)}$

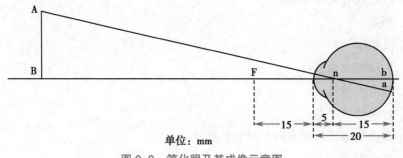

单位：mm

图9-3　简化眼及其成像示意图

F为焦点,n为节点。

二、眼的调节

1. 概述

（1）当眼在看远处物体（6m 以外）时：从物体上发出或反射的光线达到眼时→基本是平行光线→平行光线经过正常眼的折光系统→不需作任何调节即可在视网膜上形成清晰图像。

远点：通常将人眼不作任何调节时所能看清物体的最远距离称为远点。远点在理论上可在无限远处。

（2）当眼看近物（6m 以内）时：从物体上发出或反射的光线达到眼时→呈现某种程度的辐散→光线通过眼的折光系统将成像在视网膜之后，只能产生一个模糊的视觉形象，但通过眼调节，正常眼在看近物时也非常清楚。

2. 眼的近反射

指眼在注视 6m 以内的近物或被视物体由远移近时，眼将发生的一系列调节，最主要的是晶状体变凸，同时发生瞳孔缩小和视轴会聚。

（1）晶状体变凸

1）调节机制（表 9-4、图 9-4）

表 9-4　晶状体的调节机制

项目	眼视近物	眼视远物
睫状肌	反射性收缩	松弛
悬韧带	松弛	保持一定紧张度
晶状体	向前和向后凸出（以前凸更显著），使其前表面的曲率增加，折光能力增强，从而使物像前移而成像于视网膜上	形状相对扁平

2）近点：是眼能看清物体的最近距离，可表示晶状体的最大调节能力。近点距眼越近，说明晶状体的弹性越好，即眼的调节能力愈强。随年龄的增长，晶状体的弹性逐渐减弱，导致眼的调节能力降低，近点逐渐远移。老年人由于晶状体弹性减小，硬度增加，导致眼的调节能力降低的现象称为老视。

（2）瞳孔缩小

1）正常人眼的瞳孔直径可在 1.5~8.0mm 之间变动。当视近物时，可反射性地引起双眼瞳孔缩小，称为瞳孔近反射或瞳孔调节反射。

2）瞳孔缩小的意义是减少折光系统的球面像差（像呈边缘模糊的现象）和色像差（像的边缘呈色彩模

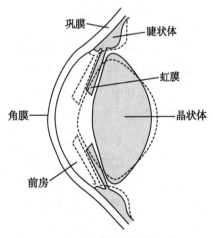

图 9-4　晶状体的调节机制
睫状体位置和晶状体形态在眼的调节中发生改变。

糊的现象),使视网膜成像更清晰。

（3）视轴会聚

1）当双眼注视某一近物或被视物由远移近时,两眼视轴向鼻侧会聚的现象,称为视轴会聚或辐辏反射。

2）意义:在于两眼同时看一近物时,物像仍可落在两眼视网膜的对称点上,以避免形成复视。

3. 瞳孔对光反射（表9-5）

表 9-5 瞳孔对光反射

项目	内容
定义	瞳孔对光反射指瞳孔在强光照射时缩小而在光线变弱时散大的反射
效应	呈双侧性,光照一侧眼的视网膜时,双侧眼的瞳孔均缩小,故瞳孔对光反射也称互感性对光反射
意义	调节进入眼内的光量,使视网膜不因光量过强而受损害,也不因光线过弱而影响视觉
反射过程	强（或弱）光照射视网膜时产生冲动→沿视神经传到中脑的顶盖前区更换神经元→到达双侧的动眼神经缩瞳核→沿动眼神经中的副交感纤维传向睫状神经节→经睫状神经到达睫状体→使瞳孔缩小（或散大）
临床应用	瞳孔对光反射的中枢位于中脑,临床可用于判断麻醉深度和病情危重程度

 提示

瞳孔对光反射是眼的一种适应功能,与视近物无关。

三、眼的折光异常

1. 正视眼　指正常人眼无需作任何调节就可使平行光线聚焦于视网膜上,因而可看清远处物体;经过调节的眼,只要物体离眼的距离不小于近点,也能看清6m以内的物体。

2. 非正视眼（屈光不正）　指眼的折光能力异常,或眼球的形态异常,使平行光线不能聚焦于安静未调节眼的视网膜上,包括近视眼、远视眼和散光眼（表9-6）。

表 9-6 近视眼、远视眼和散光眼

项目	近视眼	远视眼	散光眼
病因	①轴性近视:眼球前后径过长 ②屈光性近视:折光系统的折光能力过强	①轴性远视:眼球前后径过短 ②屈光性远视:折光系统的折光能力过弱	角膜表面（主要）不同经线上的曲率不等

续表

项目	近视眼	远视眼	散光眼
视远物	不清楚,成像在视网膜前方	不清楚,成像在视网膜后方,需眼调节,易疲劳	入射光线经表面折射后可聚焦于视网膜前、上、后;平行光线不能聚焦于同一焦平面,故视物不清或物像变形
视近物	不需调节或需较小程度调节,成像在视网膜上	不清楚,成像在视网膜后方,眼调节程度更大,易疲劳	
远点和近点变化	都移近	近点移远	—
矫正	凹透镜	凸透镜	规则散光可用柱面镜

四、房水和眼内压

1. **房水**　指充盈于眼的前、后房中的透明液体。

2. **房水循环**　房水来源于血浆,由睫状体脉络膜丛产生,生成后由后房→经瞳孔进入前房→流过前房角的小梁网→经巩膜静脉窦(又称施莱姆管)进入静脉。房水不断生成,又不断回流入静脉,保持动态平衡。

3. **房水功能**　房水可营养角膜、晶状体及玻璃体,并维持一定的眼内压(简称眼压)。眼压保持相对稳定(由于房水量的恒定及前、后房容积的相对恒定)对保持眼球特别是角膜的正常形状与折光能力有重要意义。

4. **异常情况**

(1)若眼球被刺破,会导致房水流失、眼压下降、眼球变形,引起角膜曲度改变。

(2)房水循环障碍时(如房水排出受阻)会造成眼压增高,眼压的病理性增高称为青光眼。

五、眼的感光换能系统

1. **视网膜的结构功能特点**

(1)视网膜通常是指具有感光功能的视部,是位于眼球壁最内层锯齿缘以后的部分,包括色素上皮层和神经层。

(2)视网膜在组织学上可分成10层结构。神经层内主要含有视杆细胞和视锥细胞两种感光细胞以及其他四种神经元(双极细胞、神经节细胞、水平细胞和无长突细胞)。

(3)色素上皮及其功能

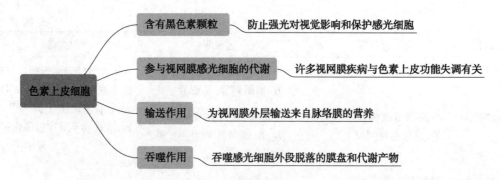

（4）感光细胞及其特征：人和动物视网膜中含有视杆细胞和视锥细胞两种感光细胞（表9-7），均为特殊分化的神经上皮细胞，在形态上均分为外段、内段和突触部（即突触终末）三部分。其中，外段是视色素集中的部位，在感光换能中起重要作用。

表 9-7　视杆细胞和视锥细胞

项目	视杆细胞	视锥细胞
数量	多	少
分布	主要在视网膜的周边部	黄斑中央凹的中心只有视锥细胞，且密度最高，向周边分布逐渐减少
外段形态	圆柱状	圆锥状
胞内膜盘	多	有类似结构
视色素	只一种，为视紫红质	有红、绿、蓝三种视色素

（5）视网膜细胞的联系

1）两种感光细胞通过其突触终末与双极细胞形成化学性突触联系；双极细胞再和神经节细胞发生突触联系，神经节细胞发出的轴突构成视神经。

2）视杆细胞与双极细胞和神经节细胞之间的联系存在会聚现象，而视锥细胞与双极细胞和神经节细胞之间的会聚程度却少得多。

3）在中央凹处，常可见到一个视锥细胞仅与一个双极细胞联系，而该双极细胞也只同一个神经节细胞联系，呈一对一的"单线联系"方式，这是视网膜中央凹具有高度视敏度的结构基础。

4）视网膜中除了上述细胞间的纵向联系外，还存在横向联系。如在感光细胞和双极细胞之间有水平细胞，可在水平方向起联络作用。

2. 视网膜的感光换能系统　在人和大多数脊椎动物的视网膜中存在两种感光换能系统，即视杆系统和视锥系统，二者之间的比较见表9-8。

表 9-8　视杆系统和视锥系统的比较

项目	视杆系统	视锥系统
别称	晚光觉或暗视觉系统	昼光觉或明视觉系统
组成	视杆细胞、与其联系的双极细胞及神经节细胞等	视锥细胞、与其联系的双极细胞及神经节细胞等
功能特性	对光敏感度高,无色觉,分辨力低	对光敏感度低,有色觉,分辨力高
示例	夜间活动的猫头鹰等,其视网膜中只有视杆细胞,故夜光觉敏锐	如鸡、鸽等只在白昼活动,其光感受器以视锥细胞为主,故为"夜盲"

3. 视杆细胞的感光换能机制

（1）视紫红质的光化学反应（图 9-5）

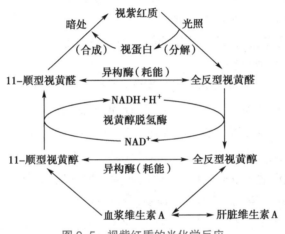

图 9-5　视紫红质的光化学反应

1）视紫红质是一种结合蛋白质,由 1 分子视蛋白和 1 分子视黄醛的生色基团组成。其中,视蛋白属 G 蛋白偶联受体,视黄醛由维生素 A 转变而来。

2）视紫红质在光照下可分解为视蛋白和视黄醛,此过程中视紫红质失去颜色,称为漂白;在暗处视紫红质又可重新合成。实际上,人在暗处视物时,视紫红质既有分解,也有合成。此时合成过程大于分解过程,因此视网膜中视紫红质数量就较多,从而使视网膜对弱光较敏感。这也是人在暗处能不断视物的基础。

3）在视紫红质分解和再合成的过程中,有一部分视黄醛被消耗,需要通过食物中的维生素 A 来补充;如果长期维生素 A 摄入不足,会影响人的暗视觉,引起夜盲症。

（2）视杆细胞的感受器电位

1）视杆细胞在暗处的静息电位:为 $-40\sim-30$ mV,明显小于大多数神经元的静息电位。

2）视杆细胞在暗环境中主要存在的电流:①由 Na^+ 经外段膜中的 cGMP 门控阳离子通道内流而产生,可使膜发生去极化;②由 K^+ 通过内段膜中非门控钾通道外流所引起,可使膜发生超极化。视杆细胞依靠其内段膜中高密度钠泵的活动,能保持细胞内 Na^+、K^+ 浓度的相对稳定。

● 在暗处：胞质内 cGMP 浓度较高，能维持 cGMP 门控通道处于开放状态，因而可产生稳定的内向电流，称为暗电流，这是视杆细胞静息电位较低的原因。

● 光照时：胞质内 cGMP 浓度降低，外段膜的 cGMP 门控通道关闭，暗电流减少或消失；而内段膜中的非门控钾通道仍继续允许 K^+ 外流，因而出现膜的超极化。这是视杆细胞产生超极化型感受器电位的机制。

与视杆细胞相似，在含有不同视色素的视锥细胞，光照也能引起不同视色素的光化学反应，并激发这些细胞产生超极化型感受器电位。

3）视杆细胞不能产生动作电位，在外段膜产生的超极化型感受器电位能以电紧张的形式扩布到细胞的终足，并影响其递质（主要是谷氨酸）释放，将光刺激的信息传递给双极细胞，最终在神经节细胞产生动作电位，实现光 – 电换能作用。

4. 视锥系统的感光换能和颜色视觉

（1）颜色视觉：简称色觉，是一种复杂的物理 – 心理现象，指不同波长的可见光刺激人眼后在脑内产生的一种主观感觉。

（2）色觉学说：关于颜色视觉的形成，主要有三色学说和对比色学说两种理论解释。

1）三色学说：在视网膜上存在三种不同的视锥细胞，分别含有对红、绿、蓝三种波长色光敏感的视色素。当某一种波长的光线作用于视网膜时，可以以一定的比例使三种不同的视锥细胞发生兴奋，这样的信息传至中枢，就产生某一种颜色的感受。如果红、绿、蓝三种色光按各种不同的比例作适当混合，就会产生任何颜色的感觉。三色学说能较圆满地说明许多色觉现象和色盲产生的原因，但不能解释颜色对比现象。

2）对比色学说（四色学说）：该学说认为，在红、绿、蓝、黄四种颜色中，红色与绿色，蓝色与黄色分别形成对比。任何颜色都是由红、绿、蓝、黄四种颜色按不同比例混合而成。

> ⓘ 提示
>
> 　　色觉的形成十分复杂，三色学说描述的是颜色信息在感光细胞水平的编码机制，对比色学说阐述了颜色信息在光感受器之后神经通路中的编码机制。

（3）色觉障碍

1）色盲：是一种对全部颜色或某种颜色缺乏分辨能力的色觉障碍，属于遗传缺陷疾病。分类：①全色盲；②部分色盲，可分为红色盲、绿色盲及蓝色盲，以红色盲、绿色盲最多见。

2）色弱：通常由后天因素引起。患者不缺乏某种视锥细胞，是由于某种视锥细胞的反应能力较弱，使患者对某种颜色的识别能力稍差，即辨色能力不足。

六、视觉信息的处理及机制

1. 视网膜的信息处理　视网膜具有对视觉信息的初步处理功能。

（1）在视网膜中,感光细胞是视觉通路的第一级感觉神经元,双极细胞和神经节细胞分别为第二级和第三级感觉神经元。在这些细胞之间还有水平细胞和无长突细胞,使视网膜的神经细胞形成了复杂的网络联系。

（2）感光细胞 – 双极细胞 – 神经节细胞构成视觉信息传递的直接通路;水平细胞和无长突细胞分别对感光细胞 – 双极细胞和双极细胞 – 神经节细胞之间的突触传递发挥调制作用。

2. 中枢对视觉信息的分析

（1）视网膜中神经节细胞的轴突在视神经乳头处汇集并穿过眼球后壁形成视神经,视神经中来自两眼鼻侧视网膜的纤维交叉投射而形成视交叉,来自颞侧视网膜的纤维则不交叉。

（2）左眼颞侧视网膜和右眼鼻侧视网膜的纤维汇集成左侧视束,投射到左侧外侧膝状体;右眼颞侧视网膜和左眼鼻侧视网膜的纤维汇集成右侧视束,投射到右侧外侧膝状体。

（3）左、右外侧膝状体各自经同侧膝状体距状束投射到同侧初级视皮层(位于枕叶皮层内侧面的距状沟之上、下缘)。

（4）视觉通路的损伤可引起视野的缺损(图9-6),临床上检查视野有助于眼和视觉通路受损的诊断。

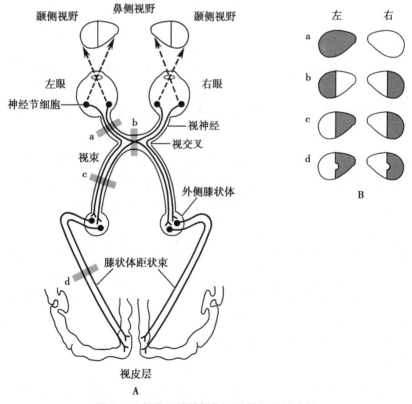

图 9-6　视觉通路的损伤可引起视野的缺损

A. 视觉传入通路;B. a、b、c、d 分别表示视觉传入通路不同水平横断(见于 A 图中标有 a、b、c、d 的灰色长方形小条块处)后出现的视野缺损情况(用灰色表示)。

七、与视觉有关的几种生理现象

1. 视力　又称视敏度,是指眼能分辨物体两点间最小距离的能力,即眼对物体细微结构的分辨能力;通常用视角的倒数来表示。视角是指物体上两点的光线投射入眼内,通过节点相交时所形成的夹角。其大小与视网膜物像的大小成正比。

2. 暗适应　指人长时间在明亮环境中突然进入暗处时,最初看不清任何东西,经过一定时间后,视觉敏感度才逐渐增高而看清暗处物体的现象。

（1）暗适应是人眼在暗处对光的敏感度逐渐提高的过程。

（2）人眼感知光线的视觉阈在暗处的 2 个明显下降期

1）第一个下降期:发生在进入暗处后的最初 5~8min 内,主要与视锥细胞视色素的合成增加有关。

2）第二个下降期:发生在进入暗处 25~30min 时,视觉阈下降到最低点,并稳定于这一水平。本阶段是暗适应的主要阶段,与视杆细胞中视紫红质的合成增强有关。

3. 明适应　指人长时间在暗处而突然进入明亮处时,最初感到一片耀眼的光亮,不能看清物体,稍待片刻后才能恢复视觉的现象。

（1）进程:很快,常在几秒钟内完成。

（2）机制

1）由于视杆细胞在暗处蓄积了大量的视紫红质,进入亮处遇到强光时迅速分解,因而产生耀眼的光感。

2）在较多的视杆色素迅速分解后,对光相对不敏感的视锥色素才能在亮处感光而恢复视觉。

4. 视野　指用单眼注视正前方一点不动时,该眼所能看到的最大空间范围。

（1）视野的最大界限:用该眼所能看到的最大范围与视轴所成夹角的大小来表示。视轴是指用单眼固定地注视外界某一点,连接该点与视网膜黄斑中央凹处的假想线。

（2）视野大小

1）可受所视物体颜色的影响:在同一光照条件下,视野大小为白色 > 黄色 > 蓝色 > 红色 > 绿色视野。

2）面部结构（鼻和额）阻挡视线影响视野的大小和形状:如正常人颞侧视野 > 鼻侧视野,下方视野 > 上方视野。

3）视野大小可能与各类感光细胞在视网膜中的分布范围有关。

5. 视后像和视觉融合现象

（1）视后像:是指先注视一个光源或较亮物体,闭眼后可感觉到一个与该光源或较亮物体相似的光斑,这种主观的视觉后效应称为视后像。

（2）融合现象:是指用闪光重复刺激人眼,当闪光频率增至一定程度时,在主观上产生连续光感的现象。融合现象的产生是由于闪光的间歇时间 < 视后像的时间。

（3）临界融合频率（CFF）：是指能引起闪光融合的最低频率。临界融合频率与闪光刺激的亮度、闪光光斑的大小以及被刺激的视网膜部位有关。

6. 双眼视觉和立体视觉

（1）人和灵长类动物的双眼都在头部的前方,两眼的鼻侧视野相互重叠,凡是落在此范围内的任何物体都能同时被两眼所见,两眼同时看某一物体时产生的视觉称为双眼视觉。某些哺乳动物（如牛、马）的两眼长在头的两侧,两眼的视野完全不重叠,左眼和右眼各自感受不同侧面的光刺激,这些动物仅有单眼视觉。

（2）双眼视物时,两眼视网膜上各形成一个完整的像。

1）由于眼外肌的精细协调运动,可使来自物体同一部分的光线成像于两眼视网膜的对称点上,并在主观上产生单一物体的视觉,称为单视。

2）在眼外肌瘫痪或眼球内肿瘤压迫等情况下,可使物像落在两眼视网膜的非对称点上,因而在主观上产生有一定程度互相重叠的两个物体的感觉,称为复视。

（3）双眼视觉的优点是可以弥补单眼视野中的盲区缺损,扩大视野,并产生立体视觉。立体视觉即主观上产生被视物体的厚度和空间的深度或距离等感觉。

○ 经 典 试 题 ○

（研）1. 在设计视力表时,考虑判断人眼视力高低的标准是

　　A. 人眼所能看清楚的物体大小

　　B. 视网膜中央凹处最小的清晰像大小

　　C. 视网膜中央凹以外最小的清晰像大小

　　D. 人眼所能看清楚物体的距离

（研）2. 与眼视近物所作的调节无关的反射活动是

　　A. 双眼会聚　　　　　　　　B. 晶状体变凸

　　C. 瞳孔对光反射　　　　　　D. 瞳孔调节反射

（研）3. 视网膜中央凹处视敏度极高的原因是

　　A. 感光细胞直径小,感光系统聚合联系

　　B. 感光细胞直径大,感光系统单线联系

　　C. 感光细胞直径大,感光系统聚合联系

　　D. 感光细胞直径小,感光系统单线联系

【答案】

1. B　2. C　3. B

第四节　听　　觉

一、概述

1. **听阈**　对于每一种频率的声波,人耳都有一个刚能引起听觉的最小强度,称为听阈。在听阈以上增加强度,听觉的感受也相应增强,当强度增加到某一限度时,将引起鼓膜的疼痛感觉,这一限度称为最大可听阈。

2. **听域**　指人耳所能听到的声波频率和强度的范围。人耳能够感受的声波频率范围是 20~20 000Hz,人耳最敏感的声波频率在 1 000~3 000Hz 之间,人的语言频率主要分布在 300~3 000Hz 范围内。

二、外耳和中耳的功能

1. **外耳的功能**　外耳由耳郭和外耳道组成。

（1）耳郭具有集音作用,并可通过转动颈部来判断声源的方向。

（2）外耳道是声波传导的通道,可产生共振、使声压增强。

2. **中耳的功能**　中耳由鼓膜、听骨链、鼓室和咽鼓管等结构组成（表 9-9）。中耳的主要功能是将声波振动能量高效地传给内耳,其中鼓膜和听骨链在声音传递过程中还起增压作用。

表 9-9　中耳的组成

结构	特点
鼓膜	①呈顶点朝向中耳的浅漏斗状,是一个压力承受装置 ②鼓膜本身没有固有振动,但具有较好频率响应和较小失真度的特性
听骨链	①由锤骨、砧骨及镫骨依次连接而成。锤骨柄附着于鼓膜内面的中心处,镫骨底板与前庭窗膜相贴,砧骨居中 ②三块听小骨形成一个固定角度的杠杆,锤骨柄为长臂,砧骨长突为短臂,杠杆的支点刚好在听骨链的重心上,因而在能量传递过程中惰性最小,效率最高 ③声波由鼓膜经听骨链到达前庭窗膜时,其声压增强（增压 22.4 倍）,而振幅约减小 1/4
鼓室	中耳鼓室内有鼓膜张肌和镫骨肌,这两块肌可保护内耳的感音装置
咽鼓管	①为连接鼓室和鼻咽部的管道,其鼻咽部开口常闭合,当吞咽、打哈欠时开放,空气经咽鼓管进入鼓室,使鼓室内气压与外界大气压相同,以维持鼓膜的正常位置与功能 ②咽鼓管因炎症而被阻塞后,外界空气不能进入鼓室,鼓室内原有空气被吸收,使鼓室内压力下降,引起鼓膜内陷,导致鼓膜疼痛、听力下降、耳闷等

提示

中耳声音传导顺序为锤骨→砧骨→镫骨→前庭窗膜。

3. 声波传入内耳的途径

（1）气传导：指声波经外耳道引起鼓膜振动，再经听骨链和前庭窗膜传入耳蜗的途径，是声波传导的主要途径。

鼓膜振动也可引起鼓室内空气振动，再经蜗窗膜传入耳蜗，这一途径也属气传导，仅在听骨链运动障碍时才发挥一定作用，此时的听力较正常时大为降低。

（2）骨传导：指声波直接作用于颅骨，经颅骨和耳蜗骨壁传入耳蜗的途径。骨传导的效能远低于气传导，在引起正常听觉中的作用极小。

（3）异常情况

1）鼓膜或中耳病变引起传音性耳聋：气传导明显受损，骨传导不受影响甚至相对增强。

2）耳蜗病变引起感音性耳聋：气传导和骨传导均异常。

三、内耳耳蜗的功能

1. 概述　内耳又称迷路，位于颞骨岩部的骨质内，分为骨迷路和膜迷路。迷路在功能上可分为耳蜗和前庭器官两部分。耳蜗的功能是将传到耳蜗的机械振动转变为听神经纤维的神经冲动。

2. 耳蜗的功能结构要点　耳蜗形似蜗牛壳，由一条骨质管（蜗螺旋管）围绕一锥形骨蜗轴盘旋 2.5~2.75 周而构成（图 9-7）。耳蜗管被前庭膜和基底膜分成三个管腔，上方为前庭阶，中间为蜗管，下方为鼓阶。

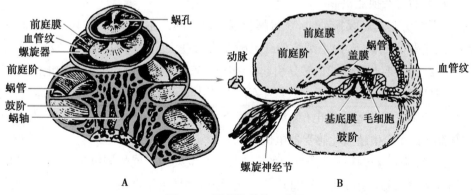

图 9-7　耳蜗的结构示意图
A. 耳蜗纵切面；B. 耳蜗管横切面。

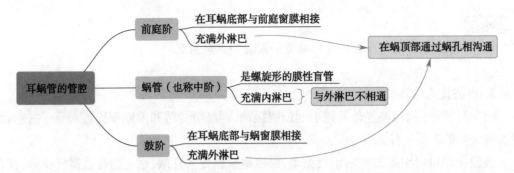

在基底膜上有听觉感受器，即螺旋器（或科蒂器），由内毛细胞（在蜗管的近蜗轴侧）、外毛细胞（在蜗管的外侧）及支持细胞等组成，其上覆以盖膜，盖膜在内侧与蜗轴相连，外侧游离于内淋巴中。

3. 耳蜗的感音换能作用

（1）基底膜的振动和行波理论

1）当声波振动通过听骨链到达前庭窗膜时，压力变化立即传给耳蜗内的淋巴液和膜性结构。当前庭窗膜内移时，由于液体的不可压缩性质，导致前庭膜和基底膜下移，最后鼓阶的外淋巴压迫蜗窗膜，使蜗窗膜外移；而当前庭窗膜外移时，整个耳蜗内的淋巴液和膜性结构又做相反方向的移动，如此反复，形成振动。

2）振动从基底膜的底部（靠近前庭窗膜处）开始，按行波原理沿基底膜向蜗顶方向传播。声波频率越高，行波传播越近，最大振幅出现的部位越靠近蜗底；相反，声波频率越低，行波传播越远，最大振幅出现的部位越靠近蜗顶。故每一声波频率在基底膜上都有一个特定的行波传播范围和最大振幅区。

3）耳蜗底部受损时主要影响高频听力，耳蜗顶部受损时主要影响低频听力。

（2）耳蜗的感音换能机制

1）当声波引起基底膜振动时，在盖膜和基底膜之间产生剪切运动，外毛细胞纤毛受剪切力作用发生弯曲或偏转，内毛细胞的纤毛随盖膜与基底膜之间的内淋巴流动而发生弯曲或偏转。毛细胞纤毛的弯曲或偏转是引起毛细胞兴奋并将机械能转变为生物电的开始。

2）当基底膜上移时，短纤毛向长纤毛侧弯曲，引起短纤毛顶部的机械门控通道开放，大量 K^+ 内流，产生去极化感受器电位；当基底膜下移时，长纤毛向短纤毛侧弯曲，引起通道关闭，K^+ 内流终止而产生超极化感受器电位。

3）内毛细胞（也包括前庭器官中的毛细胞）产生去极化感受器电位后，细胞基底侧膜的电压门控钙通道被激活开放，引起 Ca^{2+} 内流，继而触发递质释放，引起听神经纤维产生动作电位，并向听觉中枢传递。外毛细胞则不产生上述效应。

4）内毛细胞可将不同频率的声波振动转变为听神经纤维动作电位，向中枢传送听觉信息；而外毛细胞则起到耳蜗放大器作用，可感知并迅速加强基底膜的振动，从而有助于盖膜下内淋巴的流动，使内毛细胞更易受到刺激，提高了对相应振动频率的敏感性。

4. 耳蜗的生物电现象

（1）耳蜗内电位

1）外淋巴中 Na^+ 浓度较高、K^+ 浓度较低，内淋巴则正好相反。

2）耳蜗未受刺激时的电位（表 9-10）

表 9-10　耳蜗未受刺激时的电位

项目	测定	其他
鼓阶外淋巴的电位	为参考零电位	—
蜗管内淋巴的电位	+80mV 左右	又称耳蜗内电位（EP）或内淋巴电位，EP 的产生和维持与蜗管外侧壁血管纹的活动密切相关，EP 对基底膜的机械位移很敏感
毛细胞的静息电位	−80~−70mV	—
毛细胞顶部浸浴在内淋巴	毛细胞顶端膜内、外的电位差可达 150~160mV	表现毛细胞电位与一般细胞电位的不同之处
毛细胞周围和底部浸浴在外淋巴	毛细胞周围和底部膜内、外的电位差仅约 80mV	

血管纹由边缘细胞、中间细胞和基底细胞所构成。血管纹将 K^+ 转运入内淋巴的大致过程：①螺旋韧带中的纤维细胞通过钠泵和 Na^+-K^+-$2Cl^-$ 同向转运体将 K^+ 转入细胞内，然后通过纤维细胞、基底细胞以及中间细胞三种细胞之间的缝隙连接，将 K^+ 转入中间细胞内，使中间细胞内 K^+ 浓度增高；②经中间细胞膜上的钾通道，将 K^+ 转运到血管纹间液；③边缘细胞通过钠泵和 Na^+-K^+-$2Cl^-$ 同向转运体，将血管纹间液中的 K^+ 转运到边缘细胞内，再经边缘细胞膜上的钾通道，将 K^+ 转入内淋巴中。

提示

血管纹对缺氧或钠泵抑制药哇巴因非常敏感，缺氧可使 ATP 生成及钠泵活动受阻；临床上常用的依他尼酸和呋塞米等利尿药可抑制 Na^+-K^+-$2Cl^-$ 同向转运体，使内淋巴正电位不能维持，导致听力障碍。

（2）耳蜗微音器电位

1）当耳蜗受到声音刺激时，在耳蜗及其附近结构可记录到一种与声波的频率和幅度完全一致的电位变化，称为耳蜗微音器电位（CM）。CM 呈等级式反应，即其电位随刺激强度的增加而增大。

2）CM 无真正的阈值，没有潜伏期和不应期，不易疲劳，不发生适应现象，在人和动物的听域范围内能重复声波的频率。在低频范围内，耳蜗微音器电位的振幅与声压呈线性关系，当声压超过一定范围时则产生非线性失真。

3）CM 是多个毛细胞在接受声音刺激时所产生的感受器电位的复合表现。与听神经干动作电位不同,耳蜗微音器电位具有一定的位相性。

5. 听神经动作电位

（1）听神经动作电位是耳蜗对声波刺激所产生的一系列反应中最后出现的电变化,是耳蜗对声波刺激进行换能和编码的总结果。

（2）按引导方法不同进行分类

1）听神经复合动作电位:是所有听神经纤维产生的动作电位的总和,反映整个听神经的兴奋状态。

2）单一听神经纤维动作电位:是将微电极刺入听神经纤维中,记录到的单一听神经纤维的动作电位,为一种"全或无"式的反应,安静时有自发放电,声波刺激时放电频率增加。某一特定频率的纯音只需很小的刺激强度就可使该听神经纤维产生动作电位,这个频率即为该听神经纤维的特征频率（CF）或最佳频率。

◦ 经 典 试 题 ◦

（研）1. 耳蜗微音器电位的特点有

A. 其频率和幅度与声波一致

B. 不发生适应

C. 有一定的阈值

D. 有一定的不应期

（研）2. 在声波传入内耳的途径中,属于气传导的有

A. 声波→鼓膜→听骨链→前庭窗膜→内耳

B. 声波→颅骨→耳蜗外淋巴→耳蜗内淋巴

C. 声波→鼓膜→鼓室空气→蜗窗膜→内耳

D. 声波→颅骨→耳蜗内淋巴

（研）3. 下列结构中,受损后可产生传导性耳聋的有

A. 听骨链

B. 咽鼓管

C. 螺旋器

D. 血管纹

【答案】

1. AB　2. AC　3. AB

第五节 平 衡 感 觉

一、概述

内耳的前庭器官由半规管、椭圆囊和球囊组成,其主要功能是感受机体姿势和运动状态(运动觉)以及头部在空间的位置(位置觉),这些感觉合称为平衡感觉。

二、前庭器官的感受装置和适宜刺激

1. 前庭器官的感受细胞　即毛细胞。

(1)毛细胞的顶部有两种纤毛:动纤毛和静纤毛。毛细胞的底部分布有感觉神经末梢。

 提示

各类毛细胞的适宜刺激都是与纤毛的生长面呈平行方向的机械力的作用。

(2)毛细胞顶部纤毛受力情况与电位变化(图9-8)

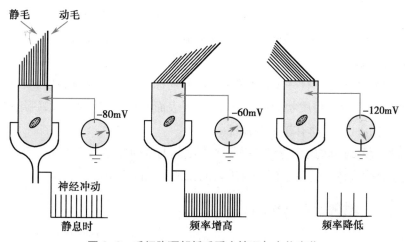

图9-8　毛细胞顶部纤毛受力情况与电位变化

1)纤毛处于自然状态时,细胞的静息电位为 -80mV,同时毛细胞底部的传入神经纤维有一定频率的持续放电。

2)用外力使静纤毛向动纤毛一侧弯曲或偏转时,细胞膜发生去极化,当去极化达阈电位水平(-60mV)时,传入神经纤维放电频率增高,表现为兴奋效应。

3)用外力使动纤毛向静纤毛一侧弯曲或偏转时,细胞膜发生超极化(-120mV),传入神经纤维放电频率降低,表现为抑制效应。

(3)人两侧内耳中各有上、外、后三个半规管,分别代表空间的三个平面。

1）当头前倾 30° 时,外半规管与地面平行,也称水平半规管,其余两个半规管与地面垂直。

2）每个半规管在与椭圆囊连接处均有一个膨大的部分,称为壶腹,壶腹内有一镰状隆起,称为壶腹嵴,其上有高度分化的感觉上皮,由毛细胞和支持细胞所组成。毛细胞顶部的纤毛埋植在一种胶质性的圆顶形壶腹嵴帽之中。毛细胞上动纤毛与静纤毛的相对位置是固定的。

3）内耳半规管内的内淋巴流动:在上半规管和后半规管,由于毛细胞排列方向不同,内淋巴流动方向、毛细胞反应与水平半规管的刚好相反(表 9-11)。

表 9-11 内耳半规管内的内淋巴流动

内淋巴流动方向	毛细胞反应	
	水平半规管	上半规管和后半规管
流向 → 壶腹	毛细胞兴奋	毛细胞抑制
离开 ← 壶腹	毛细胞抑制	毛细胞兴奋

2. 前庭器官的适宜刺激和生理功能

(1)半规管

1）半规管壶腹嵴的适宜刺激是正、负角加速度运动。

2）人体三对半规管所在的平面互相垂直,因此可以感受空间任何方向的角加速度运动。当人体直立并绕身体纵轴旋转时,水平半规管受到的刺激最大。

(2)椭圆囊和球囊

1）椭圆囊和球囊内各有一个特殊的结构,分别称为椭圆囊囊斑和球囊囊斑,毛细胞位于囊斑上,其纤毛埋植在胶质状的位觉砂膜中,膜表面有许多细小的碳酸钙结晶,称为位觉砂,其比重大于内淋巴,因而有较大的惯性。

2）在椭圆囊和球囊的囊斑上,几乎每个毛细胞的排列方向都不相同。毛细胞纤毛的这种排列有利于分辨人体在囊斑平面上所进行的变速运动的方向。

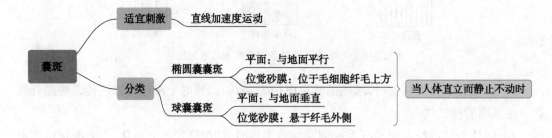

三、前庭反应

1. 前庭姿势调节反射

(1)意义:来自前庭器官的传入冲动,除能引起运动觉和位置觉外,还可引起各种姿势调节反射。这些姿势反射与引起反射的刺激相对抗,使机体尽可能保持在原有空间位置上,以维持一定的姿势和身体平衡。

（2）示例

1）车突然向前开动或加速时,由于惯性作用,乘车者身体将后仰,但在出现后仰之前,椭圆囊中的位觉砂由于惯性使毛细胞的纤毛向后弯曲,反射性地引起躯干部屈肌和下肢伸肌紧张增强,从而使身体前倾以保持身体平衡。

2）人乘坐电梯上升时,球囊中的位觉砂使毛细胞的纤毛向下方弯曲,可反射性地抑制伸肌而发生下肢屈曲,而乘电梯下降时,则反射性地兴奋伸肌而发生下肢伸直。

2. 前庭自主神经反应

（1）前庭自主神经反应:是指当前庭器官受到过强或过久的刺激时,可通过前庭神经核与网状结构的联系而引起自主神经功能失调,导致皮肤苍白、恶心、呕吐、出汗、心率加快、血压下降、呼吸加快以及唾液分泌增多等现象。

（2）示例:晕船反应是由于船身上下颠簸及左右摇摆使上、后半规管的感受器受到过度刺激而造成的。

3. 眼震颤　眼震颤是指身体做正、负角加速度运动时出现的眼球不自主的节律性运动,是前庭反应中最特殊的一种。

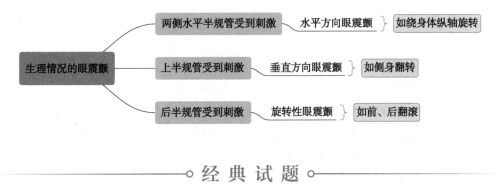

·◦· 经 典 试 题 ·◦·

（研）人体进行加速度运动时出现眼震颤,受到刺激的器官是

　　A. 耳蜗

　　B. 球囊

　　C. 椭圆囊

　　D. 半规管

【答案】

D

第六节　嗅觉和味觉

一、嗅觉感受器和嗅觉的一般性质

1. 嗅觉感受器　位于上鼻道及鼻中隔后上部的嗅上皮中。其适宜刺激是空气中有气味的化学物质,即嗅质。

2. 嗅觉的一般性质

（1）嗅觉具有群体编码的特性。嗅细胞对不同嗅质的反应程度有所不同。

（2）嗅敏度的个体差异大。

（3）适应较快。

 提示

　　"入芝兰之室,久而不闻其香,入鲍鱼之肆,久而不闻其臭"是嗅觉适应的典型例子。

二、味觉感受器和味觉的一般性质

1. 味觉感受器　是味蕾,主要分布在舌背部的表面和舌缘。其适宜刺激是食物中有味道的物质,即味质,如咸、酸、甜等。

2. 味觉的一般性质

（1）各种基本味觉的换能或跨膜信号转导机制不完全相同。

（2）不同部位的味蕾对不同味质的敏感程度存在差异。味觉的敏感度受食物或刺激物本身温度的影响,味觉的分辨力和对某些食物的偏爱也受血液中化学成分的影响。

（3）味觉强度与味质的浓度有关,也与唾液的分泌有关。

（4）味觉的敏感度随年龄增长而下降。

（5）味觉感受器是一种快适应感受器。

温 故 知 新

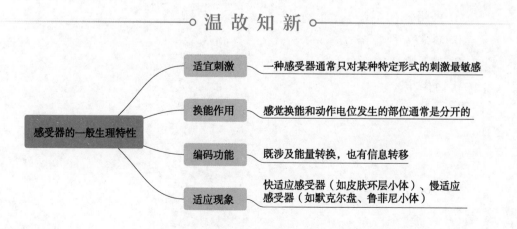

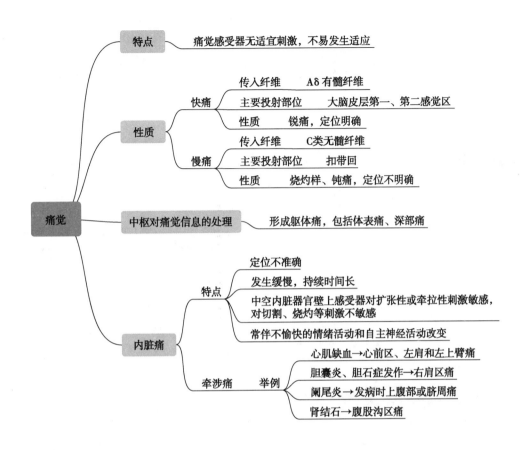

痛觉

- 特点 —— 痛觉感受器无适宜刺激，不易发生适应
- 性质
  - 快痛
    - 传入纤维 Aδ有髓纤维
    - 主要投射部位 大脑皮层第一、第二感觉区
    - 性质 锐痛，定位明确
  - 慢痛
    - 传入纤维 C类无髓纤维
    - 主要投射部位 扣带回
    - 性质 烧灼样、钝痛，定位不明确
- 中枢对痛觉信息的处理 —— 形成躯体痛，包括体表痛、深部痛
- 内脏痛
  - 特点
    - 定位不准确
    - 发生缓慢，持续时间长
    - 中空内脏器官壁上感受器对扩张性或牵拉性刺激敏感，对切割、烧灼等刺激不敏感
    - 常伴不愉快的情绪活动和自主神经活动改变
  - 牵涉痛
    - 举例
      - 心肌缺血→心前区、左肩和左上臂痛
      - 胆囊炎、胆石症发作→右肩区痛
      - 阑尾炎→发病时上腹部或脐周痛
      - 肾结石→腹股沟区痛

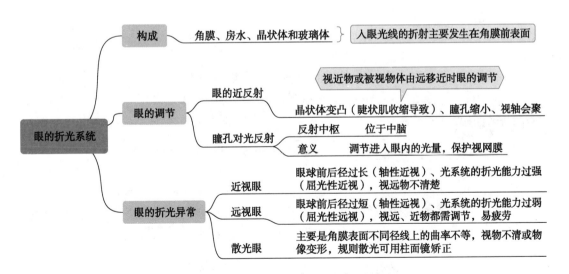

眼的折光系统

- 构成 —— 角膜、房水、晶状体和玻璃体 } 入眼光线的折射主要发生在角膜前表面
- 眼的调节
  - 眼的近反射 —— 视近物或被视物体由远移近时眼的调节 —— 晶状体变凸（睫状肌收缩导致）、瞳孔缩小、视轴会聚
  - 瞳孔对光反射
    - 反射中枢 位于中脑
    - 意义 调节进入眼内的光量，保护视网膜
- 眼的折光异常
  - 近视眼 —— 眼球前后径过长（轴性近视）、光系统的折光能力过强（屈光性近视），视远物不清楚
  - 远视眼 —— 眼球前后径过短（轴性远视）、光系统的折光能力过弱（屈光性远视），视远、近物都需调节，易疲劳
  - 散光眼 —— 主要是角膜表面不同径线上的曲率不等，视物不清或物像变形，规则散光可用柱面镜矫正

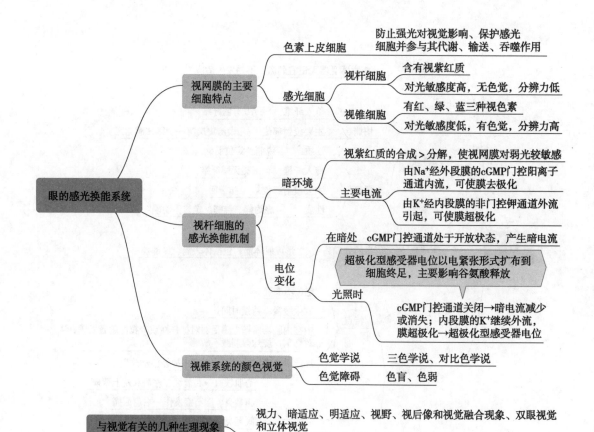

眼的感光换能系统

视网膜的主要细胞特点
- 色素上皮细胞 —— 防止强光对视觉影响、保护感光细胞并参与其代谢、输送、吞噬作用
- 感光细胞
  - 视杆细胞
    - 含有视紫红质
    - 对光敏感度高，无色觉，分辨力低
  - 视锥细胞
    - 有红、绿、蓝三种视色素
    - 对光敏感度低，有色觉，分辨力高

视杆细胞的感光换能机制
- 暗环境
  - 视紫红质的合成＞分解，使视网膜对弱光较敏感
  - 主要电流
    - 由Na⁺经外段膜的cGMP门控阳离子通道内流，可使膜去极化
    - 由K⁺经内段膜的非门控钾通道外流引起，可使膜超极化
- 电位变化
  - 在暗处　cGMP门控通道处于开放状态，产生暗电流
  - 光照时
    - 超极化型感受器电位以电紧张形式扩布到细胞终足，主要影响谷氨酸释放
    - cGMP门控通道关闭→暗电流减少或消失；内段膜的K⁺继续外流，膜超极化→超极化型感受器电位

视锥系统的颜色视觉
- 色觉学说 —— 三色学说、对比色学说
- 色觉障碍 —— 色盲、色弱

与视觉有关的几种生理现象 —— 视力、暗适应、明适应、视野、视后像和视觉融合现象、双眼视觉和立体视觉

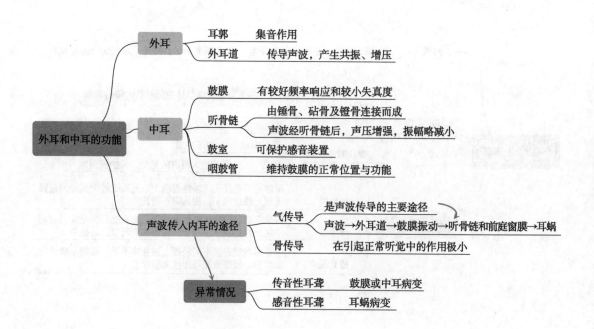

外耳和中耳的功能

外耳
- 耳郭 —— 集音作用
- 外耳道 —— 传导声波，产生共振、增压

中耳
- 鼓膜 —— 有较好频率响应和较小失真度
- 听骨链
  - 由锤骨、砧骨及镫骨连接而成
  - 声波经听骨链后，声压增强，振幅略减小
- 鼓室 —— 可保护感音装置
- 咽鼓管 —— 维持鼓膜的正常位置与功能

声波传人内耳的途径
- 气传导
  - 是声波传导的主要途径
  - 声波→外耳道→鼓膜振动→听骨链和前庭窗膜→耳蜗
- 骨传导 —— 在引起正常听觉中的作用极小

异常情况
- 传音性耳聋 —— 鼓膜或中耳病变
- 感音性耳聋 —— 耳蜗病变

耳蜗
- 结构要点
  - 前庭阶 在耳蜗底部与前庭窗膜相接 ┐
  - 鼓阶 在耳蜗底部与蜗窗膜相接 ┘ 充满外淋巴
  - 蜗管 是螺旋形的膜性盲管 充满内淋巴
  - 螺旋器（或科蒂器） 为听觉感受器，位于基底膜上
- 受损表现
  - 底部：主要影响高频听力
  - 顶部：主要影响低频听力
- 感音换能作用
  - 基底膜的振动和行波理论 振动按行波原理沿基底膜向蜗顶传播
  - 感音换能机制 内毛细胞可将声波振动转变为听神经纤维动作电位，向中枢传送听觉信息；外毛细胞起到耳蜗放大器作用
- 生物电现象
  - 耳蜗内电位 +80mV左右，其产生和维持与蜗管外侧壁血管纹的活动密切相关
  - 耳蜗微音器电位 无真正的阈值，没有潜伏期和不应期，不易疲劳，不发生适应现象
    是多个毛细胞受刺激产生的感受器电位的复合表现
- 听神经动作电位 包括听神经复合动作电位、单一听神经纤维动作电位

平衡感觉
- 前庭器官
  - 感受细胞 毛细胞
  - 适宜刺激
    - 半规管的壶腹嵴 正、负角加速度运动
    - 椭圆囊和球囊的囊斑 直线加速度运动
- 前庭反应
  - 前庭姿势调节反射
    - 有助于维持一定的姿势和身体平衡
    - 车突然向前开动或加速→身体前倾 ┘ 椭圆囊的位觉砂参与
    - 乘电梯上升→下肢屈曲，乘电梯下降→下肢伸直 球囊的位觉砂参与
  - 前庭自主神经反应 晕船反应 上、后半规管感受器受过度刺激
  - 眼震颤
    - 水平方向 绕身体纵轴旋转→刺激水平半规管
    - 垂直方向 侧身翻转→刺激上半规管
    - 旋转性 前、后翻滚→刺激后半规管

第十章

神经系统的功能

第一节　神经系统功能活动的基本原理

一、神经元

1. 神经元的一般结构

（1）概念：神经元是一类为执行多样化调节功能而在形态和功能上高度分化的特殊细胞。

（2）一般特征：各类神经元的大小和形态不同，但都具有特征性的突起，即树突和轴突。树突和轴突在结构上为神经元赋予了区域性或极性，为神经元的区域性功能分化提供了结构基础，也为神经元形态分类提供了依据。

> ⓘ 提示
>
> 　　一个神经元通常只有一条轴突，树突则不止一条，且在不同神经元差异很大。

（3）树突棘

1）形成：在树突分支上，树突膜突起而形成众多的多形性树突棘，与其他神经元的轴突末梢形成突触。

2）意义：树突的分支及树突棘都使细胞膜面积大幅扩展，从而提高神经元信息接收的范围和敏感性。

3）特点：树突棘的数量和形态有易变性，被认为是脑功能可塑性的基础。在脑发育期，树突棘数量的不断增加与智力的发育有关。

（4）轴突

1）结构：①胞体发出轴突的部位膨大并向外突起，称为轴丘。②轴突起始的部分一般略粗大，无髓鞘包裹，称为始段。③轴突末段分成许多分支，完全无髓鞘包裹，称为神经末梢。④神经末梢最末端常膨大为球状、纽扣状或柄状，称为突触小扣、终扣或突触小结，内有贮存神经递质的突触囊泡高密度聚集。

2）特点：①轴突常在投射神经元较长，在中间神经元较短；②轴突的直径与其长度成正比，在同一轴突全长较均匀一致；③轴突主干常有侧支成直角发出；④在一个神经元与另一个神经元或效应细胞相接触而形成的突触结构中,轴突末端常构成突触前部分。

2. 神经元的主要功能

（1）胞体和树突主要负责接受和整合信息。

（2）轴突始段主要负责产生动作电位,也参与信息整合。

（3）轴突负责传导信息。

（4）突触末梢负责向效应细胞或其他神经元传递信息。

> ⓘ 提示
>
> 神经元的主要功能是接受、整合、传导和传递信息。

3. 神经纤维及其功能

（1）概念:轴突和感觉神经元的周围突都称为神经纤维。神经纤维的主要功能是兴奋传导和物质运输。

（2）分类

1）有髓神经纤维:神经纤维被胶质细胞形成的髓鞘或神经膜反复卷绕,严密包裹。

2）无髓神经纤维:神经纤维被胶质细胞稀疏包裹,髓鞘单薄或不严密。

> ⓘ 提示
>
> 构成髓鞘或神经膜的胶质细胞在周围神经系统主要是施万细胞,在中枢则为少突胶质细胞。

（3）神经纤维传导兴奋的特征（表10-1）

表 10-1　神经纤维传导兴奋的特征

特征	特点
完整性	神经纤维只有在其结构和功能都完整的情况下才能传导兴奋
绝缘性	一条神经干内含多条神经纤维,它们同时传导兴奋时互不干扰,如同相互"绝缘"
双向性	①在神经纤维的一个局部发生的动作电位,会同时向相反的两个方向传导 ②在在体情况下,由于神经元的极性关系,传导一般表现为单向性
相对不疲劳性	神经纤维能长时间保持其传导兴奋的能力（突触传递因神经递质的耗竭,较易发生疲劳）

（4）影响神经纤维传导速度的因素

1）直径:神经纤维直径越大,传导速度越快;传导速度（m/s）$\approx 6 \times$ 直径（μm）。

> **ⓘ 提示**
>
> 轴索直径:神经纤维总直径 =0.6∶1 时,出现速度峰值。

2）髓鞘:在一定范围内,有髓神经纤维的髓鞘愈厚,传导愈快。传导速度:有髓神经纤维 > 无髓神经纤维。

3）其他:温度等因素。

（5）神经纤维的分类

1）按神经纤维兴奋传导速度分类:Erlanger 和 Gasser 将哺乳动物的周围神经分为 A、B、C 三类,其中 A 类纤维又分为 α、β、γ、δ。此法多用于传出纤维。

2）按纤维的直径和来源分类:Lloyd 和 Hunt 将感觉神经纤维分为 Ⅰ、Ⅱ、Ⅲ、Ⅳ 四类,其中 Ⅰ 类纤维再分为 I_a 和 I_b。

3）哺乳动物周围神经纤维分类（表 10-2）

表 10-2　哺乳动物周围神经纤维分类

Erlanger–Gasser 分类	Lloyd–Hunt 分类	功能
A（有髓鞘）		
α	I_a、I_b	本体感觉、躯体运动
β	Ⅱ	触 – 压觉
γ		支配梭内肌（引起收缩）
δ	Ⅲ	痛觉、温度觉、触 – 压觉
B（有髓鞘）		自主神经节前纤维
C（无髓鞘）		
后根	Ⅳ	痛觉、温度觉、触 – 压觉
交感		交感节后纤维

注:I_a 类纤维直径稍粗,为 12~22μm,I_b 类纤维直径略细,约 12μm。

（6）神经纤维的轴浆运输功能

1）轴浆运输:轴浆即充盈于轴突中的细胞质,具有运输物质的作用。

2）运输形式（表 10-3）

表 10-3　轴浆运输的形式

项目	快速顺向轴浆运输	慢速顺向轴浆运输	逆向轴浆运输
方向	胞体→轴突末端	胞体→轴突末端	末梢→胞体
速度	410mm/d	1~12mm/d	205mm/d
方式	由驱动蛋白（类似肌球蛋白）执行	随微管和微丝等结构移动	由动力蛋白及其辅助因子执行
运输物质	具有膜结构的细胞器,如线粒体、突触囊泡和分泌颗粒等	可溶性胞质成分,如微管蛋白、神经微丝蛋白等细胞骨架成分	某些被轴突末梢摄取的物质,如神经营养因子、狂犬病病毒、破伤风毒素等

3）意义：轴浆运输通过转运神经元所需要的重要细胞成分，对维持神经元的形态和功能的完整性具有重要意义。

4. 神经对效应组织的营养性作用

（1）神经的功能性作用：指神经通过末梢释放神经递质引起所支配的组织迅速执行其主要功能，如肌肉收缩、腺体分泌等。

（2）神经的营养性作用：指神经末梢释放某些营养因子，调整所支配组织的代谢活动，缓慢但持续地影响其结构和功能状态。其正常情况下不易察觉，短暂缺失后果不明显，但长期缺失后果严重，其作用也较易进行逆向判断，如脊髓灰质炎患者的肌肉萎缩。

5. 神经营养因子对神经元的调控作用

（1）神经营养因子（NT）：指一类由神经所支配的效应组织（如肌肉）和神经胶质细胞（主要是星形胶质细胞）产生，且为神经元生长与存活所必需的蛋白质或多肽分子。

（2）作用：在神经元的发生、迁移、分化和凋亡等过程中起极为关键的作用。

二、神经胶质细胞

1. 胶质细胞的结构和功能特征

（1）胶质细胞有突起，但无树突和轴突之分。

（2）细胞之间不形成化学性突触，但普遍存在缝隙连接。

（3）膜电位随细胞外 K^+ 浓度而改变，但不能产生动作电位。

（4）某些胶质细胞膜上存在多种神经递质的受体。

（5）胶质细胞终身具有分裂增殖的能力。

2. 胶质细胞的类型和功能

（1）类型：在中枢神经系统有星形胶质细胞、少突胶质细胞和小胶质细胞等；在周围神经系统有施万细胞和卫星细胞等。

 提示

　　星形胶质细胞是脑内数量最多、功能最复杂的胶质细胞。

（2）星形胶质细胞的功能

1）机械支持和营养作用：在脑组织中，神经元和血管外的空间主要由星形胶质细胞充填。

● 星形胶质细胞与神经元紧密相邻且胶合在一起，并以其长突起在脑和脊髓内交织成网，或互相连接而构成支架，对神经元的胞体和纤维构成机械支持。

● 星形胶质细胞通过血管周足与毛细血管相连，通过其他突起与神经元相接，构成神经元和毛细血管之间的桥梁，为神经元运输营养物质和排除代谢产物。此外，星形胶质细胞还能分泌多种神经营养因子，对神经元的生长、发育、存活和功能维持起营养作用。

2）隔离和屏障作用：胶质细胞具有隔离中枢神经系统内各个区域的作用。如星形胶质细胞的血管周足与毛细血管内皮及内皮下基膜一起构成血–脑屏障，使脑内毛细血管处的物质交换异于体内其他部位。

3）迁移引导作用：发育中的神经细胞沿着星形胶质细胞突起的方向迁移到它们最终的定居部位。

4）修复和增生作用：脑和脊髓因缺氧、外伤或疾病而变性产生的组织碎片被清除后，留下缺损主要依靠星形胶质细胞的增生来充填。星形胶质细胞增生过强可形成脑瘤，引起癫痫发作。

5）免疫应答作用：星形胶质细胞膜上表达的特异性主要组织相容性复合分子Ⅱ（MHCⅡ），能与经处理的外来抗原结合，将其呈递给 T 淋巴细胞。

> 星形胶质细胞是中枢神经系统的抗原提呈细胞。

6）细胞外液中 K^+ 浓度稳定作用：星形胶质细胞膜上的钠钾泵可将细胞外液过多的 K^+ 转运入胞内，并通过缝隙连接分散到其他胶质细胞，形成 K^+ 的储存和缓冲池，有助于维持细胞外合适的 K^+ 浓度及神经元的正常电活动。

7）对某些递质的作用：星形胶质细胞能摄取神经元释放的谷氨酸和 γ–氨基丁酸，转变为谷氨酰胺后再转运到神经元内。由此既可避免氨基酸类递质对神经元的持续作用，也能为神经元重新合成氨基酸类递质提供前体物质。

8）对某些活性物质的代谢作用：星形胶质细胞参与多种活性物质的合成、分泌或转化，如神经营养因子、血管紧张素原、前列腺素及白细胞介素等。

（3）少突胶质细胞和施万细胞：参与形成髓鞘。

1）髓鞘使动作电位跳跃式传导，大大提高神经纤维传导兴奋的速度。

2）髓鞘可引导轴突生长，并促进其与其他细胞建立突触联系。在周围神经损伤变性后的再生过程中，轴突可沿施万细胞所构成的索道生长。

（4）小胶质细胞：相当于中枢神经系统中的吞噬细胞。脑组织发生变性时，小胶质细胞能转变成巨噬细胞，清除变性的神经组织碎片。

（5）脉络丛上皮细胞和室管膜细胞：可形成紧密连接，参与血–脑脊液屏障和脑–脑脊液屏障的构成。

（6）卫星细胞：可能为神经元提供营养及形态支持，调节神经元外部的化学环境。

三、突触传递概述

1. 突触 是神经元与神经元之间，或神经元与其他类型细胞之间的功能联系部位或装置。

2. 分类　基于所使用的信息传递媒质的不同,突触可分为电突触和化学性突触。

3. 电突触传递　以电流为传递递质,结构基础是缝隙连接,传递具有双向性、快速性等。

四、化学性突触传递

1. 概述　化学性突触是以神经元所释放的化学物质为信息传递媒质(神经递质)的突触,是最多见的类型。根据突触前、后两部分之间有无紧密的解剖学关系,可分为定向突触和非定向突触。

2. 定向突触传递

(1)特点:定向突触末梢释放的递质仅作用于突触后范围极为局限的部分膜结构,如骨骼肌神经肌肉接头和神经元之间经典的突触。

(2)经典突触的微细结构(图 10-1)

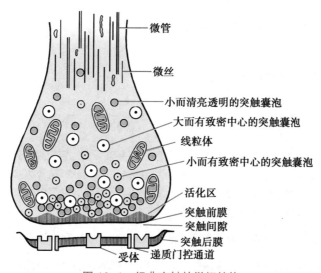

图 10-1　经典突触的微细结构

1)基本模式:轴突-树突式、轴突-胞体式及轴突-轴突式突触。

2)组成:经典的突触由突触前膜、突触间隙和突触后膜组成。

● 电镜下,突触前膜和突触后膜厚约 7.5nm,较一般神经元膜稍厚,两者之间是宽20~40nm 的突触间隙。

● 在突触前末梢的轴浆内有密集的线粒体和突触囊泡。

3)活化区:指在突触前末梢轴浆内紧邻突触前膜的一个特定膜结构区域,突触囊泡特别密集。

4)突触后致密区(PSD):指紧邻突触后膜的膜下胞质区域,亦呈较高致密度,其中聚集着大量细胞骨架和信号蛋白分子。

5）突触囊泡：内含高浓度神经递质。

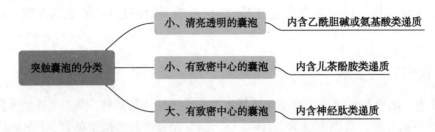

（3）经典突触的传递过程

1）大致过程：突触前神经元兴奋传至末梢→突触前膜去极化→膜上 Ca^{2+} 通道开启，Ca^{2+} 内流，触发突触囊泡的出胞→神经递质释放入突触间隙→经扩散达到突触后膜→引起突触后膜某种离子通透性的改变→突触后膜去极化或超极化→产生突触后电位。

> **提示**
>
> 神经递质以囊泡为单位释放的方式称为量子释放。

2）神经递质的释放机制（表 10-4）

表 10-4　神经递质的释放机制

步骤	内容
动员	①神经元静息状态时，突触囊泡被其膜上的突触蛋白锚定于细胞骨架丝 ②轴浆内 Ca^{2+} 浓度↑→Ca^{2+} 与轴浆中的钙调蛋白（CaM）结合为 Ca^{2+}-CaM 复合物→激活 Ca^{2+}-CaM 依赖的蛋白激酶Ⅱ（Ca^{2+}-CaM KⅡ）→促使突触蛋白磷酸化，使其与细胞骨架丝的结合力减弱→使突触囊泡从骨架丝上游离
摆渡	游离的突触囊泡在一类小分子 G 蛋白 Rab3/Rab27 的帮助下向活化区移动
着位	被摆渡到活化区的突触囊泡随后着位于突触前膜，着位需要囊泡膜上的囊泡蛋白和突触前膜上的靶蛋白参与
融合	①着位后，囊泡膜上作为 Ca^{2+} 传感器的突触结合蛋白（或称p65）与 Ca^{2+} 结合并发生变构，其对融合的钳制（阻碍）作用被消除 ②突触囊泡膜和突触前膜发生融合，并形成暂时的融合孔
出胞	神经递质经融合孔从突触囊泡释出。出胞时，融合孔的孔径迅速由 1nm 左右扩大到 50nm 左右

● 神经递质的释放量与进入轴浆内的 Ca^{2+} 量呈正相关。

● 出胞完成后，轴浆内积聚的 Ca^{2+} 主要经由 Na^+-Ca^{2+} 反向转运体（交换体）迅速被转运到细胞外。

3）突触后电位：指神经递质作用于突触后膜上的特异性受体或递质门控通道，可引起后膜对某些离子通透性的改变,使某些带电离子进出后膜,或使进出量发生改变,由此发生一定程度的去极化或超极化的电位变化。

3. 非定向突触传递

（1）概述:非定向突触传递,也称非突触性化学传递,不具有经典突触的结构,其突触前末梢释放的递质可扩散至距离较远和范围较广的突触后成分。

（2）示例:周围神经系统的自主神经节后纤维（主要是交感神经节后纤维）与效应细胞之间的接头。

1）如在交感神经节后纤维的众多轴突末梢分支上,每隔约 $5\mu m$ 出现 1 个内有大量突触囊泡的膨大结构,称为曲张体;曲张体在 1 个神经元上可多达 20 000 个,随分支抵达效应细胞的近旁。

2）当神经冲动传到曲张体时,递质从曲张体中的囊泡释放出来并向周围扩散。若邻近的组织细胞表达肾上腺素能受体,即成为交感神经的效应细胞,并可在去甲肾上腺素作用下发生膜电位改变,产生接头电位。通过这种形式的突触传递,少量神经纤维即能支配许多其他神经元或效应细胞。

（3）特点（与定向突触传递相比）

1）无特定的突触后成分,作用部位较分散。

2）无固定的突触间隙,递质扩散的距离远近不等,时间长短不一。如曲张体与效应器之间的距离一般 >20nm,有的甚至 >400nm。

3）释放的递质能否产生信息传递效应,取决于靶细胞上有无相应受体。

五、影响定向突触传递的因素

1. 影响递质释放的因素

（1）递质释放↑:细胞外 Ca^{2+} 浓度↑、到达突触前末梢动作电位的频率↑、幅度↑或时程↑等。

（2）递质释放↓:细胞外 Mg^{2+} 浓度↑、Ca^{2+} 通道密度↓或 Ca^{2+} 通道阻滞剂等。

 提示

递质的释放量主要决定于进入末梢的 Ca^{2+} 量。

2. 影响递质清除的因素　已释放的递质通常被突触前末梢重摄取或被酶解代谢而清除。凡能影响递质重摄取和酶解代谢的因素也能影响突触传递。

（1）三环类抗抑郁药可抑制脑内去甲肾上腺素（NE）在突触前膜的重摄取,使传递效率加强。

（2）在 NE 能神经元突触末梢内,利血平能抑制囊泡膜对 NE 的重摄取,使 NE 滞留在末梢轴浆内而被单胺氧化酶酶解,囊泡内递质减少以至耗竭。

（3）新斯的明及有机磷农药等可抑制突触后膜上的乙酰胆碱酯酶，阻碍 ACh 水解使其持续发挥作用。

3. 影响突触后膜反应性的因素

（1）突触后膜受体拮抗剂：能阻断神经递质的作用。如筒箭毒碱和 α- 银环蛇毒可阻断胆碱能突触后膜的 N_2 型 ACh 受体通道。

（2）递质释放量改变时，突触后受体的密度及与递质结合的亲和力均可发生改变，即受体发生上调或下调，从而改变突触后膜的反应性而影响突触效能，即引起突触后反应的能力。

六、兴奋性和抑制性突触后电位

1. 兴奋性突触后电位（EPSP）

（1）定义：EPSP 是指突触传递在突触后膜引起的去极化突触后电位。根据电位时程的长短可分为快 EPSP、慢 EPSP。

（2）快 EPSP 产生机制：兴奋性递质作用于突触后膜的相应受体，使后膜对 Na^+ 和 K^+ 的通透性增大，但 Na^+ 内流 $>K^+$ 外流，发生净内向电流，导致后膜去极化。

（3）慢 EPSP 产生机制：多与 K^+ 电导降低有关。

2. 抑制性突触后电位（IPSP）

（1）定义：IPSP 指突触传递在突触后膜引起的超极化突触后电位。根据电位时程的长短可分为快 IPSP、慢 IPSP。

（2）快 IPSP 产生机制

1）抑制性中间神经元释放的抑制性递质作用于突触后膜，使后膜上的 Cl^- 通道开放，引起外向电流，使突触后膜超极化。

2）可能与突触后膜 K^+ 通道的开放或 Na^+ 通道和 Ca^{2+} 通道的关闭有关。

（3）慢 IPSP 产生机制：K^+ 通道的开放作用明确。

3. EPSP 和 IPSP 的产生示意图（图 10-2）

七、突触后神经元动作电位的产生

1. 概述　1 个突触后神经元与多个突触前神经末梢构成突触，既产生 EPSP 也产生 IPSP。突触后神经元胞体电位改变的总趋势取决于同时或几乎同时产生的 EPSP 和 IPSP 的总和。

> ⓘ 提示
>
> 　　膜电位总趋势为超极化→突触后神经元表现为被抑制；膜电位总趋势为去极化→突触后神经元表现为兴奋性提高（易达到阈电位而爆发动作电位）。

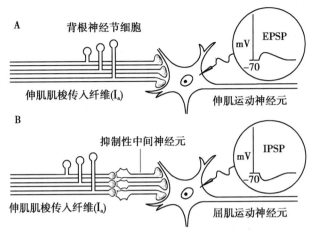

图 10-2　EPSP 和 IPSP 的产生示意图

A. 来自伸肌肌梭的传入冲动,在脊髓前角伸肌运动神经元引起去极化,产生 EPSP;B. 来自伸肌肌梭的传入冲动通过抑制性中间神经元,在屈肌(拮抗该伸肌)运动神经元引起超极化,产生 IPSP。

2. 产生部位

（1）多数神经元（运动神经元和中间神经元）：动作电位首先发生在轴突始段（不是胞体）。原因是电压门控钠通道在该段轴突膜上密度较大,在胞体和树突膜上分布很少。动作电位一旦爆发,既可沿轴突传向末梢,也可逆向传到胞体。

（2）感觉神经元：动作电位可爆发于其有髓周围突远端的第 1 个郎飞结处,或无髓周围突远端的未明确部位,然后向胞体传导。

八、突触的可塑性

突触可塑性是指突触的形态和功能可发生较持久改变的特性,主要是指突触效能的改变。

1. 强直后增强（PTP）　指给予突触前神经元一短串高频刺激后（强直刺激）,突触效能增强的现象;持续时间为数分钟到数小时量级。

> ⓘ 提示
>
> 　重复刺激突触前神经元可引起突触效能短时性改变,效能增大的可塑性包括易化和增强;效能减小的可塑性称为压抑。

2. 习惯化　指反复的温和刺激后产生的短时间内突触后反应减弱或缩短的现象。

3. 敏感化　指在伤害性刺激后,突触后反应短时间增强或延长的现象。

4. 长时程增强（LTP）　是脊椎动物学习和记忆机制在细胞水平的基础;普遍存在于中

枢神经系统,如海马、大脑皮层运动区、小脑和脊髓等部位;通常是由突触后神经元内 Ca^{2+} 浓度升高所致。

5. 长时程压抑(LTD)　指突触效能的长时程减弱;广泛见于中枢神经系统,如海马、小脑皮层和新皮层等脑区。在海马,LTD 可在产生 LTP 的同一突触被诱导产生,但所需刺激的频率不同。

九、神经递质

1. 概念　神经递质是指由突触前神经元合成并释放,能特异性地作用于突触后神经元或效应细胞上的受体而产生一定效应的信息传递物质。

2. 哺乳动物神经递质的分类(表 10-5)

表 10-5　哺乳动物神经递质的分类

分类	代表递质
胆碱类	ACh
胺类	NE、肾上腺素、多巴胺、5- 羟色胺、组胺
氨基酸类	谷氨酸、门冬氨酸、γ- 氨基丁酸、甘氨酸
肽类	P 物质、阿片肽 *、下丘脑调节肽 *、血管升压素、缩宫素、脑 – 肠肽 *、钠尿肽 *、降钙素基因相关肽、神经肽 Y 等
嘌呤类	腺苷、ATP
气体类	NO、CO
脂类	花生四烯酸及其衍生物(前列腺素等)*、神经活性类固醇 *

注: * 为一类物质的总称。

3. 递质的鉴定　神经递质应符合或基本符合以下条件。

(1)突触前神经元具有合成递质的前体和酶系统,并能合成该递质。

(2)合成后的递质贮存于突触囊泡内,能在兴奋冲动抵达末梢时释放入突触间隙。

(3)能作用于突触后膜上的特异受体并发挥其生理作用,人为给突触后神经元或效应细胞施用递质,应能引起相同的生理效应。

(4)存在使该递质失活的酶或其他失活方式(如重摄取)。

(5)存在能分别模拟或阻断该递质突触传递作用的特异性受体激动剂和拮抗剂。

4. 神经调质　对于 1 个特定的突触而言,往往存在 1 种作为主要信息传递媒质的神经递质。神经元还可合成某些化学物质,在突触中不直接起信息传递作用,但可通过与神经递质的共释放增强或削弱该突触的神经递质的信息传递效率。这类对递质信息传递起调节作用的物质称为神经调质。

5. 递质共存　指 2 种或 2 种以上的递质(包括调质)共存于同一神经元内的现象。

（1）意义：协调某些生理功能活动。

（2）示例：猫唾液腺受副交感神经和交感神经支配,副交感神经内含 ACh 和血管活性肠肽。前者引起唾液分泌;后者舒张血管,增加唾液腺血供,增强唾液腺上胆碱能受体的亲和力,两者共同作用使唾液腺分泌大量稀薄的唾液。

十、受体

1. 相关概念（表 10-6）

表 10-6　受体的相关概念

名称	概念
受体	指位于细胞膜上或细胞内能与某些化学物质（如递质、调质、激素等）特异结合并诱发特定生物效应的特殊生物分子
受体激动剂	指与受体特异结合后能增强受体的生物活性的化学物质
受体拮抗剂或阻断剂	指与受体特异结合后不改变受体的生物活性,反因占据受体而产生对抗激动剂效应的化学物质
配体	激动剂和拮抗剂统称为配体,在多数情况下主要指激动剂

 提示

神经递质的受体多数为膜受体,是带有糖链的跨膜蛋白质分子。

2. 受体的种类和亚型　目前已知的各种神经递质受体都有若干种类,许多种类的受体又分为若干亚型。

3. 突触前受体　指分布于突触前膜的受体。激活后,可通过调制（抑制或易化）突触前末梢的递质释放来影响突触的传递效应。如突触前膜释放的 NE 作用于突触前 α_2 受体,可抑制突触前膜对该递质的进一步释放。

4. 受体的调节　膜受体蛋白的数量和与递质结合的亲和力在不同情况下可发生改变。

（1）递质分泌量

1）受体上调:递质分泌不足时,受体的数量将逐渐↑,亲和力逐渐↑。

2）受体下调:递质分泌过多时,受体的数量将逐渐↓,亲和力逐渐↓。

（2）膜受体蛋白数量

1）胞吐:由于膜的流动性,储存于胞内膜结构上的受体蛋白通过胞吐融合于细胞膜上,使发挥作用的受体数量增多。

2）内化:细胞膜上的受体通过受体蛋白的内吞入胞,减少膜上发挥作用的受体数量。

（3）受体亲和力的改变：常通过受体蛋白的磷酸化或去磷酸化实现。

十一、主要神经递质及其受体

1. ACh 及其受体

（1）概念：以 ACh 为递质的神经元称为胆碱能神经元，其神经纤维称为胆碱能纤维；能与 ACh 特异性结合的受体称为胆碱能受体，表达胆碱能受体的神经元称为 ACh 敏感神经元。

（2）分布

1）胆碱能神经元：在中枢分布广泛，如脊髓前角运动神经元，丘脑后部腹侧的特异性感觉投射神经元，脑干网状结构上行激动系统的多个环节、纹状体、前脑基底核、边缘系统的梨状区、杏仁核、海马等部位的部分神经元。

2）胆碱能纤维：包括外周神经系统的骨骼肌运动神经纤维、自主神经节前纤维、大多数副交感节后纤维（少数释放肽类或嘌呤类递质的纤维除外）、少数交感节后纤维（支配多数小汗腺的纤维和支配骨骼肌血管的舒血管纤维）等。

> （i）**提示**
>
> 　　中枢神经系统的几乎所有功能都有胆碱能系统参与；而周围胆碱能系统主要涉及自主神经系统和骨骼肌活动的调节。

（3）胆碱能受体分类（表 10-7）

表 10-7　胆碱能受体分类

项目	毒蕈碱受体（M 受体）	烟碱受体（N 受体）
受体类型	G 蛋白偶联受体	促离子型受体（具有递质门控特性）
分型	M_1~M_5	N_1、N_2
分布	在外周，分布于大多数副交感节后纤维支配的效应细胞、汗腺细胞和骨骼肌血管的平滑肌细胞	N_1 分布于中枢神经系统和自主神经节后神经元 N_2 位于骨骼肌神经肌肉接头处的终板膜
效应	心脏活动抑制，内脏平滑肌收缩，消化腺、汗腺分泌增加和骨骼肌血管舒张等	小剂量 ACh 激活 N_1 受体而兴奋自主神经节后神经元，激活 N_2 受体而使骨骼肌收缩 大剂量 ACh 可产生自主神经节阻滞作用
受体拮抗药	阿托品	阻断 N_1、N_2：筒箭毒碱 阻断 N_1：美加明、六烃季铵 阻断 N_2：戈拉碘铵、十烃季铵

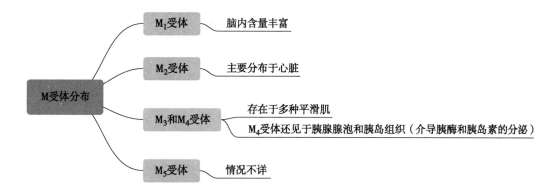

提示

N_2 受体异常是重症肌无力的重要发病机制。

2. 单胺类递质概述

（1）单胺类递质包括 NE、肾上腺素、多巴胺、5- 羟色胺和组胺等。

（2）共同特点：神经元胞体在中枢分布相对集中，但纤维投射及受体分布的范围非常广泛。如 NE 能神经元胞体绝大多数位于低位脑干。

3. NE 和肾上腺素及其受体

（1）概述

1）以 NE 为递质的神经元称为 NE 能神经元；以肾上腺素为递质的神经元称为肾上腺素能神经元。在不特意区分时，肾上腺素能神经元常包括 NE 能神经元在内。

2）以肾上腺素或 NE 为递质的神经纤维均称为肾上腺素能纤维；能与 NE 和肾上腺素结合的受体称为肾上腺素能受体。

（2）分布

1）NE：①中枢 NE 能纤维投射分上行部分（投射到大脑皮层、边缘前脑和下丘脑）、下行部分（投射至脊髓后角的胶质区、侧角和前角）和支配低位脑干部分。②在外周，NE 是多数交感节后纤维（除支配汗腺和骨骼肌血管的交感胆碱能纤维外）释放的递质。

2）肾上腺素：①肾上腺素能神经元和以肾上腺素为递质的肾上腺素能纤维仅见于中枢神经系统内，其胞体主要分布在延髓，纤维投射也有上行和下行部分。②肾上腺素在外周仅作为一种内分泌激素，由肾上腺髓质合成和分泌。

提示

所谓外周肾上腺素能纤维，其递质实际上是 NE。

（3）肾上腺素能受体分类：在中枢，肾上腺素的效应主要参与心血管活动的调节，而 NE 的效应则更广泛。在外周，NE 对 α 受体的作用较强，对 β 受体的作用较弱。在外周作为内分泌激素的肾上腺素也通过 α 和 β 受体发挥作用，作用均较强（表 10-8）。

表 10-8　肾上腺素能受体分类

项目	α 受体	β 受体
受体类型	G 蛋白偶联受体	G 蛋白偶联受体
分型	α_1、α_2	β_1、β_2、β_3
分布	皮肤、肾、胃肠的血管平滑肌以 α 受体为主	骨骼肌和肝脏的血管平滑肌、心肌以 β 受体为主
外周效应	α_1 受体介导（主要）：兴奋性（血管、子宫、虹膜辐射状肌等收缩） α_2 受体介导：抑制性（小肠舒张）	β_2 受体介导：抑制性（血管、子宫、小肠、支气管等舒张） β_1 受体介导：兴奋性（心肌） β_3 受体主要分布在脂肪组织（脂肪分解）
受体拮抗药	阻断 α_1（主要）、α_2 受体：酚妥拉明 阻断 α_1 受体：哌唑嗪 阻断 α_2 受体：育亨宾	阻断 β_1、β_2 受体：普萘洛尔 阻断 β_1 受体：阿替洛尔、美托洛尔 阻断 β_2 受体：丁氧胺

> ⓘ 提示
>
> 在外周，多数交感节后纤维末梢支配的效应细胞膜都有肾上腺素能受体。

4. 多巴胺（DA）及其受体　中枢多巴胺系统主要存在于中枢黑质－纹状体、中脑－边缘前脑、结节－漏斗 3 条通路，分别与运动调控、奖赏行为和成瘾、垂体内分泌活动调节等有关。

> ⓘ 提示
>
> 黑质－纹状体通路多巴胺能神经元的大量减少是帕金森病在中枢神经元和递质水平的主要机制。

5. 5-羟色胺（5-HT）及其受体　5-HT 在血小板及胃肠道的肠嗜铬细胞和肌间神经丛浓度最高，主要涉及血小板聚集和消化系统等功能活动。在中枢，5-HT 的主要功能是调节痛觉、精神情绪、睡眠、体温、性行为、垂体内分泌等活动。

6. 组胺及其受体

（1）组胺的 H_1、H_2 和 H_3 受体广泛存在于中枢和周围神经系统中。

（2）中枢组胺系统可能与觉醒、性行为、腺垂体激素的分泌、血压、饮水和痛觉等调节有关。

提示

在中枢,多数 H_3 受体为突触前受体。

（3）组胺还存在于非神经组织的肥大细胞和胃黏膜的肠嗜铬细胞中,其上表达 H_4 受体。H_4 受体还高表达于其他众多类型的外周组织或细胞。

7. 氨基酸类递质及其受体

（1）兴奋性氨基酸类递质:①谷氨酸,是脑和脊髓内主要的兴奋性递质,受体广泛分布于中枢神经系统中;②门冬氨酸,多见于视皮层的锥体细胞和多棘星状细胞。

（2）抑制性氨基酸类递质:①包括 γ- 氨基丁酸（GABA）、甘氨酸、β- 丙氨酸、牛磺酸和 γ- 氨基己酸。②GABA 是脑内主要的抑制性递质,在大脑皮层浅层和小脑皮层浦肯野细胞层含量较高。GABA 受体可分为 $GABA_A$、$GABA_B$ 和 $GABA_C$ 受体三种类型。$GABA_A$ 和 $GABA_B$ 受体广泛分布于中枢神经系统,$GABA_C$ 受体则主要存在于视网膜和视觉通路中。

十二、反射活动的基本规律

1. 反射　是神经活动的基本方式。

2. 反射的分类（表 10-9）

表 10-9　反射的分类

项目	非条件反射	条件反射
神经活动级别	低级	高级
形成时间	生来就有	后天学习和训练而来
数量	有限	无定数（可建立,可消退）
形式	比较固定	不固定
完成结构	大脑皮层下各级中枢	大脑皮层
形成过程	人和动物在长期的种系发展中形成	人和动物在个体生活过程中按照所处的生活环境,在非条件反射基础上不断建立起来的
意义	使人和动物能够初步适应环境,对个体生存和种系生存有重要意义	使人和高等动物对各种环境具有更加完善的适应性
示例	防御反射、食物反射、性反射等	巴甫洛夫实验

3. 反射的中枢整合　反射的基本过程是刺激信息经反射弧各个环节序贯传递的过程。中枢是反射弧中最复杂的部位。

（1）单突触反射:传入神经元和传出神经元之间,在中枢只经过一次突触传递的反射。

> **ⓘ 提示**
>
> 腱反射是体内唯一仅通过单突触反射即可完成的反射。

（2）多突触反射：在中枢经过多次突触传递的反射。人和高等动物体内的大部分反射都属于多突触反射。

（3）中枢整合：整体情况下，不论简单反射、复杂反射，传入冲动进入脊髓或脑干后，除在同一水平与传出部分发生联系并发出传出冲动外，还有上行冲动传到更高级的中枢部位进一步整合，再由高级中枢发出下行冲动来调整反射的传出冲动。

> **ⓘ 提示**
>
> 进行反射时，既有初级水平的整合，也有较高级水平的整合；通过多级水平的整合使反射活动更复杂和更具适应性。

4. 中枢神经元之间的联系方式（图 10-3）

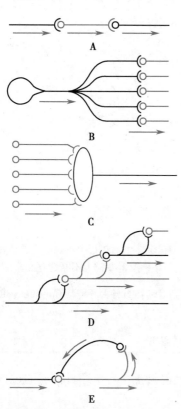

图 10-3 中枢神经元的联系方式模式图
A. 单线式联系；B. 辐散式联系；C. 聚合式联系；D. 链锁式联系；E. 环式联系。

（1）单线式联系：指一个突触前神经元仅与一个突触后神经元发生突触联系；如视网膜视锥系统的联系方式。绝对的单线式联系很少见。

（2）辐散式联系：指一个神经元通过其轴突侧支或末梢分支与多个神经元形成突触联系；在传入通路中较多见。

（3）聚合式联系：指一个神经元可接受来自许多神经元轴突末梢的投射而建立突触联系；在传出通路中较多见。

（4）链锁式联系：在神经通路中，若由中间神经元构成的辐散与聚合式联系同时存在，可形成链锁式联系。神经冲动通过链锁式联系，可扩大空间作用范围。

（5）环式联系：在神经通路中，若由中间神经元构成的辐散与聚合式联系同时存在，还可形成环式联系。后一级的神经元会通过其侧支再次与前一级神经元发生突触联系，从而在结构和功能联系上都形成闭合的环路。

1）在环式联系中，即使最初的刺激已经停止，传出通路上的冲动发放仍能继续一段时间，这种现象称为**后发放**或**后放电**。

2）通过环式联系,可因负反馈使活动及时终止,可因正反馈使兴奋增强和延续。

5. 局部神经元和局部神经元回路

（1）局部回路神经元:在中枢神经系统中,存在大量的短轴突和无轴突的神经元,其轴突和树突仅在某一中枢部位内部起联系作用,不投射到远隔部位。这些神经元称为局部回路神经元。

（2）局部神经元回路:指由局部回路神经元及其突起构成的神经元间相互作用的联系通路。包括多个局部回路神经元构成的回路、一个局部回路神经元构成回路、局部回路神经元的部分结构构成回路。

6. 中枢兴奋传播的特征　在多突触反射中,兴奋在反射中枢的传播经多次突触接替,且许多突触为化学性突触,故中枢兴奋传播的特征即突触兴奋传播或传递的特征。

（1）单向传播:指在反射活动中,兴奋经化学性突触传递,只能从突触前末梢传向突触后神经元。化学性突触传递限定神经兴奋传导所携带的信息只能沿着指定的路线运行。电突触由于其结构无极性,一般可双向传播兴奋。

（2）中枢延搁

1）反应时间:指在 1 个反射活动中,从施加刺激到出现反应的时间。

2）中枢延搁:指兴奋在中枢传播时,比在相同长度的神经纤维上传导所花费的时间更长,本质上是在反射过程中花费在反射中枢的所有化学性突触传递上的时间。在人类,完成 1 次膝反射的反应时间为 19~24ms,测定出中枢延搁为 0.6~0.9ms。兴奋通过电突触传递时则几乎没有时间延搁,因而可在多个神经元的同步活动中起重要作用。

 提示

兴奋通过 1 个化学性突触至少需要 0.5ms,故膝反射被认为是单突触反射。

（3）兴奋的总和:单根纤维单个传入冲动引起的 EPSP 是局部电位,去极化幅度较小（明显小于骨骼肌单个终板电位）,一般不能引发动作电位;若干传入神经纤维引起多个 EPSP 发生空间与时间总和,容易达到阈电位水平,使突触后神经元出现动作电位。

（4）兴奋节律的改变:反射过程中某一反射弧的传入神经（突触前神经元）和传出神经（突触后神经元）在兴奋传递过程中的放电频率往往不同。最后传出冲动的频率取决于各种影响因素的综合效应。

（5）后发放与反馈:后发放可发生在环式联系的反射通路中,也可见于各种神经反馈的活动中。反射从感受器接受刺激至产生效应实际上常为一闭合回路,反馈控制有负反馈和正反馈两种。

（6）对内环境变化敏感:突触间隙与细胞外液相通,内环境理化因素的变化（缺氧、CO_2 分压升高、麻醉剂及某些药物等）均可影响化学性突触传递。

（7）易疲劳:突触传递相对容易发生疲劳,可能与递质的耗竭有关。

7. 中枢抑制和中枢易化　在反射中,中枢的各类神经元通过在空间和时间上的多重复杂组合,可在整体上产生神经系统抑制和易化两种效应。

> ⓘ **提示**
>
> 　　在任何反射中,其中枢活动总是既有中枢抑制又有中枢易化;两者均为主动过程,正因如此,反射活动才得以进行。

（1）突触后抑制

1）概念:突触后抑制是指由中枢内抑制性中间神经元释放抑制性递质,通过产生 IPSP 对突触后神经元产生的抑制效应。

2）分类（表 10-10）

表 10-10　突触后抑制的分类

项目	传入侧支性抑制	回返性抑制
神经联系方式	感觉传入纤维进入中枢后,一方面与反射通路上某一中枢神经元形成兴奋性突触,另一方面通过侧支与一个抑制性中间神经元也形成兴奋性突触,此抑制性中间神经元再与另一个中枢神经元形成抑制性突触	神经元兴奋时,传出冲动沿主轴突向末梢传导,同时又经轴突侧支兴奋一个抑制性中间神经元,后者释放抑制性递质,反过来抑制原先发生兴奋的神经元及同一中枢的其他神经元
示例	伸肌肌梭的传入冲动对与该肌相拮抗的屈肌运动神经元的抑制	脊髓前角运动神经元的轴突支配骨骼肌,同时通过轴突侧支与闰绍细胞构成突触联系;闰绍细胞通过其短轴突回返性地抑制该运动神经元和同类的其他运动神经元（图 10-4）
意义	保证伸肌和屈肌活动的协调控制	及时终止神经元的活动,并使同一中枢内许多神经元的活动同步化

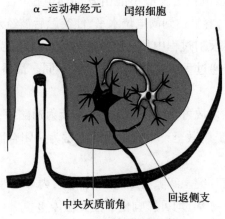

图 10-4　回返抑制的示意图

（2）突触前抑制：一个神经元的轴突末梢与第二个兴奋性神经元的轴突末梢形成轴突－轴突式突触，前者兴奋时释放的递质就可影响后者兴奋时在其突触后的第三个神经元的胞体产生的 EPSP。相对于第二个神经元单独兴奋时对第三个神经元兴奋性的影响，第一个神经元对第三个神经元兴奋性的影响既是间接的，也是相对的。

　　1）概念：第一个神经元兴奋时释放的递质相对地降低了第二个神经元兴奋时在第三个神经元的胞体产生的 EPSP，就称为突触前抑制。

　　2）意义：突触前抑制广泛存在于中枢，尤其在感觉传入通路中，对调节感觉传入活动具有重要意义。

（3）突触前易化：与突触前抑制具有相同的结构基础，通过轴突－轴突式突触，使突触前末梢释放某种递质↑，在突触后膜引起 EPSP 增大，即产生突触前易化。

 提示

　　在突触可塑性中，敏感化的发生机制就是突触前易化。

（4）突触后易化：表现为 EPSP 的总和，使 EPSP 幅度增大而更接近于阈电位水平，如果在此基础上给予一个刺激，就更容易达阈电位水平而爆发动作电位。

○ 经 典 试 题 ○

（研）1. 下列中枢神经元联系方式中，能产生后发放效应的是

　　A. 辐散式联系

　　B. 聚合式联系

　　C. 链锁式联系

　　D. 环式联系

（执）2. 去甲肾上腺素激活 α 受体后引起舒张效应的部位是

　　A. 冠状血管

　　B. 皮肤黏膜血管

　　C. 脑血管

　　D. 小肠平滑肌

　　E. 竖毛肌

（研）3. 影响突出前电位神经末梢释放神经递质的数量的主要因素是

　　A. 神经冲动的传导速度

　　B. 动作电位频率

　　C. 进入神经末梢的 Ca^{2+} 量

　　D. 突触囊泡大小

（研）（4~5 题共用备选答案）

    A. 心肌

    B. 血管平滑肌

    C. 虹膜辐射状肌

    D. 支气管平滑肌

    4. 乙酰胆碱与 M 受体结合引起收缩或收缩力增强的肌肉是

    5. 去甲肾上腺素与 β 受体结合引起收缩或收缩力增强的肌肉是

【答案】

1. D　2. D　3. BC　4. D　5. A

第二节　神经系统的感觉分析功能

一、中枢对躯体感觉的分析

1. 躯体感觉的传导通路（图 10-5）

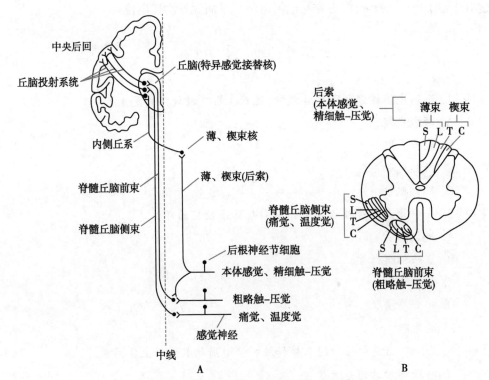

图 10-5　躯体感觉传导路（A）和感觉通路的横断面（B）示意图

S: 骶；L: 腰；T: 胸；C: 颈。

（1）丘脑前的传入系统

1）后索－内侧丘系传入系统：①躯体深感觉（本体感觉）和精细触－压觉的传入纤维进入脊髓后沿后索的薄束和楔束上行至延髓下方的薄束核和楔束核更换神经元（简称换元）；②第二级神经元发出纤维交叉至对侧组成内侧丘系，继续上行投射到丘脑的后外侧腹核并在此处更换第三级神经元。

2）前外侧索传入系统：浅感觉的传入纤维进入脊髓后在中央灰质后角换元，第二级神经元发出纤维经白质前连合交叉至对侧，在脊髓前外侧部上行。

具体走行：①传导痛觉和温度觉的纤维走行于外侧并形成脊髓丘脑侧束。②传导粗略触－压觉的纤维走行于腹侧并形成脊髓丘脑前束；小部分传导粗略触－压觉的纤维不交叉并在同侧脊髓丘脑前束上行。

> ℹ️ 提示
>
> 前外侧索传入系统中大部分纤维终止于丘脑的特异感觉接替核，少部分纤维投射到丘脑中线区和髓板内的非特异投射核。

3）生理特点：由于传导痛觉、温度觉和粗略触－压觉的纤维先交叉后上行，而传导本体感觉和精细触－压觉的纤维则先上行后交叉，故在一侧脊髓发生横断损伤时，损伤平面以下同侧发生本体感觉和精细触－压觉障碍，而对侧发生痛觉、温度觉和粗略触－压觉障碍。

4）空间分布：上述两个传入系统内的上行纤维都有一定的空间分布。来自骶、腰、胸、颈区域的轴突在前外侧索依次由外到内加入；在后索则依次由内到外加入（见图 10–5）。

（2）丘脑的核团：除嗅觉外，各种感觉传入通路都以丘脑为重要传入中继站。丘脑的核团或细胞群可分为三大类（表 10–11）。

表 10–11 丘脑的核团

分类	特点
第一类细胞群（特异感觉接替核）	①第二级感觉神经元的投射纤维在此类核团换元后，再发出纤维投射到大脑皮层感觉区 ②丘脑后腹核是躯体感觉的中继站，其中的第三级感觉神经元纤维投射到中央后回 ③内侧膝状体是听觉传导通路的中继站，其中的第三级感觉神经元纤维投射到听皮层 ④外侧膝状体是视觉传导通路的中继站，其中的第三级感觉神经元纤维投射到视皮层
第二类细胞群（联络核）	①接受来自特异感觉接替核和其他皮层下中枢的纤维，换元后投射到大脑皮层的特定区域 ②主要协调各种感觉在丘脑和大脑皮层的联系
第三类细胞群（非特异投射核）	①主要包括内髓板内的中央中核、束旁核、中央外侧核等 ②细胞群的细胞通过多次换元接替后弥散地投射到整个大脑皮层，可维持和改变大脑皮层兴奋状态

（3）**感觉投射系统**: 指丘脑各部分向大脑皮层的投射。根据不同特征, 可分2类（表 10-12）。

表 10-12　感觉投射系统的分类

项目	特异投射系统	非特异投射系统
概念	指丘脑特异感觉接替核和联络核及其投射至大脑皮层的神经通路	指丘脑非特异投射核及其投射至大脑皮层的神经通路
起源	丘脑第一、二类细胞群	丘脑第三类细胞群
接受纤维投射	第二级特异感觉神经元的投射纤维	脑干网状结构的投射纤维
发出投射纤维	点对点地投向大脑皮层的特定区域, 主要终止于皮层第四层	反复换元并弥散性投射到大脑皮层的广泛区域, 分布于皮层各层
与皮层神经元的联系	以丝球样结构与皮层神经元形成突触, 并经中间神经元与大锥体细胞形成突触	以游离末梢与皮层神经元的树突形成突触
生理功能	引起特定感觉, 激发大脑皮层发出传出冲动	不引起特定感觉, 维持和改变大脑皮层兴奋状态
受环境和药物影响	不易受影响	易受影响

> ⓘ 提示
>
> 　　特异投射系统功能的正常发挥依赖于非特异投射系统的上行唤醒作用, 非特异投射系统的上行冲动实际上与特异投射系统同源于感觉传入通路的第二级神经元。

　　2. 躯体感觉的皮层代表区及感觉信息处理　躯体感觉神经上传的感觉信息经丘脑后腹核中继后, 由特异投射系统所投射的大脑皮层的特定区域称为躯体感觉代表区, 主要包括体表感觉区和本体感觉区。

　　（1）体表感觉代表区及感觉信息处理

　　1）第一感觉区: 位于中央后回（Brodmann 分区的 3-1-2 区）。感觉投射的特点: ①躯干和四肢部分的感觉为交叉性投射, 即躯体一侧的传入冲动向对侧皮层投射, 但头面部感觉的投射则为双侧性的。②体表感觉皮层的投射区域的大小主要取决于其感觉分辨的精细程度, 而非躯体感受区域的面积, 分辨愈精细的部位, 代表区愈大。③体表不同区域在中央后回的投射区域具有一定的分野, 且总体安排是倒置的, 即下肢上段在顶部; 膝以下在半球内侧面; 上肢在中部; 而头面部则在底部。但在头面部的代表区内部其排列却是正立的。

　　2）第二感觉区: 位于大脑外侧沟的上壁, 由中央后回底部延伸到脑岛的区域, 面积远小于第一感觉区。身体各部分向第二感觉区的感觉投射很不完善, 定位也不太具体。头部在第二感觉区的代表区位于和中央后回底部相连的区域,足部代表区位于外侧沟上壁的最深处。第二感觉区还接受痛觉传入的投射。

> ℹ️ **提示**
>
> 　　丘脑的温度觉投射纤维到达中央后回形成温度觉,触 – 压觉投射纤维主要投射到第一感觉区形成触 – 压觉。

（2）本体感觉的皮层代表区及感觉信息处理

1）皮层的本体感觉代表区就是运动区,在人脑位于中央前回（4 区）。

2）躯体的空间位置和运动状态的感觉经脊髓后索上行,一部分经内侧丘系和丘脑的特异性投射系统投射到运动区形成本体感觉,还有相当一部分进入小脑,故后索疾患时由于向小脑的传导受阻而产生感觉性运动共济失调。运动区与小脑和基底神经节之间还存在相互联系的环路,可能与随意运动指令的形成和协调有关。

（3）躯体痛觉的信息处理:躯体痛觉的感觉传入除了向第一和第二感觉区投射外,许多痛觉纤维还经非特异投射系统投射到大脑皮层的广泛区域。另外,痛觉的感觉分析发生于感觉通路在不同中枢水平的各个环节。

二、中枢对内脏感觉的分析

1. 内脏感觉的传导通路

（1）传入神经:内脏感觉的传入神经为自主神经,包括交感神经和副交感神经的感觉传入。交感传入神经的胞体主要位于脊髓第 7 胸段 ~ 第 2 腰段后根神经节;骶部副交感传入神经的胞体主要位于第 2~4 骶段后根神经节。

（2）走行

1）走行于后根神经的内脏感觉的传入纤维进入脊髓后,主要沿着躯体感觉的同一通路,即脊髓丘脑束和感觉投射系统上行到达大脑皮层。

2）脑神经内的内脏感觉神经元胞体主要位于第 Ⅶ、Ⅸ、Ⅹ 对脑神经（可能包括第 Ⅴ 对脑神经）的感觉神经节内,其中枢突均投射到延髓孤束核,换元后的下一级神经元的轴突大部分跨越中线加入内侧丘系,伴随躯体感觉纤维上行,终止于丘脑的特异感觉接替核;少部分纤维投射到脑干网状结构,终止于丘脑的非特异投射核。最终,这些纤维都经过感觉投射系统到达大脑皮层内脏感觉代表区。

2. 内脏感觉代表区及内脏痛觉信息处理　内脏的感觉主要是痛觉。内脏感觉在皮层没有专一代表区,而是混杂在体表第一感觉区中。在人脑,第二感觉区、运动辅助区以及边缘系统皮层也接受内脏感觉的投射并与内脏感觉有关。

◦ 经 典 试 题 ◦

（执）1. 非特异性感觉投射系统的特点是

    A. 不通过脑干网状结构上行激动系统起作用

    B. 与大脑皮层有点对点的投射关系

    C. 没有专一的感觉传导功能

    D. 为单突触传递系统

    E. 不易受巴比妥类药物的影响

（研）2. 特异性感觉投射系统的生理功能有

    A. 产生各种体表和内脏感觉

    B. 维持和改变大脑皮层的兴奋状态

    C. 激发大脑皮层发出传出冲动

    D. 建立丘脑和大脑皮层之间的反馈联系

【答案】

1. C 2. AC

第三节 神经系统对躯体运动的调控

一、运动的中枢调控概述

1. 运动的分类（表 10–13）

表 10–13 运动的分类

分类	特点	示例
反射运动	①一般由特定感觉刺激引起,有固定的运动轨迹 ②一般不受意识控制,强度与刺激大小有关,参与反射回路的神经元数量较少,所需时间较短	叩击股四头肌肌腱引起膝反射
随意运动	①在大脑皮层控制下,为达到某一目的而有意识进行的运动 ②运动的方向、轨迹、速度和时程都可随意选择和改变	技巧性运动
节律性运动	①运动可随意地开始和停止 ②一旦开始便不需要有意识的参与而自动地重复进行,在进行过程中能被感觉信息调制	呼吸、咀嚼、行走运动等

反射运动是最简单、最基本的运动形式。

　　2. 运动调控的中枢基本结构和功能　人的中枢运动调控系统由三级水平的神经结构组成。

　　（1）最高水平：为大脑皮层联络区、基底神经节和皮层小脑，负责运动的总体策划。

　　（2）中间水平：为运动皮层和脊髓小脑，负责运动的协调、组织和实施。

　　（3）最低水平：为脑干和脊髓，负责运动的执行。

　　二、脊髓对躯体运动的调控作用

　　1. 脊髓休克　脊髓是许多躯体运动反射的初级中枢，其反射活动受高位中枢的控制。

　　（1）概念：脊髓休克简称脊休克，是指人和动物的脊髓与高位中枢离断后，暂时丧失反射活动能力而进入无反应状态的现象。

　　（2）表现：主要为离断面以下的脊髓所支配的躯体与内脏反射均减退以至消失，如肌张力降低甚至消失，外周血管扩张，血压下降，发汗反射消失，粪、尿潴留。

　　（3）脊休克的恢复

　　1）发生脊休克后，一些以脊髓为基本中枢的反射可逐渐恢复，恢复速度与动物的进化程度有关，进化程度越高，恢复速度越慢。

　　2）脊休克恢复后，通常是伸肌反射减弱而屈肌反射增强，说明高位中枢平时具有易化伸肌反射和抑制屈肌反射的作用。

　　3）血压可基本恢复正常，但易波动；能进行排便和排尿反射，但不受意识控制，即出现失禁。可见，反射往往不能很好适应机体生理功能的需要。离断面水平以下的主观感觉和随意运动能力将永久丧失。

　　2. 脊髓运动神经元　脊髓灰质前角支配骨骼肌运动的运动神经元包括 α、γ 和 β 三类。

　　（1）α 运动神经元

　　1）调节：接受来自躯干、四肢皮肤、肌肉和关节感受器的外周信息传入，同时接受来自脑干到大脑皮层各级高位运动中枢的下传信息，最终发出一定形式和频率的冲动到达所支配的骨骼肌的梭外肌纤维。

　　α 运动神经元是躯体运动反射的最后公路。

　　2）功能：会聚到 α 运动神经元的运动信息经整合后，可引发随意运动、调节姿势和协调不同肌群活动等，使躯体运动平稳、精确地进行。

（2）γ运动神经元

1）调节：γ运动神经元只接受来自大脑皮层和脑干等高位中枢的下行调控,发出的纤维支配骨骼肌的梭内肌纤维。

2）特点：γ运动神经元散在分布于α运动神经元之间,胞体较α运动神经元小,兴奋性较α运动神经元高,常以较高频率持续放电（调节肌梭对牵拉刺激的敏感性）。

（3）β运动神经元：其发出的纤维对梭内肌和梭外肌纤维都有支配。

3. 运动单位

（1）概念：由一个α运动神经元及其所支配的全部肌纤维所组成的功能单位称为运动单位。

（2）特点：运动单位的大小取决于α运动神经元轴突末梢分支的多少。一个运动单位的肌纤维与其他运动单位的肌纤维交叉分布,因此即使只有少数运动神经元兴奋,肌肉收缩所产生的张力也是均匀的。

4. 脊髓对姿势反射的调节

（1）姿势反射：中枢神经系统通过反射改变骨骼肌的肌紧张或产生相应的动作,以保持或改变身体的姿势避免发生倾倒,称为姿势反射。

 提示

对侧伸肌反射、牵张反射和节间反射是可在脊髓水平完成的姿势反射。

（2）屈肌反射

1）概念：当脊椎动物一侧肢体的皮肤受到伤害性刺激时,可反射性引起受刺激侧肢体关节的屈肌收缩而伸肌舒张,使肢体屈曲,这一反射称为屈肌反射。其中,肢体屈曲程度与刺激强度有关。

2）意义：屈肌反射有躲避伤害的保护意义,但不属于姿势反射。

（3）对侧伸肌反射

1）概念：当脊椎动物一侧肢体皮肤受到的伤害性刺激进一步加大时,除引起同侧肢体屈曲外,还可引起对侧肢体的伸展,称为对侧伸肌反射。

2）意义：对侧伸肌反射在保持身体平衡中有重要意义。

（4）牵张反射

1）概念：牵张反射是指有完整神经支配的骨骼肌在受外力牵拉伸长时引起的被牵拉的同一肌肉发生收缩的反射。

2）牵张反射的感受器：为肌梭。

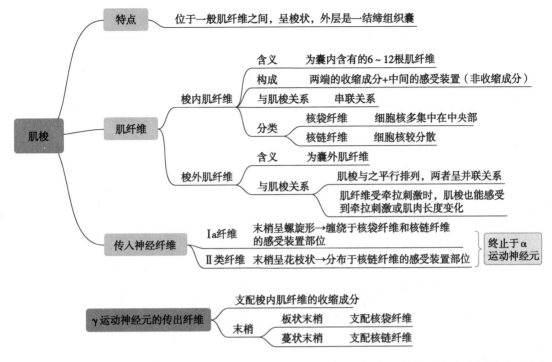

肌梭的Ⅰa和Ⅱ类纤维的传入冲动进入脊髓后,除产生牵张反射外,还通过侧支和中间神经元接替上传到小脑和大脑皮层感觉区。核链纤维上Ⅱ类纤维的功能可能与本体感觉的传入有关。

3)牵张反射的机制:牵张反射属于<u>骨骼肌本体感受性反射</u>。肌梭能感受的刺激是<u>肌肉受牵拉时的长度变化</u>。当肌肉受外力牵拉时,肌梭感受装置被动拉长,螺旋形末梢发生变形引起Ⅰa类纤维传入冲动增加,肌梭传入冲动增加可引起<u>支配同一肌肉的α运动神经元兴奋</u>,<u>使梭外肌收缩</u>,从而形成一次牵张反射。

● 当α运动神经元兴奋,使梭外肌纤维缩短时,由于肌梭与梭外肌纤维呈并联关系,因而肌梭也缩短,肌梭感受装置所受到的牵拉刺激减少,Ⅰa类传入纤维放电减少或消失。

　　肌梭是一种长度感受器,是中枢神经系统了解肢体或体段相关位置的结构。

● 当γ传出纤维受刺激,使肌梭两端的收缩成分收缩时,其收缩强度虽不足以引起整块肌肉缩短,但可牵拉肌梭感受装置,引起Ⅰa类传入纤维放电增加。

● 在整体情况下,即使肌肉不活动,α运动神经元无放电时,有些γ运动神经元仍持续放电。

　　γ神经元的作用是调节肌梭对牵拉刺激的敏感性。

4）牵张反射的类型：伸肌和屈肌都有牵张反射（表 10-14）。人类的牵张反射主要发生在伸肌，因为伸肌是人类的抗重力肌。

表 10-14　牵张反射的类型

项目	腱反射	肌紧张
概念	指快速牵拉肌腱时发生的牵张反射	指缓慢持续牵拉肌腱时发生的牵张反射
感受器	肌梭	肌梭
有无明显的动作	有	无
完成反射的时间	很短	持久进行
效应器	收缩较快的快肌纤维	收缩较慢的慢肌纤维
反射类型	单突触反射	多突触反射
示例	膝反射、跟腱反射等	各种姿势反射（直立、坐、运动等）
意义	减弱或消失表示反射弧受损或中断；亢进表示高位中枢有病变	姿势反射的基础，临床检查肌张力与腱反射有相似的意义

 提示

　　肌紧张是维持身体姿势最基本的反射活动，也是随意运动的基础。

　　5）腱器官：指骨骼肌中除肌梭外的一种能感受肌肉张力的感受器。其分布于肌腱胶原纤维之间，与梭外肌纤维呈串联关系，传入神经为 Ib 类纤维，其传入冲动对支配同一肌肉的 α 运动神经元起抑制作用。

　　6）反牵张反射：肌肉受外力牵拉时，肌梭感受器首先兴奋，引起受牵拉肌肉的收缩；如果牵拉力量进一步加大，则可兴奋腱器官而抑制牵张反射，即引起反牵张反射。

 提示

　　反牵张反射可防止牵张反射过强而拉伤肌肉，具有保护意义。

　　（5）节间反射：脊椎动物在反射恢复的后期可出现较复杂的节间反射。由于脊髓相邻节段的神经元之间存在突触联系，故在与高位中枢失去联系后，脊髓依靠上下节段的协同活动也能完成一定的反射活动，这种反射称为节间反射，如搔爬反射。

　　三、脑干对肌紧张和姿势的调控

　　1. 脑干对肌紧张的调控

　　（1）脑干网状结构抑制区和易化区

　　1）抑制区：指脑干网状结构中存在抑制肌紧张和肌运动的区域，位于延髓网状结构的腹内侧部分。

2）易化区：指脑干网状结构中存在加强肌紧张和肌运动的区域,包括延髓网状结构的背外侧部分、脑桥被盖、中脑中央灰质及被盖,以及脑干以外的下丘脑和丘脑中线核群等部位。

　　与抑制区相比,易化区较大、活动较强、在肌紧张的平衡调节中略占优势。

3）功能：脑干以外其他结构中也存在调节肌紧张的区域或核团,它们的功能都是通过影响脑干网状结构抑制区和易化区而发挥作用。大脑皮层运动区、纹状体、小脑前叶蚓部等区域有抑制肌紧张的作用；前庭核、小脑前叶两侧部和后叶中间部等部位有易化肌紧张的作用。

（2）去大脑僵直：易化区和抑制区对肌紧张的影响可用去大脑僵直现象加以说明。

1）去大脑僵直现象：在麻醉动物,于中脑上、下丘之间切断脑干,肌紧张出现明显亢进,表现为四肢伸直,坚硬如柱,头尾昂起,脊柱挺硬,呈角弓反张状态,这一现象称为去大脑僵直。人类在中脑疾患时的去大脑僵直表现为头后仰,上、下肢均僵硬伸直,上臂内旋,手指屈曲；常提示病变已严重侵犯脑干,预后不良。

2）去大脑僵直的发生机制：去大脑僵直是一种过强的牵张反射；是由于大脑皮层、纹状体等部位与脑干网状结构之间的功能联系被切断,造成抑制区和易化区之间的活动失衡,使抑制区的活动减弱,易化区的活动明显占优势的结果。

　　去大脑僵直是抗重力肌（伸肌）紧张增强的表现。

3）去皮层僵直：是人类蝶鞍上囊肿引起皮层与皮层下结构失去联系时,可出现明显的下肢伸肌僵直及上肢的半屈状态。

4）去大脑僵直的类型

● γ僵直：高位中枢的下行作用首先提高脊髓γ运动神经元的活动,使肌梭的敏感性提高,肌梭传入冲动增多,转而使α运动神经元兴奋,导致肌紧张增强而出现僵直。γ僵直主要通过网状脊髓束实现。

● α僵直：高位中枢的下行作用可直接或通过脊髓中间神经元间接使α运动神经元活动增强,引起肌紧张增强而出现僵直。α僵直主要通过前庭脊髓束实现。

2. 脑干对姿势的调控　脑干参与的姿势反射有状态反射、翻正反射等。

四、基底神经节对躯体运动的调控

1. 基底神经节的结构　基底神经节是大脑皮层下的一组神经核团,包括尾状核、壳核和苍白球。此外,中脑黑质和丘脑底核在功能上与基底神经节密切相关,因而也被纳入基底神经节的范畴。

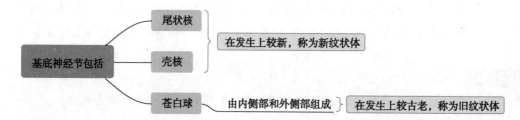

在人类，基底神经节是皮层下与皮层构成神经回路的重要脑区之一，参与躯体运动的策划和运动程序的编制。其功能异常将引起躯体运动障碍性疾病。

2. 基底神经节的纤维联系

（1）基底神经节与大脑皮层之间的神经回路

1）基本路径：基底神经节的新纹状体接受来自大脑皮层广泛区域的兴奋性纤维投射，其传出纤维从苍白球内侧部发出，经丘脑前腹核和外侧腹核接替后回到大脑皮层的运动前区和前额叶。在此神经回路中，从新纹状体到苍白球内侧部的投射有两条通路，即直接通路、间接通路。

2）直接通路和间接通路的鉴别（表10-15）

表 10-15　直接通路和间接通路的鉴别

项目	直接通路	间接通路
投射路径	新纹状体→苍白球内侧部	新纹状体→苍白球外侧部→丘脑底核→苍白球内侧部
最终作用	易化大脑皮层发动运动	抑制大脑皮层发动运动
机制	大脑皮层发放的神经冲动激活直接通路→苍白球内侧部的活动被↓，继之对丘脑前腹核和外侧腹核的抑制性作用↓→丘脑的活动↑→最终易化大脑皮层发动运动	大脑皮层发放的神经冲动激活间接通路→苍白球外侧部的活动被↓，继之对丘脑底核的抑制性作用↓→苍白球内侧部对丘脑皮层投射系统的抑制↑→最终抑制大脑皮层发动运动

- 大脑皮层对新纹状体的作用是兴奋性的，释放的递质是谷氨酸。
- 从新纹状体→苍白球内侧部、从苍白球内侧部→丘脑前腹核和外侧腹核的纤维投射都是抑制性的，释放的递质均为 γ- 氨基丁酸（GABA）。
- 从丘脑底核→苍白球内侧部的投射纤维是兴奋性的，释放的递质是谷氨酸。
- 丘脑 - 皮层的投射系统是兴奋性的。

ⓘ 提示

正常情况下，直接、间接通路相互拮抗，平时以直接通路的活动为主，并保持平衡状态。

（2）黑质－纹状体投射系统

1）构成：中脑黑质致密部发出多巴胺能纤维，投射到新纹状体的中型多棘神经元。

2）中型多棘神经元（MSN）：属于投射神经元，是新纹状体内主要的信息整合神经元，释放的递质主要是 GABA。MSN 也接受新纹状体内 GABA 能和胆碱能抑制性中间神经元的纤维投射。

3）机制：MSN 有 2 种类型，它们的细胞膜中分别有多巴胺 D_1 和 D_2 受体。

| 黑质–纹状体投射纤维释放多巴胺 | 激活D_1受体 | 传出纤维→苍白球内侧部 | 直接通路活动↑ |
| | 激活D_2受体 | 传出纤维→苍白球外侧部 | 间接通路活动↓ |

（i）提示

　　多巴胺对 2 条通路的传出效应都能使丘脑－皮层投射系统活动加强，从而易化大脑皮层发动运动。

3. 基底神经节的功能

（1）参与运动的策划和程序编制，将一个抽象的策划转换为一个随意运动。

（2）参与肌紧张的调节及本体感受传入冲动信息的处理过程。

（3）与自主神经的调节、感觉传入、心理行为和学习记忆等功能活动有关。

4. 与基底神经节损伤有关的疾病

（1）帕金森病（震颤麻痹）

1）主要表现：全身肌紧张增高，肌肉强直，随意运动减少，动作缓慢，面部表情呆板，常伴静止性震颤。运动症状主要发生在动作的准备阶段，而动作一旦发起，则可继续进行。

2）发病机制：①黑质多巴胺能神经元变性，引起直接通路活动↓而间接通路活动↑，使皮层对运动的发动受↓，出现运动减少和动作缓慢；②黑质多巴胺神经元受损后，对纹状体内胆碱能神经元的抑制↓，导致 ACh 递质系统功能↑，进而影响新纹状体传出神经元的活动；③静止性震颤可能与丘脑外侧腹核的功能异常有关。

3）治疗：左旋多巴、M 受体拮抗药（东莨菪碱、苯海索等）可改善症状，但对静止性震颤均无明显疗效。

（2）亨廷顿病（舞蹈病）

1）主要表现：不自主的上肢和头部的舞蹈样动作，伴肌张力降低等症状。不自主运动在清醒时出现，情绪激动时加重，安静时减轻，睡眠时消失。

2）发病机制：新纹状体发生病变，其内 GABA 能中间神经元变性或遗传性缺损，使新纹状体对苍白球外侧部的抑制作用↓，进而对丘脑底核活动的抑制↑，引起间接通路活动↓而直接通路活动相对↑，从而易化大脑皮层发动运动，出现运动过多的症状。

3）治疗：用利血平耗竭多巴胺可缓解其症状。

ⓘ **提示**

　　基底神经节病变可引起肌紧张过强而运动过少，如帕金森病；还可引起肌紧张不全而运动过多，如亨廷顿病和手足徐动症。

五、小脑对躯体运动的调控

　　小脑是大脑皮层下与皮层构成回路的重要脑区。根据小脑的传入、传出纤维联系，可将小脑分为前庭小脑、脊髓小脑和皮层小脑3个功能部分（表10-16）。

表 10-16　小脑的功能部分

项目	前庭小脑	脊髓小脑	皮层小脑
构成	主要是绒球小结叶	小脑前叶和后叶的中间带区（包括蚓部和半球中间部）	半球外侧部
主要功能	控制躯体平衡和眼球运动	调节进行过程中的运动，协助大脑皮层对随意运动进行适时的控制；还调节肌紧张	参与随意运动的设计和程序编制
损伤后表现	①步基宽、站立不稳、步态蹒跚、易跌倒等 ②随意运动的协调不受影响 ③位置性眼震颤	运动笨拙、随意运动紊乱，意向性震颤、小脑共济失调，肌张力减退和四肢乏力	无明显临床表现

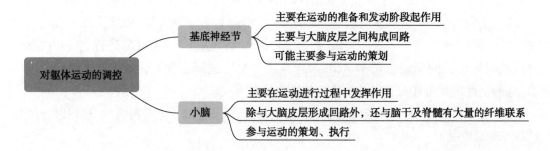

六、大脑皮层对躯体运动的调控

　　1. 大脑皮层运动区

　　（1）主要运动区：灵长类动物的大脑皮层运动区包括初级运动皮层和运动前区，是控制躯体运动最重要的区域。

　　1）初级运动皮层：位于中央前回（Brodmann 分区的 4 区），对运动的调控表现有独特功能。

2）运动前区（Brodmann 分区的 6 区）：包括运动前皮层和运动辅助区，与运动的双侧协调有关。

（2）其他运动区：第一感觉区及后顶叶皮层（5、7 区）也与运动有关。在大脑皮层运动区可见到类似感觉区的纵向柱状排列，组成了运动皮层的基本功能单位，即运动柱。

2. 运动传出通路

（1）**皮层脊髓束**：指由皮层发出，经内囊、脑干下行，到达脊髓前角运动神经元的传导束。

（2）**皮层脑干束**：指由皮层发出，经内囊到达脑干内各脑神经运动神经元的传导束。

 提示

皮层脊髓束和皮层脑干束在调节躯干、四肢和头面部运动中发挥重要作用。

（3）运动传出通路损伤时的表现

1）**常见表现**：运动传出通路损伤后，临床上常出现柔软性麻痹和痉挛性麻痹（表 10-17）。

表 10-17 柔软性麻痹和痉挛性麻痹

比较要点	柔软性麻痹	痉挛性麻痹
简称	软瘫	硬瘫
麻痹范围	常较局限	常较广泛
随意运动	丧失	丧失
肌紧张（肌张力）	减退、松弛	过强、痉挛
腱反射	减弱或消失	增强
浅反射	减弱或消失	减弱或消失
巴宾斯基征	阴性	阳性
肌萎缩	明显	不明显
发生机制	脊髓或脑运动神经元损伤	姿势调节系统损伤

2）**巴宾斯基征**：是神经科常用检查之一。用一钝物划足跖外侧，出现踇趾背屈和其他四趾外展呈扇形散开的体征为巴宾斯基征阳性，是一种异常的跖伸肌反射，常提示皮层脊髓束受损。

成年人正常表现是所有足趾均发生跖屈，称为巴宾斯基征阴性，是一种屈肌反射，由于脊髓平时受高位中枢的控制，这一原始反射被抑制而不表现出来。婴儿因皮层脊髓束发育尚不完全、成人在深睡或麻醉状态下都可出现巴宾斯基征阳性体征。

3. 大脑皮层对姿势的调节 大脑皮层对姿势反射也有调节作用。

（1）皮层与皮层下失去联系时可出现去皮层僵直,说明大脑皮层具有抑制伸肌紧张的作用。

（2）除去皮层僵直外,在去皮层动物中还可观察到两类姿势反应受到严重损害,即跳跃反应和放置反应,这两个姿势反应的整合需要大脑皮层的参与。

◦━━━━ 经 典 试 题 ━━━━◦

（研）1. 下列关于肌牵张反射的叙述,错误的是

　　A. 肌梭是牵张反射的感受器

　　B. 反射的基本中枢位于脊髓

　　C. 脊髓离断后,肌牵张反射将永久消失

　　D. 是维持姿势的基本反射

（研）2. 下列关于基底神经节运动调节功能的叙述,错误的是

　　A. 发动随意运动　　　　　　　B. 调节肌紧张

　　C. 处理本体感觉传入信息　　　D. 参与运动的设计

（执）3. 小脑绒球小结叶受损后的表现是

　　A. 运动编程功能受损　　　　　B. 运动启动功能障碍

　　C. 肌肉精细运动受损　　　　　D. 身体平衡功能障碍

　　E. 运动协调功能受损

【答案】

1. C　2. A　3. D

第四节　神经系统对内脏活动、本能行为和情绪的调节

一、自主神经系统

1. 概述　自主神经系统的主要功能是调节内脏活动,主要包括交感神经系统和副交感神经系统,均受中枢神经系统的控制。

2. 自主神经系统的结构特征

（1）组成:自主神经系统由节前神经元和节后神经元组成。节前神经元胞体（位于脊髓和低位脑干内）发出节前纤维,进入节后神经节内换元,发出节后纤维,抵达效应器官。

（2）交感神经和副交感神经的比较（表10-18）

表 10-18　交感神经和副交感神经结构的比较

项目	交感神经	副交感神经
起自	脊髓胸、腰段（T_1~L_3）侧角的神经元	脑干的脑神经核和脊髓骶段（S_2~S_4）侧角的神经元
分布	较广泛，几乎支配所有内脏器官	相对局限，有些器官没有副交感神经支配，如皮肤和骨骼肌内的血管、一般的汗腺、竖毛肌、肾上腺髓质和肾脏
神经节位置	位于椎旁节和椎前节内，离效应器官较远	常位于效应器官壁内
节前纤维	短	长
节后纤维	长	短
换元时的辐散程度	较高	较低

哺乳动物交感神经节后纤维除直接支配效应器官细胞外，还有少量纤维支配器官壁内的神经节细胞，对副交感神经发挥调节作用。

3. 自主神经系统的功能　　主要功能是调节心肌、平滑肌和腺体（消化腺、汗腺、部分内分泌腺）的活动，以维持内环境的稳态。交感和副交感神经系统主要的递质是 NE 和 ACh，这些神经递质通过与相应的受体结合发挥效应。自主神经系统胆碱能受体和肾上腺素能受体的分布及其生理功能见表 10-19。

表 10-19　自主神经系统胆碱能受体和肾上腺素能受体的分布及其生理功能

效应器	胆碱能系统		肾上腺素能系统	
	受体	效应	受体	效应
自主神经节	N_1	神经节的兴奋传递	—	—
心脏				
窦房结	M	心率减慢	β_1	心率加快
房室传导系统	M	传导减慢	β_1	传导加快
心肌	M	收缩力减弱	β_1	收缩力增强
血管				
冠状血管	M	舒张	α_1	收缩
			β_2	舒张（为主）
骨骼肌血管	M	舒张[1]	α_1	收缩
			β_2	舒张（为主）
腹腔内脏血管	—	—	α_1	收缩（为主）
			β_2	舒张
皮肤黏膜、脑和唾液腺血管	M	舒张	α_1	收缩

续表

效应器	胆碱能系统		肾上腺素能系统	
	受体	效应	受体	效应
支气管				
平滑肌	M	收缩	β_2	舒张
腺体	M	促进分泌	α_1	抑制分泌
			β_2	促进分泌
胃肠				
胃平滑肌	M	收缩	β_2	舒张
小肠平滑肌	M	收缩	α_2	舒张[2]
			β_2	舒张
括约肌	M	舒张	α_1	收缩
腺体	M	促进分泌	α_2	抑制分泌
胆囊和胆道	M	收缩	β_2	舒张
膀胱				
逼尿肌	M	收缩	β_2	舒张
三角肌和括约肌	M	舒张	α_1	收缩
输尿管平滑肌	M	收缩（？）	α_1	收缩
子宫平滑肌	M	可变[3]	α_1	收缩（有孕）
			β_2	舒张（无孕）
眼				
虹膜环行肌	M	收缩（缩瞳）	—	—
虹膜辐射状肌	—	—	α_1	收缩（缩瞳）
睫状肌	M	收缩（视近物）	β_2	舒张（视远物）
唾液腺	M	分泌大量稀薄唾液	α_1	分泌少量黏稠唾液
皮肤				
汗腺	M	促进温热性发汗[1]	α_1	促进精神性发汗
竖毛肌	—	—	α_1	收缩
内分泌				
胰岛	M	促进胰岛素释放	α_2	抑制胰岛素和胰高血糖素释放
	M	抑制胰高血糖素释放	β_2	促进胰岛素和胰高血糖素释放
肾上腺髓质	N_1	促进肾上腺素和去甲肾上腺素释放	—	—
甲状腺	M	抑制甲状腺激素释放	α_1、β_2	促进甲状腺激素释放
代谢				
糖酵解	—	—	β_2	加强糖酵解
脂肪分解	—	—	β_3	加强脂肪分解

　　注：[1] 为交感节后胆碱能纤维支配；[2] 可能是突触前受体调制递质的释放所致；[3] 因月经周期、循环中雌激素、孕激素以及其他因素而发生变动。

4. 自主神经系统功能活动的基本特征

（1）紧张性活动：在安静状态下，自主神经系统持续发放一定频率的冲动，使所支配的器官处于一定程度的活动状态，称为自主神经系统的紧张性。如切断心迷走神经后心率加快，说明正常情况下心迷走神经通过紧张性传出冲动，对心脏具有抑制作用；而切断心交感神经，则心率减慢，说明心交感神经有兴奋心脏的紧张性传出冲动。

（2）对同一效应器的双重支配

1）许多组织器官都受交感神经和副交感神经的双重支配，两者的作用往往相互拮抗。如心迷走神经抑制心脏活动，而心交感神经加强心脏活动。

> **(i) 提示**
>
> 交感神经和副交感神经相互拮抗的双重神经支配，可使器官的活动状态快速调整以适应机体的需要。

2）交感和副交感神经支配有时对某一器官的作用可以是一致的。如交感和副交感神经都有促进唾液腺分泌的作用，但交感神经促使少量黏稠唾液分泌，副交感神经引起大量稀薄唾液分泌。

（3）受效应器所处功能状态的影响：自主神经系统的活动与效应器本身的功能状态有关。如刺激交感神经可抑制未孕动物的子宫平滑肌，却兴奋有孕动物的子宫平滑肌。

（4）作用范围和生理意义不同

1）交感神经：活动一般比较广泛，在环境急剧变化的条件下，可动员机体许多器官的潜在力量，促使机体适应环境的急剧变化。

2）副交感神经：活动相对比较局限，意义主要在于保护机体、休整恢复、促进消化、积蓄能量及加强排泄和生殖功能等。

二、中枢对内脏活动的调节

1. 脊髓对内脏活动的调节　脊髓是内脏反射的初级中枢，可完成基本的血管张力反射、发汗反射、排尿反射、排便反射、勃起反射等，但这些反射平时受高位中枢的控制。脊髓的调节功能是初步的，一旦失去高级中枢的控制，其调节反应将不能很好适应或满足生理功能的需要。

2. 脑干对内脏活动的调节

（1）延髓发出的副交感神经传出纤维支配头面部的腺体、心、支气管、喉、食管、胃、胰腺、肝和小肠等。许多基本生命现象（如循环、呼吸等）的反射调节在延髓水平已基本完成，故延髓有"生命中枢"之称。

（2）中脑是瞳孔对光反射的中枢，中脑和脑桥对心血管、呼吸、排尿等内脏活动也有调节作用。

（3）脑干网状结构中存在许多与内脏功能活动有关的神经元,其下行纤维支配并调节脊髓水平的自主神经功能。

3. 下丘脑对内脏活动的调节

（1）自主神经系统活动调节：下丘脑通过其传出纤维到达脑干和脊髓,改变自主神经系统节前神经元的紧张性,从而调控多种内脏功能。

（2）体温调节：视前区 – 下丘脑前部（PO/AH）是基本体温调节中枢,可以感受体温变化,整合体温信息,并发出指令调节产热和散热过程,使体温保持相对恒定。

（3）水平衡调节

1）人体通过渴觉引起饮水,而排水则主要取决于肾脏的活动。下丘脑前部存在渗透压感受器,可根据血液中渗透压的变化调节血管升压素的合成和分泌,引起渴觉。

2）下丘脑在渴觉形成和控制水的摄入与排出机制中发挥重要作用。

（4）对垂体激素分泌的调节：下丘脑通过垂体门脉系统和下丘脑 – 垂体束调节腺垂体和神经垂体内分泌激素的合成、贮存和分泌,间接影响内脏功能。

（5）生物节律控制：下丘脑视交叉上核（SCN）是哺乳动物控制日节律的关键部位,其主要作用是使内源性日节律适应外界环境的昼夜节律,并使体内各组织器官的节律与视交叉上核的节律同步化。

4. 大脑皮层对内脏活动的调节

（1）边缘叶：大脑半球内侧面皮层与脑干连接部和胼胝体旁的环周结构,曾被称为边缘叶。

（2）边缘系统：是边缘叶和大脑皮层的岛叶、颞极、眶回,以及皮层下的杏仁核、隔区、下丘脑、丘脑前核等结构的统称。边缘系统对内脏活动的调节作用复杂而多变：如刺激扣带回前部的不同部位可分别引起呼吸抑制或加速、血压下降或上升、心率减慢或加速、瞳孔扩大或缩小等变化。

（3）新皮层：是指在系统发生上出现较晚、分化程度最高的大脑半球外侧面结构。大脑新皮层是调控内脏活动的高级中枢。

三、本能行为和情绪的神经调控

1. 本能行为

（1）概念：本能行为是指动物在进化过程中形成,并经遗传固定下来的对个体和种属生存具有重要意义的行为,如摄食、饮水和性行为等。

（2）摄食行为：是动物维持个体生存的基本活动,其部分神经调控见表10-20。

大脑新皮层可在一定程度上控制摄食中枢活动,影响摄食行为。脑内多种递质介导摄食行为的调控：如神经肽Y、阿片肽、增食因子、胰多肽、去甲肾上腺素、多巴胺等促进摄食,瘦素、神经降压素、缩胆囊素等抑制摄食。

（3）饮水行为：主要通过渴觉而引起。

表 10-20 摄食行为的部分神经调控

调控部位		刺激后表现	毁损后表现
摄食中枢（下丘脑外侧区）		动物多食	动物拒食
饱中枢（下丘脑腹内侧核）		动物拒食	动物食欲和体重均增加
杏仁核	中央核	促进摄食	摄食抑制或厌食
	基底外侧核	摄食抑制	促进摄食

 提示

渴觉的产生主要与血浆晶体渗透压升高和细胞外液量明显减少有关。

1）血浆晶体渗透压升高：刺激下丘脑前部的渗透压感受器而引起渴觉。

2）细胞外液量明显减少：主要由肾素－血管紧张素系统所介导。低血容量刺激肾素分泌↑→血液中血管紧张素Ⅱ含量↑→作用于间脑的特殊感受区穹隆下器（SFO）和终板血管器（OVLT）→引起渴觉和饮水行为。

（4）性行为：是动物和人类维持种系生存的基本活动。性器官受交感神经、副交感神经和躯体神经支配，中枢神经系统在不同水平对性行为进行调控。

2. 情绪

（1）概念：情绪是指人类和动物对环境刺激所表达的一种特殊的心理体验和某种固定形式的躯体行为表现。有积极情绪和消极情绪两类。

（2）恐惧和发怒：是本能的防御反应，也称格斗－逃跑反应。

1）防御反应区：位于下丘脑近中线两旁的腹内侧区。

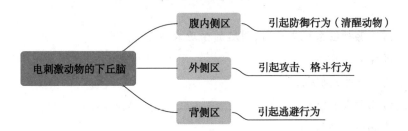

2）假怒：在猫的间脑水平以上切除大脑，只要给猫微弱的刺激，就可激发强烈的防御反应，好像正常猫在进行搏斗时的表现，这一现象称为假怒。

（3）愉快和痛苦

1）愉快：是一种积极的情绪，通常由那些能够满足机体需要的刺激所引起。奖赏系统是能引起自我满足和愉快的脑区；奖赏效应可能与从中脑腹侧被盖区到伏隔核的多巴胺能通路有关。

2）痛苦：是一种消极的情绪，一般由躯体和精神受伤害的刺激或机体的需要得不到满足而产生。惩罚系统是能使动物感到恐惧、痛苦或畏惧的脑区,位于下丘脑后部的外侧部分、中脑的背侧和内嗅皮层等部位。

（4）焦虑和抑郁

1）焦虑:是人类对现实的潜在挑战或威胁的一种复杂的情绪反应,特点是焦虑的强度与现实的威胁程度相一致,并随现实威胁的消失而消失,具有适应性意义。

2）抑郁:是一种以情绪低落为主的精神状态,偶然的抑郁是正常的情绪波动,经过适度自我调适,可以恢复心理平稳。

3. 情绪生理反应

（1）自主神经系统功能活动的改变:多表现为交感神经系统活动的相对亢进。

（2）内分泌系统功能活动的改变:常引起多种激素分泌改变;如在情绪反应中,促肾上腺皮质激素、糖皮质激素、血管升压素等浓度的波动。

4. 动机和成瘾

（1）动机:是指激发人们产生某种行为的意念。脑内奖赏系统和惩罚系统在行为的激发（动机的产生）和抑制方面具有重要意义。

（2）成瘾:泛指不能自制并不顾其消极后果地反复将某种物品摄入体内。

> ℹ️ **提示**
>
> 本能行为和情绪主要受边缘系统和下丘脑的控制,并受新皮层和意识的调控。此外,后天学习和社会因素也影响本能行为和情绪。

经典试题

（研）1. 副交感神经系统兴奋时,引起的生理效应是

 A. 汗腺分泌增加

 B. 支气管平滑肌收缩

 C. 瞳孔开大肌收缩

 D. 胃肠运动减慢

（研）（2~3题共用备选答案）

 A. 血管紧张素Ⅱ

 B. 血管升压素

 C. 血管活性肠肽

 D. 心房钠尿肽

 2. 介导血浆晶体渗透压升高引起渴觉和饮水行为的神经肽是

 3. 介导低血容量引起渴觉和饮水行为的神经肽是

【答案】

1. B　2. B　3. A

第五节　脑电活动及睡眠与觉醒

一、脑电活动

1. 概念　脑电活动是指大脑皮层许多神经元的群集电活动,而非单个神经元的电活动;包括自发脑电活动和皮层诱发电位2种不同形式。

2. 自发脑电活动

(1) 自发脑电活动:是在无明显刺激情况下,大脑皮层自发产生的节律性电位变化。

(2) 脑电图(EEG):是用脑电图仪在头皮表面记录到的自发脑电活动。

1) 正常脑电图的基本波形(表 10-21)

表 10-21　正常脑电图的基本波形

波形	频率/Hz	波幅/μV	常见部位	出现条件
α 波	8~13	20~100	枕叶	成人安静、闭眼、清醒时
β 波	14~30	5~20	额、顶叶	成人活动时
θ 波	4~7	100~150	颞、顶叶	少年正常时,成人困倦时
δ 波	0.5~3	20~200	颞、枕叶	婴幼儿正常时,成人熟睡时

α 波阻断是指 α 波在成人清醒、安静并闭眼时出现,睁眼或接受其他刺激时立即消失而呈快波(β 波)。

2) 脑电图的特殊波形:在觉醒并专注于某一事时,常可见一种频率较 β 波更高的 γ 波,其频率为 30~80Hz,波幅范围不定。睡眠时可出现一些波形较特殊的正常脑电波,如驼峰波、σ 波、λ 波、κ- 复合波、μ 波等。

(3) 脑电波形的变动

1) 一般频率较低的脑电波幅度较大,而频率较高的脑电波幅度较小。

> ℹ️ **提示**
>
> 睡眠时脑电波呈高幅慢波,称为脑电的同步化;觉醒时脑电波呈低幅快波,称为脑电的去同步化。

2) 人在安静状态下,脑电图的主要波形可随年龄而发生改变。婴儿枕叶常可记录到 δ 波,幼儿一般为 θ 波,青春期后才出现成人型 α 波。

3）不同生理情况下脑电波也可改变,如在血糖、体温和糖皮质激素处于低水平等时,α波的频率减慢。临床上,癫痫或皮层占位病变(如肿瘤等)的患者,脑电波也会发生改变,记录脑电图可用于辅助诊断这些疾病。

（4）脑电波形成的机制:脑电波是由大量神经元同步发生的突触后电位经总和后形成的,而突触后电位总和的结构基础是锥体细胞在皮层排列整齐,其顶树突相互平行,并垂直于皮层表面,因此其同步活动较易发生总和而形成强大的电场,从而改变皮层表面电位。

> 大量皮层神经元的同步电活动与丘脑的功能活动有关。

3. 皮层诱发电位

（1）概念:皮层诱发电位是指刺激感觉传入系统或脑的某一部位时,在大脑皮层一定部位引出的电位变化。皮层诱发电位可由刺激感受器、感觉神经或感觉传入通路的任何一个部位引出。

（2）组成:诱发电位一般包括主反应、次反应和后发放三部分。

1）主反应:为一先正后负的电位变化,在大脑皮层的投射有特定的中心区,出现在一定的潜伏期后,即与刺激有锁时关系。其潜伏期的长短取决于刺激部位与皮层间的距离、神经纤维的传导速度和所经过的突触数目等因素。

> 主反应与感觉的特异投射系统活动有关。

2）次反应:是尾随主反应之后的扩散性续发反应,可见于皮层的广泛区域,与刺激无锁时关系。

> 次反应与感觉的非特异投射系统活动有关。

3）后发放:为主反应和次反应之后的一系列正相周期性电位波动,是非特异感觉传入和中间神经元引起的皮层顶树突去极化和超极化交替作用的结果。

（3）平均诱发电位:指应用电子计算机将诱发电位叠加和平均处理,能使诱发电位突显出来,经叠加和平均处理后的电位。临床常用的有体感诱发电位(SEP)、听觉诱发电位(AEP)和视觉诱发电位(VEP)。

二、睡眠与觉醒

1. 概述 睡眠与觉醒具有明显的昼夜节律性,是人体所处的两种不同功能的状态。人们只有在觉醒状态下才能进行各种体力和脑力活动,而睡眠能使人的精力和体力得到恢复,并能增强免疫、促进生长和发育、增进学习和记忆能力、有助于情绪的稳定。

2. 睡眠的两种状态及生理意义

(1)分类依据:根据睡眠过程中眼电图(EOG)、肌电图(EMG)和脑电图的变化观察,将睡眠分为非快速眼动(NREM)睡眠和快速眼动(REM)睡眠。

1)NREM睡眠:脑电图呈高幅慢波,也称慢波睡眠(SWS)。

2)REM睡眠:脑电波呈低幅快波,也称快波睡眠(FWS)或异相睡眠(PS)。

(2)非快速眼动睡眠:根据脑电图的特点可分为4期(表10-22)。

表 10-22 非快速眼动睡眠的分期

分期	脑电图表现
Ⅰ期(入睡期)	低幅θ波和β波,频率稍<觉醒时,脑电波趋于平坦
Ⅱ期(浅睡期)	脑电波呈持续0.5~1s的睡眠梭形波(即σ波,是α波的变异,频率稍快,幅度稍低)及若干κ-复合波(是δ波和σ波的复合)
Ⅲ期(中度睡眠期)	脑电波中出现高幅(>75μV)δ波
Ⅳ期(深度睡眠期)	δ波在脑电波中超过50%

> (i) 提示
>
> Ⅲ期和Ⅳ期睡眠统称为δ睡眠,在人类又合称为慢波睡眠。

1)特点:在NREM睡眠中,大脑皮层神经元活动趋向步调一致,脑电以频率逐渐↓、幅度逐渐↑、δ波所占比例逐渐↑为特征,表现出同步化趋势,故NREM睡眠又称同步化睡眠。

2)意义:在NREM睡眠阶段,视、听、嗅和触等感觉及骨骼肌反射、循环、呼吸和交感神经活动等均随睡眠的加深而↓,且相当稳定;同时腺垂体分泌生长激素明显↑,因而有利于体力恢复和促进生长发育。

(3)快速眼动睡眠

1)特点:慢波睡眠之后,脑电的渐进性高幅低频的变化出现逆转,呈现与觉醒相似的不规则β波,表现为皮层活动的去同步化,但在行为上却表现为睡眠状态,也称为异相睡眠。

2)意义:REM睡眠期间,脑内蛋白质合成加快,脑的耗氧量和血流量增多,而生长激素分泌减少;且与幼儿神经系统的成熟和建立新的突触联系密切相关,因而能促进学习与记忆以及精力的恢复。但躯体抽动、眼球快速运动及血压升高、心率加快、呼吸快而不规则等阵发性表现,也可能与某些疾病易于在夜间发作有关,如哮喘、心绞痛、阻塞性肺气肿缺氧发作等常发生于夜间。REM 睡眠中的眼球运动和上述阵发性表现可能与梦境有联系。

（4）非快速眼动睡眠和快速眼动睡眠的比较（表 10-23）

表 10-23　非快速眼动睡眠和快速眼动睡眠的比较

项目	非快速眼动睡眠	快速眼动睡眠
脑电波	同步化、高振幅慢波	去同步化、低振幅快波
各种感觉功能	暂时减退	进一步减退
肌反射和肌紧张	减弱	进一步减弱
交感神经系统活动	通常降低,但发汗↑,尿量↓	进一步降低,可有间断的阵发性表现
副交感神经系统活动	通常增高,但唾液分泌↓	—
做梦	少见	多见
脑的耗氧量	不变	增加
生长激素分泌	增多	减少
脑内蛋白质合成	无明显改变	加快,有利于建立新突触
生理意义	促进生长和体力恢复	促进学习记忆和精力恢复,有利于幼儿神经系统成熟

3. 觉醒与睡眠的产生机制

（1）与觉醒有关的脑区:觉醒的产生与脑干网状结构的活动有关,称之为网状结构上行激动系统;另一方面,大脑皮层感觉运动区、额叶、眶回、扣带回、颞上回、海马、杏仁核和下丘脑等部位也有下行纤维到达网状结构并使之兴奋。网状结构是个多递质系统,已知网状结构中大多数神经元上行和下行纤维的递质是谷氨酸。

（2）与睡眠有关的脑区

1）促进 NREM 睡眠的脑区:脑内最重要的促进 NREM 睡眠部位是视前区腹外侧（VLPO）。VLPO 内存在大量促睡眠神经元,它们发出的纤维投射到脑内多个与觉醒有关的部位,其投射纤维的主要递质是 γ- 氨基丁酸,通过对促觉醒脑区活动的抑制,促进觉醒向睡眠转化,产生 NREM 睡眠。

促进 NREM 睡眠的脑区还有位于延髓网状结构的脑干促眠区（也称上行抑制系统）,位于下丘脑后部、丘脑髓板内核群邻旁区和丘脑前核的间脑促眠区,以及位于下丘脑或前脑视前区和 Broca 斜带区的前脑基底部促眠区。

2）促进 REM 睡眠的脑区:脑桥被盖外侧区胆碱能神经元的活动在 REM 睡眠的启动中起重要作用,这些神经被称为 REM 睡眠启动神经元,在 REM 睡眠时电活动明显增加。它们不仅能引起脑电发生去同步化快波,还能激发脑桥网状结构 - 外侧膝状体 - 枕叶锋电位,该电位是快速眼动睡眠的启动因素。

（3）调节觉醒和睡眠的内源性物质：除中枢有关神经递质外，还有腺苷、前列腺素 D_2、生长激素等，一些细胞因子如白细胞介素 –1、干扰素和肿瘤坏死因子等均可增加 NREM 睡眠。

◦ 经 典 试 题 ◦

（研）（1~2 题共用备选答案）

  A. α 波

  B. β 波

  C. θ 波

  D. δ 波

  1. 正常成人深度睡眠时多见的脑电波是

  2. 正常人幼年期脑电波的主要成分是

（研）（3~4 题共用备选答案）

  A. 促进生长和精力恢复

  B. 促进生长和体力恢复

  C. 促进学习记忆和精力恢复

  D. 促进学习与体力

  3. 慢波睡眠的生理意义是

  4. 异相睡眠的生理意义是

【答案】

1. D 2. C 3. B 4. C

第六节 脑的高级功能

一、学习和记忆

1. 概念

（1）学习：指人和动物从外界环境获取新信息的过程。

（2）记忆：指大脑将获取的信息进行编码、储存及提取的过程。学习与记忆是脑的高级功能之一，是一切认知活动的基础。

 提示

  学习是记忆的前提，记忆是学习的结果，两者是密切相关的神经活动过程。

2. 学习的形式

（1）非联合型学习：不需要在两种刺激或刺激与反应之间建立联系，只要单一刺激的重复进行即可产生。习惯化和敏感化属于非联合型学习。

（2）联合型学习：是两种刺激或一种行为与一种刺激之间在时间上很接近地重复发生，最后在脑内逐渐形成联系的过程。人类的学习方式多数是联合型学习，如条件反射的建立和消退。

1）经典条件反射：也称为巴甫洛夫反射。条件反射是在非条件反射的基础上，在大脑皮层参与下建立起来的高级反射活动。

2）操作式条件反射：是受意志控制的、一种更为复杂的条件反射，要求人或动物必须完成某种动作或操作，并在此操作基础上建立条件反射。

3. 记忆的形式

（1）根据记忆储存和提取方式划分类

1）陈述性记忆：指与特定的时间、地点和任务有关的事实或事件的记忆。它能进入人的主观意识，可以用语言表述出来，或作为影像形式保持在记忆中，但容易遗忘。

陈述性记忆可分为情景式记忆（是对一件具体事物或一个场面的记忆）和语义式记忆（是对文字和语言等的记忆）。

> 陈述性记忆的形成依赖于海马、内侧颞叶等脑区。

2）非陈述性记忆：指对一系列规律性操作程序的记忆，是一种下意识的感知及反射，又称为反射性记忆。它不依赖于意识和认知过程，而是在重复多次的练习中逐渐形成，且一旦形成不容易遗忘。

（2）根据记忆保留的时间长短划分类

1）短时程记忆：保存时间短，仅几秒到几分钟，容易受干扰，不稳定，记忆容量有限。可有多种表现形式，如影像记忆、工作记忆。

2）长时程记忆：保留时间长，可持续几小时、几天或几年，有些记忆甚至可保持终生，称为永久记忆。长时程记忆的形成是在海马和其他脑区内对信息进行分级加工处理的动态过程。

> 短时程记忆可向长时程记忆转化，促进转化的因素是反复运用和强化。

4. 人类的记忆过程　可细分成 4 个阶段（图 10-6）。

（1）感觉性记忆：指由感觉系统获取的外界信息在脑内感觉区短暂储存的过程，一般 <1s。

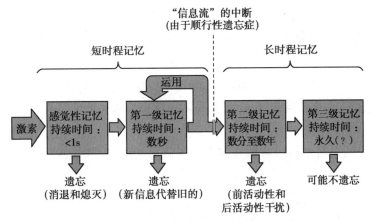

图 10-6　人类的记忆过程

（2）第一级记忆：大脑将感觉性记忆的传入信息进行加工，把不连贯的、先后传入的信息进行整合后进入第一级记忆阶段。记忆保留的时间仍很短，从数秒到数分钟。

（3）第二级记忆：储存在感觉通路中的信息大部分会迅速消退，只有小部分信息经过反复运用、强化，得以在第一级记忆中循环，从而延长其停留的时间，并转入第二级记忆。

（4）第三级记忆：有些记忆通过长年累月的运用而不易遗忘，并储存在第三级记忆中，成为永久记忆。

5. 遗忘　是指部分或完全失去记忆和再认的能力，是一种不可避免的生理现象，但并不意味记忆痕迹的完全消失。遗忘在学习后即刻开始，在感觉性记忆和第一级记忆阶段，遗忘的速率很快，以后逐渐减慢。临床把由于脑疾患引起的记忆障碍称为遗忘症，分为顺行性遗忘症和逆行性遗忘症。

6. 学习和记忆的机制

（1）参与学习和记忆的脑区：目前已知中枢神经系统有多个脑区参与学习和记忆过程，包括大脑皮层联络区、海马及其邻近结构、杏仁核、丘脑及脑干网状结构等。

（2）突触可塑性：是学习和记忆的神经生物学基础。突触结构（新突触形成、已有突触体积变大等）和生理功能的改变（通道敏感性的变化、受体数目的变化等）都可以引起其传递效能的改变。

（3）脑内蛋白质和递质的合成：从神经生物化学的角度来看，较长时间的记忆必然与脑内的物质代谢有关，尤其是与脑内蛋白质的合成有关。学习和记忆也与脑内某些神经递质的功能有关，包括 ACh、NE、谷氨酸、GABA 以及血管升压素和脑啡肽等。

二、语言和其他认知功能

1. 大脑皮层语言功能的一侧优势　人类两侧大脑半球的功能是不对等的。

（1）习惯用右手的成人，其语言活动中枢主要在左侧大脑皮层，因此左侧大脑皮层为语言的优势半球。

（2）**右侧半球在非语词性的认知功能上占相对优势**，如对空间辨认、深度知觉、触压觉认识、图像视觉认识、音乐欣赏等。

提示

> 一侧优势现象虽与遗传有关，但主要是在后天生活中逐步形成的。

2. **大脑皮层的语言中枢**　大脑皮层不同的语言功能区（图10-7）损伤后，可引起相应的语言功能障碍（表10-24）。

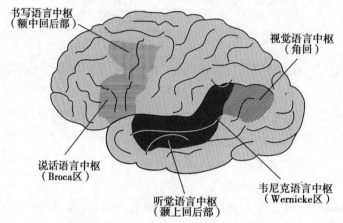

图 10-7　人类大脑皮层语言功能区示意图

表 10-24　不同类型的语言功能障碍

功能障碍	主要表现	损伤部位
感觉失语症	可讲话、书写、看懂文字，但听不懂别人谈话的含义	颞上回后部
运动失语症	可看懂文字、听懂别人谈话，但自己却不会讲话，发音有关的肌肉正常	Broca 区
失读症	看不懂文字，视觉无损害，其他语言功能健全	角回
失写症	能听懂说话、看懂文字、会讲话，不会书写，手部其他运动不受影响	额中回后部
流畅失语症	说话正常，有时说话过度，但言不达意，对别人的说话和文字的理解能力有明显缺陷	左侧颞叶后部或 Wernicke 区

还有一种流畅失语症，表现为患者对语言的输出和理解都正常，仅是对部分词不能很好地组织或想不起来，这种失语症称为传导性失语症。

3. **大脑皮层的其他认知功能**　如前额叶皮层参与短时程情景式记忆和情绪活动，颞叶联络皮层可能参与听、视觉的记忆，而顶叶联络皮层可能参与精细躯体感觉和空间深度感觉的学习等。

4. **两侧大脑皮层功能的关联**　人类的两侧大脑皮层在功能上出现互补性专门化的分

化,但并不互相隔绝,而是能够互通信息、相互配合,未经学习的一侧在一定程度上能获得另一侧皮层经过学习而获得的某种认知功能。

经典试题

(执)女,56岁。右利手。突然语言困难2d。有心房颤动病史7年。查体:神志清楚,四肢运动感觉无异常。门诊医生问诊:"生什么病?"答:"呀!吃饭吗?"医生:"把右手举起来。"答:"是",却向门口走去。最可能的原因是

　　A. 运动性失语　　　　　　　　B. 命名性失语
　　C. 传导性失语　　　　　　　　D. 感觉性失语
　　E. 混合性失语

【答案】

D

温故知新

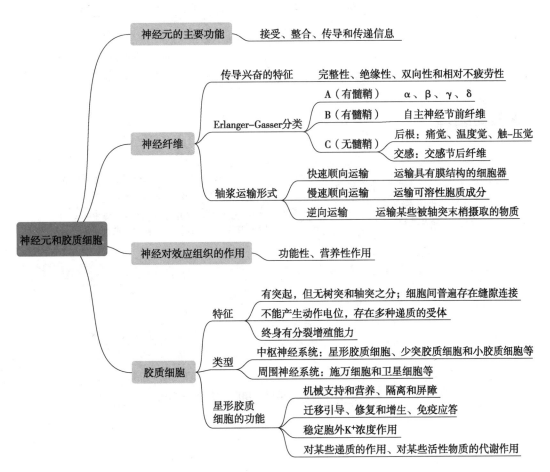

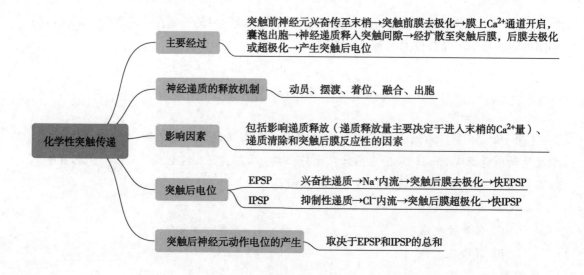

化学性突触传递

主要经过　突触前神经元兴奋传至末梢→突触前膜去极化→膜上Ca^{2+}通道开启，囊泡出胞→神经递质释入突触间隙→经扩散至突触后膜，后膜去极化或超极化→产生突触后电位

神经递质的释放机制　动员、摆渡、着位、融合、出胞

影响因素　包括影响递质释放（递质释放量主要决定于进入末梢的Ca^{2+}量）、递质清除和突触后膜反应性的因素

突触后电位
- EPSP　兴奋性递质→Na^+内流→突触后膜去极化→快EPSP
- IPSP　抑制性递质→Cl^-内流→突触后膜超极化→快IPSP

突触后神经元动作电位的产生　取决于EPSP和IPSP的总和

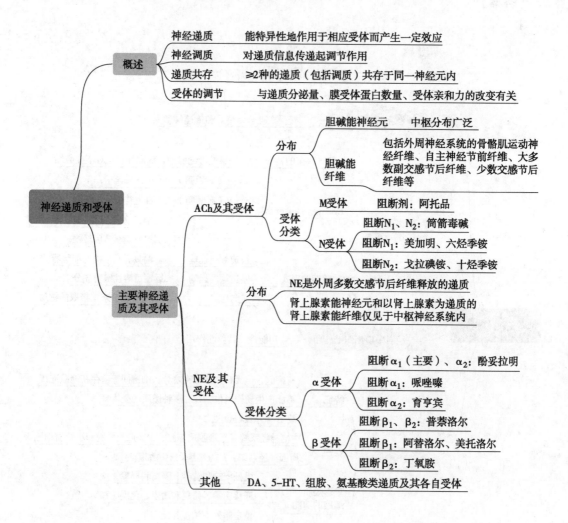

神经递质和受体

概述
- 神经递质　能特异性地作用于相应受体而产生一定效应
- 神经调质　对递质信息传递起调节作用
- 递质共存　≥2种的递质（包括调质）共存于同一神经元内
- 受体的调节　与递质分泌量、膜受体蛋白数量、受体亲和力的改变有关

主要神经递质及其受体

ACh及其受体
- 分布
  - 胆碱能神经元　中枢分布广泛
  - 胆碱能纤维　包括外周神经系统的骨骼肌运动神经纤维、自主神经节前纤维、大多数副交感节后纤维、少数交感节后纤维等
- 受体分类
  - M受体　阻断剂：阿托品
  - N受体
    - 阻断N_1、N_2：筒箭毒碱
    - 阻断N_1：美加明、六烃季铵
    - 阻断N_2：戈拉碘铵、十烃季铵

NE及其受体
- 分布
  - NE是外周多数交感节后纤维释放的递质
  - 肾上腺素能神经元和以肾上腺素为递质的肾上腺素能纤维仅见于中枢神经系统内
- 受体分类
  - α受体
    - 阻断α_1（主要）、α_2：酚妥拉明
    - 阻断α_1：哌唑嗪
    - 阻断α_2：育亨宾
  - β受体
    - 阻断β_1、β_2：普萘洛尔
    - 阻断β_1：阿替洛尔、美托洛尔
    - 阻断β_2：丁氧胺

其他　DA、5-HT、组胺、氨基酸类递质及其各自受体

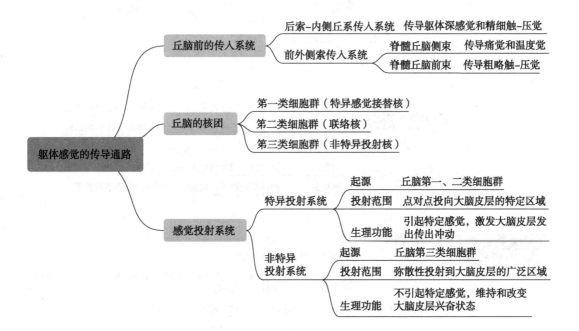

反射活动的基本规律
- 反射分类
  - 非条件反射　生来就有，数量有限，如防御反射、食物反射
  - 条件反射　后天学习和训练而来，数量无限，如巴甫洛夫实验
- 反射的中枢整合　单突触反射、多突触反射、中枢整合
- 中枢神经元间的联系　单线式、辐散式（传入通路多见）、聚合式（传出通路多见）、链锁式（可扩大空间作用范围）和环式联系（使活动终止或兴奋增强）
- 中枢兴奋传播的特征　单向传播、中枢延搁、兴奋的总和、兴奋节律的改变
  后发放与反馈、对内环境变化敏感、易疲劳
- 中枢抑制
  - 突触后抑制
    - 传入侧支性抑制　保证伸肌和屈肌活动的协调控制
    - 回返性抑制　及时终止神经元的活动，使同一中枢内许多神经元的活动同步化
  - 突触前抑制
- 中枢易化　突触前易化、突触后易化

躯体感觉的传导通路
- 丘脑前的传入系统
  - 后索-内侧丘系传入系统　传导躯体深感觉和精细触-压觉
  - 前外侧索传入系统
    - 脊髓丘脑侧束　传导痛觉和温度觉
    - 脊髓丘脑前束　传导粗略触-压觉
- 丘脑的核团
  - 第一类细胞群（特异感觉接替核）
  - 第二类细胞群（联络核）
  - 第三类细胞群（非特异投射核）
- 感觉投射系统
  - 特异投射系统
    - 起源　丘脑第一、二类细胞群
    - 投射范围　点对点投向大脑皮层的特定区域
    - 生理功能　引起特定感觉，激发大脑皮层发出传出冲动
  - 非特异投射系统
    - 起源　丘脑第三类细胞群
    - 投射范围　弥散性投射到大脑皮层的广泛区域
    - 生理功能　不引起特定感觉，维持和改变大脑皮层兴奋状态

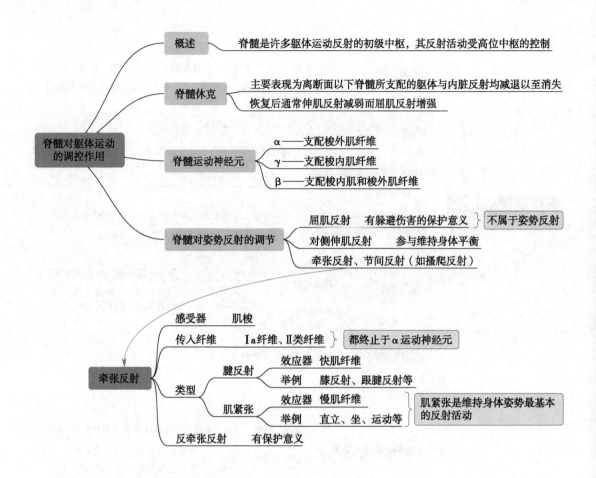

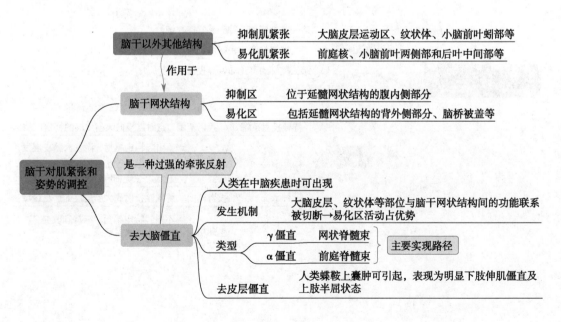

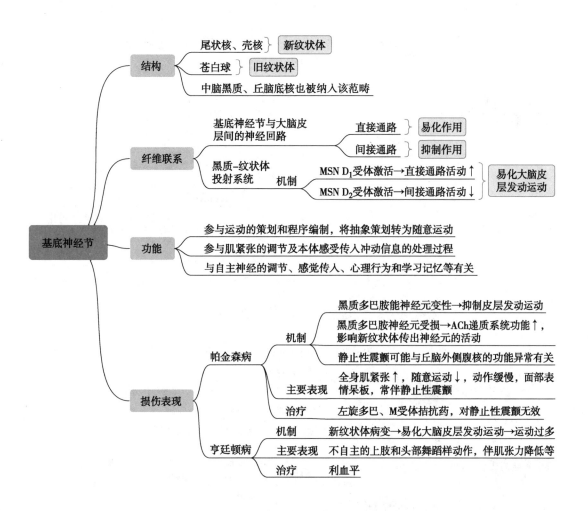

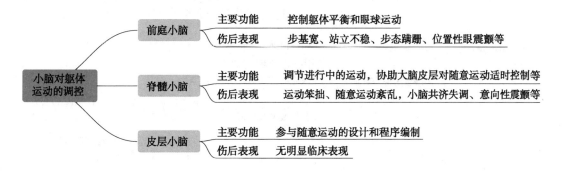

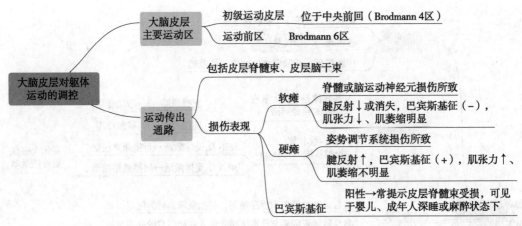

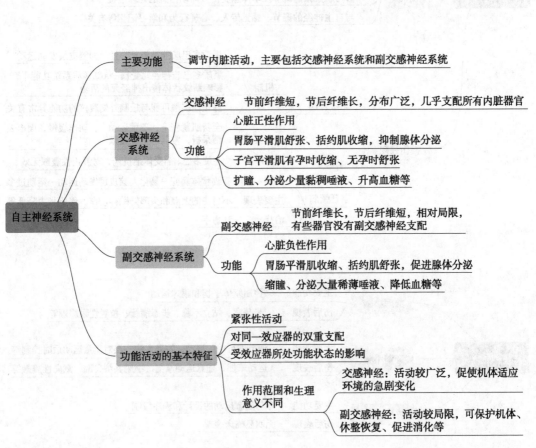

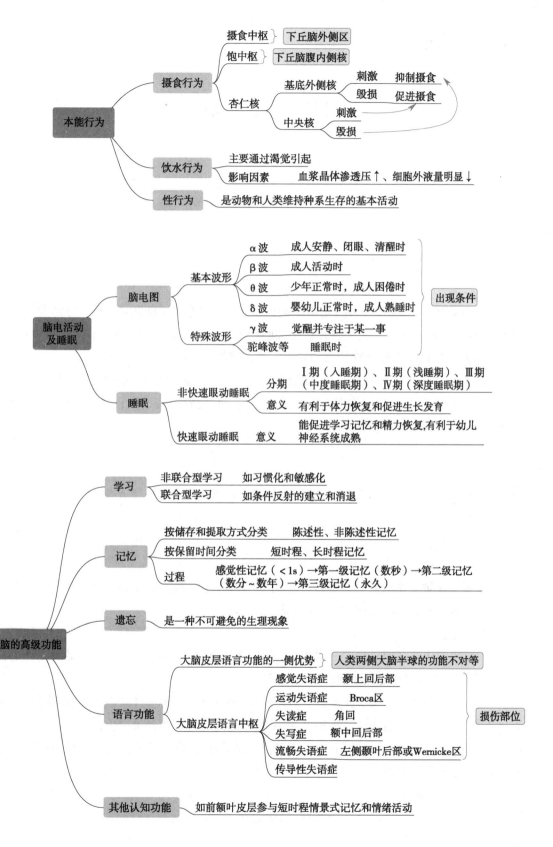

本能行为
- 摄食行为
  - 摄食中枢 — 下丘脑外侧区
  - 饱中枢 — 下丘脑腹内侧核
  - 杏仁核
    - 基底外侧核
      - 刺激 — 抑制摄食
      - 毁损 — 促进摄食
    - 中央核
      - 刺激
      - 毁损
- 饮水行为
  - 主要通过渴觉引起
  - 影响因素 — 血浆晶体渗透压↑、细胞外液量明显↓
- 性行为 — 是动物和人类维持种系生存的基本活动

脑电活动及睡眠
- 脑电图
  - 基本波形
    - α波 — 成人安静、闭眼、清醒时
    - β波 — 成人活动时
    - θ波 — 少年正常时，成人困倦时
    - δ波 — 婴幼儿正常时，成人熟睡时
    - 出现条件
  - 特殊波形
    - γ波 — 觉醒并专注于某一事
    - 驼峰波等 — 睡眠时
- 睡眠
  - 非快速眼动睡眠
    - 分期 — Ⅰ期（入睡期）、Ⅱ期（浅睡期）、Ⅲ期（中度睡眠期）、Ⅳ期（深度睡眠期）
    - 意义 — 有利于体力恢复和促进生长发育
  - 快速眼动睡眠 — 意义 — 能促进学习记忆和精力恢复,有利于幼儿神经系统成熟

脑的高级功能
- 学习
  - 非联合型学习 — 如习惯化和敏感化
  - 联合型学习 — 如条件反射的建立和消退
- 记忆
  - 按储存和提取方式分类 — 陈述性、非陈述性记忆
  - 按保留时间分类 — 短时程、长时程记忆
  - 过程 — 感觉性记忆（＜1s）→第一级记忆（数秒）→第二级记忆（数分～数年）→第三级记忆（永久）
- 遗忘 — 是一种不可避免的生理现象
- 语言功能
  - 大脑皮层语言功能的一侧优势 — 人类两侧大脑半球的功能不对等
  - 大脑皮层语言中枢
    - 感觉失语症 — 颞上回后部
    - 运动失语症 — Broca区
    - 失读症 — 角回
    - 失写症 — 额中回后部
    - 流畅失语症 — 左侧颞叶后部或Wernicke区
    - 传导性失语症
    - 损伤部位
- 其他认知功能 — 如前额叶皮层参与短时程情景式记忆和情绪活动

第十一章

内 分 泌

第一节　内分泌与激素

一、内分泌与内分泌系统

1. 内分泌

（1）分泌的方式：①内分泌，是指腺细胞将其产生的物质（即激素）直接分泌到血液或细胞外液等体液中，并以它们为媒介对靶细胞产生调节效应的一种分泌形式。②外分泌，是腺泡细胞产生的物质通过导管分泌到体内管腔或体外的分泌形式。

（2）内分泌腺：由典型的内分泌细胞（指有内分泌功能的细胞）集中位于垂体、甲状腺、甲状旁腺、肾上腺、胰岛等组织而形成。神经元、心肌、血管内皮、肝、肾、脂肪及免疫细胞等非典型的内分泌细胞也可产生激素。

> **ⓘ 提示**
>
> 内分泌不仅是一种分泌形式的表述，而是机体通过分泌激素发布调节信息的整合性功能活动。

2. 激素

（1）概念：激素是由内分泌腺或器官组织的内分泌细胞所合成和分泌的高效能生物活性物质，以体液为媒介，在细胞之间递送调节信息。

（2）特点

1）多数内分泌细胞只分泌一种激素，有少数可合成和分泌≥一种激素，如腺垂体的促性腺激素细胞可分泌卵泡刺激素和黄体生成素。

2）同一内分泌腺（如腺垂体）可合成和分泌多种激素；同一种激素可由多部位组织细胞合成和分泌，如下丘脑、甲状腺、胰岛、肠黏膜等部位可合成和分泌生长抑素。

（3）激素的传递方式（图 11-1）：内分泌（远距分泌、血分泌）、旁分泌、神经内分泌、自分泌、内在分泌及腔分泌等。

（4）激素的来源

1）经典内分泌腺体：垂体、甲状腺、甲状旁腺、胰岛、肾上腺、性腺等。

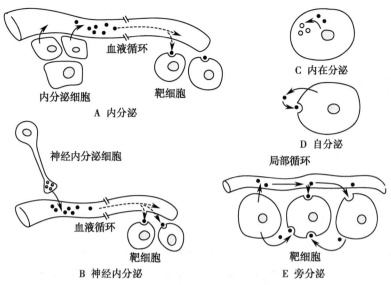

图 11-1　激素在细胞间传递信息的主要方式

2）非内分泌腺器官：脑、心、肝、肾、胃肠道等器官的一些细胞，如心肌细胞可生成心房钠尿肽等。

3）在一些组织器官中转化而生成：如血管紧张素Ⅱ和 1, 25- 二羟维生素 D_3 分别在肺和肾组织转化为具有生物活性的激素。

激素的主要来源，见表 11-1。

表 11-1　激素的主要来源

腺体 / 组织	激素
下丘脑	抗利尿激素（ADH）、缩宫素（OT）、促甲状腺激素释放激素（TRH）、促肾上腺皮质激素释放激素（CRH）、促性腺激素释放激素（GnRH）、生长激素释放激素（GHRH）、生长激素释放抑制激素（GHIH）/ 生长抑素（SS）、催乳素释放因子（PRF）、催乳素释放抑制因子（PIF）、黑色素细胞刺激素释放因子（MRF）和黑色素细胞刺激素抑制因子（MIF）等
垂体	促甲状腺激素（TSH）、促肾上腺皮质激素（ACTH）、卵泡刺激素（FSH）、黄体生成素（LH）、生长激素（GH）、催乳素（PRL）
甲状腺	甲状腺素（T_4）、3, 5, 3′ - 三碘甲腺原氨酸（T_3）、降钙素（CT）
甲状旁腺	甲状旁腺激素（PTH）
肾上腺	皮质：醛固酮、皮质醇；髓质：肾上腺素、NE
性腺	睾丸：睾酮、抑制素；卵巢：雌二醇、孕酮、松弛素
胰岛	胰岛素、胰高血糖素
肾脏	1, 25- 二羟维生素 D_3 等
胃肠道	促胃液素、促胰液素、缩胆囊素等
各种组织	前列腺素

（5）激素的调节作用：维持机体稳态、调节新陈代谢、促进生长发育和调节生殖过程。

3. 内分泌系统

（1）概念：内分泌系统由经典的内分泌腺与能产生激素的器官及组织共同构成，是发布信息整合机体功能的调节系统。

（2）作用：内分泌系统可感受内、外环境的刺激，最终通过作为化学信使的激素产生调节效应（兴奋或抑制）。

二、激素的化学性质

根据化学结构，将激素分为胺类、多肽或蛋白质类、脂类激素三大类。

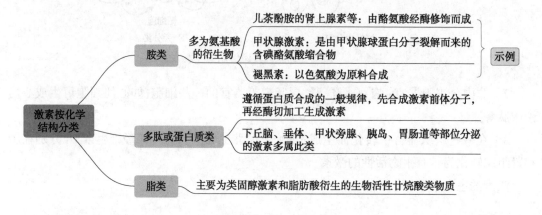

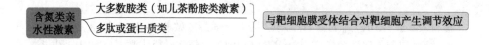

1. 类固醇激素（表 11-2）

表 11-2 类固醇激素

项目	内容
共有特点	胆固醇是共同前体
典型代表	孕酮、醛固酮、皮质醇、睾酮、雌二醇和胆钙化醇（即维生素 D_3）
运输	分子量小，血液中 >95% 的类固醇激素需与相应运载蛋白结合
结合受体	多为胞质或核受体

提示

钙三醇(1,25-二羟维生素 D_3)因其四环结构中的 B 环被打开,也称固醇激素。

2. 甘烷酸类(表 11-3)

表 11-3 甘烷酸类

项目	内容
种类	由花生四烯酸转化而成的前列腺素族(PG)、血栓烷类(TX)、白细胞三烯类(LT)等
合成	几乎所有组织细胞都能生成,原料来源于细胞的膜磷脂
结合受体	细胞膜受体、胞内受体
作用	可作为短程信使参与细胞活动的调节

三、激素的作用机制

1. 激素产生调节作用的主要环节

(1)受体识别:靶细胞受体从体液中众多化学物质中识辨出能与之结合的激素。

(2)信号转导:激素与靶细胞的特异性受体结合后便启动细胞内信号转导系统。

(3)细胞反应:激素诱导终末信号改变细胞固有功能,即产生调节效应。

(4)效应终止:通过多种机制终止激素所诱导的细胞生物反应。

2. 激素受体 激素受体位于靶细胞膜或细胞内(包括胞质和胞核内),其性质一般为大分子蛋白质。依据激素作用的机制,可将激素分成Ⅰ组与Ⅱ组两大组群(表 11-4)。

表 11-4 按作用机制分类的部分激素

作用机制	激素实例
Ⅰ组激素——与胞内受体结合的激素	皮质醇、醛固酮、孕激素、雄激素、雌激素、钙三醇、T_4、T_3
Ⅱ组激素——与膜受体结合的激素	
A. G 蛋白偶联(7 次跨膜)受体介导的激素	
a. 以 cAMP 为第二信使	促肾上腺皮质激素释放激素、生长抑素、TSH、ACTH、卵泡刺激素、LH、胰高血糖素、黑素细胞刺激素、促脂素、阿片肽、降钙素、甲状旁腺激素、血管升压素、血管紧张素Ⅱ、儿茶酚胺等
b. 以 IP_3、DG、Ca^{2+} 为第二信使	促性腺激素释放激素、促甲状腺激素释放激素、缩宫素、血管升压素、血管紧张素Ⅱ、儿茶酚胺、促胃液素、血小板衍生生长因子

续表

作用机制	激素实例
B. 以酶联型受体（单次跨膜受体）介导作用的激素	
a. 以酪氨酸激酶受体介导	胰岛素、胰岛素样生长因子（IGF-1、IGF-2）、血小板衍生生长因子、上皮生长因子,神经生长因子
b. 酪氨酸激酶结合型受体介导	生长激素、催乳素、缩宫素、促红细胞生成素、瘦素
c. 鸟苷酸环化酶受体（以 cGMP 为第二信使）	心房钠尿肽、一氧化氮（受体在胞质）

膜受体蛋白的胞外域含有多种糖基结构,是识别与结合激素的位点。激素与受体的结合力称为亲和力。受体对激素的亲和力也会受到一些因素的影响而发生变化。

3. 激素受体介导的细胞内机制

（1）膜受体介导的作用机制：以第二信使学说为例。

第二信使学说：①携带调节信息的激素作为第一信使,先与靶细胞膜中的特异受体结合；②激素与受体结合后,激活细胞内腺苷酸环化酶；③在 Mg^{2+} 存在时,腺苷酸环化酶催化 ATP 转变成 cAMP；④cAMP 作为第二信使,继续使胞质中无活性的蛋白激酶等下游功能蛋白质逐级磷酸化,最终引起细胞的生物效应。

研究发现,除 cAMP 外,细胞内的 cGMP、三磷酸肌醇（IP_3）、二酰甘油（DG）以及 Ca^{2+} 等也为第二信使。但也有一些膜受体介导的反应过程中没有明确的第二信使产生。

（2）胞内受体介导的作用机制

1）有些激素无需膜受体介导,可进入细胞与胞内受体结合成复合物,直接充当介导靶细胞效应的信使,如类固醇激素和甲状腺激素等。

2）基因表达学说：类固醇激素进入细胞后,先与胞质受体结合形成激素 – 受体复合物,再进入细胞核生效,经过两个步骤调节基因转录及表达,改变细胞活动,又称为二步作用原理。

3）细胞内受体是指定位在细胞质或细胞核中的受体。即使激素受体定位在细胞质,最终也要转入细胞核内发挥作用,故这类受体统称为核受体,包括类固醇激素受体、甲状腺激素受体、维生素 D 受体和视黄酸受体等。核受体多为单肽链结构,都含有共同的功能区段,在与特定的激素结合后作用于 DNA 分子的激素反应元件,通过调节靶基因转录以及所表达的产物引起细胞生物效应。

 提示

 核受体事实上是激素调控的一大类转录因子,其发挥作用所需时间较长。

有些激素可能通过多种机制产生不同的调节效应,如类固醇激素可通过核受体影响靶细胞 DNA 的转录过程,也可迅速调节神经细胞的兴奋性,后者显然是通过胞膜受体以及离子通道所引起的快速反应(数分钟甚至数秒),即类固醇激素的非基因组效应。

4. 激素作用的终止 终止激素生物效应是许多环节综合作用的结果。

(1)完善的激素分泌调节系统:如下丘脑-腺垂体-靶腺轴系。

(2)激素与受体解离:下游的一系列信号转导过程可随之终止。

(3)控制细胞内某些酶活性:如磷酸二酯酶分解 cAMP 为无活性产物,终止细胞内信号转导。

(4)激素受体被靶细胞内吞:如发生内化,并经溶酶体酶分解灭活。

(5)激素被降解:激素在肝、肾等器官和血液循环中被降解为无活性的形式。

(6)有些激素生成中间产物限制自身信号转导过程。

四、激素作用的一般特征

1. 相对特异性作用

(1)激素作用的特异性主要取决于分布于靶细胞的相应受体。

(2)多数激素可通过血液循环广泛播散,但各种激素只选择性作用于与其亲和力高的特定目标——靶,分别称为该激素的靶器官、靶腺、靶组织和靶细胞,以及靶蛋白、靶基因等。

(3)激素作用的特异性不绝对,有些激素可与多个受体结合(交叉现象),只是与不同受体亲和力有所差异。如胰岛素既可与其受体结合,也可与胰岛素样生长因子结合。

2. 信使作用

(1)激素携带某种特定含义的信号,仅起传递某种信息的作用。

(2)激素不作为底物或产物直接参与细胞的物质与能量代谢反应过程。

(3)激素对其所作用的细胞,既不赋予新功能,也不提供额外能量。

3. 高效作用

(1)在生理状态下,激素的血浓度很低,多在 pmol/L~nmol/L 的数量级。

(2)信号转导环节有生物放大效应:激素与受体结合后,引发细胞内的信号转导程序,经逐级放大后可产生效能极高的效应。生物放大效能也表现在激素的轴系调节系统。

4. 相互作用(表 11-5)

表 11-5 激素间的相互作用

作用形式	概念	示例
协同作用	多种激素联合作用对某一生理功能所产生的总效应大于各激素单独作用所产生效应的总和	生长激素、肾上腺素、糖皮质激素、胰高血糖素共同作用的升血糖效应远大于各自单独的作用
拮抗作用	不同激素对某一生理功能产生相反的作用	甲状旁腺素的升血钙效应与降钙素的降血钙效应相拮抗

续表

作用形式	概念	示例
允许作用	有些激素本身不影响组织器官的某些功能,但却是其他激素作用的必要条件,这种支持性的作用为允许作用	糖皮质激素本身无缩血管作用,但其存在时儿茶酚胺类激素才能充分发挥对心血管的作用
竞争作用	化学结构类似的激素通过竞争结合同一受体	盐皮质激素(醛固酮)与孕激素结构相似,都可结合盐皮质激素受体

五、激素分泌节律及其分泌的调控

1. 生物节律性分泌　许多激素具有节律性分泌的特征,短者以分钟或小时为周期的脉冲式分泌(如某些腺垂体激素),多数表现为昼夜节律性分泌(如生长激素和皮质醇等的分泌);长者以月为周期(如女性的性激素)、季为周期(如甲状腺激素)等的分泌。

（i）提示

　　激素分泌的这种节律性受到体内生物钟的控制,取决于自身生物节律。下丘脑视交叉上核可能具有生物钟的作用。

---

2. 激素分泌的体液调节

（1）直接反馈调节

1）很多激素参与体内物质代谢的调节,这些物质代谢导致的血液中理化性质的变化,又反过来调节相应激素的分泌水平,形成直接反馈效应。

2）有些激素的分泌受自我反馈的调控。

3）有些激素的分泌直接受功能相关联或相抗衡的激素的影响。

（2）多轴系反馈调节:人体内的轴系主要有下丘脑－垂体－甲状腺轴、下丘脑－垂体－肾上腺皮质轴和下丘脑－垂体－性腺轴等,系统内高位激素对下位内分泌活动具有促进性调节作用,而下位激素对高位内分泌活动多起抑制性作用。轴系中也存在少数正反馈控制。

3. 激素分泌的神经调节　内、外环境中的刺激都可通过下丘脑的传入和传出通路影响其神经内分泌细胞分泌活动。

○─ 经典试题 ─○

（研）1. 甲状腺激素的化学本质是

    A. 糖蛋白　　　　　　　　　　　B. 肽类

    C. 胺类　　　　　　　　　　　　D. 类固醇类

（研）2. 通过允许作用保持血管平滑肌对儿茶酚胺敏感性的激素是

A. 生长激素

B. 血管升压素

C. 皮质醇

D. ACTH

（研）3. 在激素作用的机制中发挥第二信使作用的物质有

A. cGMP

B. Ca^{2+}

C. cAMP

D. DG

【答案】

1. C　2. C　3. ABCD

第二节　下丘脑－垂体及松果体内分泌

一、概述

1. 下丘脑与垂体位于大脑底部,两者在结构上和功能上都有着密切联系(图11–2)。

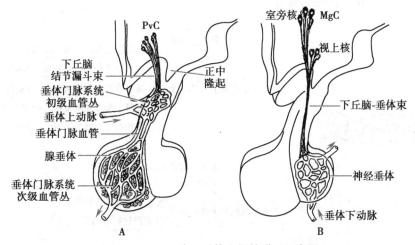

图11–2　下丘脑－垂体之间的联系示意图

A. 垂体门脉系统;B. 下丘脑－垂体束及神经垂体。

2. 下丘脑的一些神经元具有内分泌功能,这些神经内分泌细胞可将神经活动的电信号转变为化学信号,即合成并分泌激素,即具有神经元和内分泌细胞的双重特征。

3. 居于中枢部位的松果体所分泌的激素也参与机体的高级整合活动。

二、下丘脑－腺垂体系统内分泌

1. 下丘脑－腺垂体的联系(见图11–2)

（1）**垂体门脉系统**:是下丘脑与腺垂体之间存在的独特血管网络,可经局部血流直接实现下丘脑与腺垂体之间的双向沟通,无需通过体循环。

提示

下丘脑与腺垂体之间没有直接的神经结构联系。

（2）小细胞神经元或神经内分泌小细胞（PvC）：分布于下丘脑的内侧基底部,包括正中隆起、弓状核、腹内侧核、视交叉上核、室周核和室旁核内侧等部位,胞体较小。小细胞神经元发出的轴突多终止于下丘脑基底部正中隆起,与垂体门脉中的初级毛细血管丛密切接触,其分泌物可直接释放到垂体门脉血液中。

（3）下丘脑促垂体区/小细胞神经分泌系统：指小细胞神经元胞体所在的下丘脑内侧基底部,这些神经元能产生多种调节腺垂体的激素。

2. 下丘脑调节激素种类

（1）下丘脑调节激素：是指由下丘脑促垂体区小细胞神经元分泌的能调节腺垂体活动的激素。

（2）功能分类：促释放激素、释放抑制激素（也称抑制激素）。

（3）下丘脑调节激素的结构分类

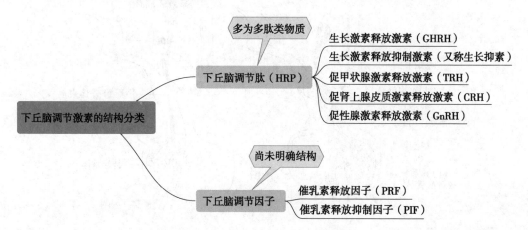

下丘脑调节肽除了调节腺垂体的活动外,还具有广泛功能。下丘脑神经内分泌细胞还可向中枢神经系统其他部位投射,而其他部位的神经元甚至外周组织也可合成和分泌这些肽类物质。

3. 下丘脑调节激素分泌的调节 大多数下丘脑调节激素的分泌活动受到神经调节和激素的反馈调节这两种机制的调控。

三、腺垂体激素

在腺垂体中间部含有的阿黑皮素原（POMC）是垂体多种激素的共同前体,包括ACTH、β-促脂素（LPH）及促黑（细胞）激素（MSH）等。

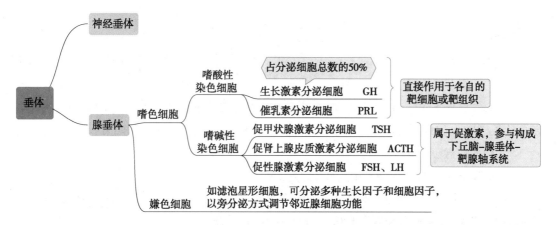

1. 生长激素（GH）

（1）概述：人 GH 的化学结构与人催乳素（hPRL）有较高的同源性，两者作用有一定的交叉重叠，即 GH 有较弱的泌乳始动作用，而 PRL 也有较弱的促生长作用。GH 具有种属特异性。GH 具有即时效应（与调节物质代谢有关）和长时效应（与生长有关）。GH 还参与机体的应激。除了自身的生物效应外，生长激素的许多作用也通过胰岛素样生长因子（IGF）实现。

（2）生物作用

1）促进生长：GH 对几乎所有组织和器官的生长都有促进作用，尤其是对骨骼、肌肉和内脏器官的作用最为显著。

● 机制：主要是由于 GH 促进骨、软骨、肌肉和其他组织细胞的增殖及增加细胞中蛋白质的合成，促进全身多数器官细胞的大小和数量增加。

● GH 的作用在青春期达到高峰，在长骨骺闭合前，GH 直接刺激骨生长板前软骨细胞分化为软骨细胞，同时加宽骺板，骨基质沉积，促进骨的纵向生长。

● 幼年期 GH 分泌不足，患儿生长停滞，身材矮小称为侏儒症；GH 分泌过多则表现为巨人症。成年后，GH 分泌过多表现为肢端肥大症。

2）调节新陈代谢（表 11-6）

表 11-6　GH 的生物作用——调节新陈代谢

类别	总体效应	作用机制
蛋白质代谢	促进合成代谢	①促进氨基酸向细胞内转运,蛋白质分解↓,蛋白质含量↑ ②软骨、骨、肌肉、肝、肾、肺、肠、脑及皮肤等组织的蛋白质合成↑ ③促进蛋白质合成的效应与其促进生长的作用相互协调
脂肪代谢	促进脂肪降解	激活对胰岛素敏感的脂肪酶,脂肪分解↑,脂肪酸氧化↑,提供能量,使机体的能量来源由糖代谢向脂肪代谢转移,有助于促进生长发育和组织修复
糖代谢	升高血糖（多继发于对脂肪的动员）	①血中游离脂肪酸↑可抑制骨骼肌与脂肪组织摄取葡萄糖,减少葡萄糖消耗,使血糖水平↑,表现为"抗胰岛素"效应 ②降低外周组织对胰岛素的敏感性而升高血糖↑ ③GH 分泌过多可造成垂体性糖尿

GH 为脂解激素。

3）参与免疫反应：GH 可促进胸腺基质细胞分泌胸腺素,刺激 B 淋巴细胞产生抗体提高自然杀伤细胞（NK 细胞）和巨噬细胞的活性,参与机体免疫系统功能调节。

4）参与应激反应。

5）抗衰老、调节情绪与行为活动等效应。

（3）作用机制：GH 可通过激活靶细胞上生长激素受体（GHR）和诱导靶细胞（主要是肝细胞）产生胰岛素样生长因子（IGF）实现其生物学效应。

（4）分泌调节

1）GH 的分泌主要受下丘脑生长激素释放激素（GHRH）与生长抑素（SS）的双重调节。GHRH 对 GH 的分泌起经常性的调节作用,SS 则主要在应激等刺激引起 GH 分泌过多时发挥抑制 GH 分泌的作用。

2）GH 对下丘脑和腺垂体有负反馈调节作用;也可间接通过刺激 IGF-1 的释放抑制 GH 分泌。

3）下丘脑内其他激素对 GH 的分泌起调节作用,如 TRH、血管升压素可促进 GH 分泌。

4）饥饿、运动、低血糖、应激等使能量供应缺乏或消耗增加时,均可引起 GH 分泌增多,其中以急性低血糖对 GH 分泌的刺激效应最为显著。

血糖升高可通过促进 SS 和抑制 GHRH 分泌而使 GH 分泌下降。

5）甲状腺激素、胰高血糖素、雌激素、睾酮及应激刺激均能促进 GH 分泌。

6）夜间 GH 分泌量约占全天分泌量的 70%;人在觉醒状态下,GH 分泌较少,进入慢波睡眠后 GH 分泌陡增并延续一定时间,入睡后 1h 血中 GH 浓度达到高峰;转入异相睡眠（快波睡眠）后,GH 分泌迅速减少。

2. 催乳素（PRL）

（1）生物作用

1）调节乳腺活动：促进乳腺发育,发动并维持乳腺分泌。乳腺的腺泡等分泌组织只在妊娠期才发育,需要雌激素与孕激素起基础作用,PRL 与糖皮质激素、胰岛素和甲状腺激素等起协同作用。

妊娠 10 周后,血浆 PRL 水平逐渐增高,至分娩时达到最高峰。

2）调节性腺功能：①低水平、小剂量的 PRL 可促进卵巢雌、孕激素的分泌，大剂量可抑制孕激素的分泌。高 PRL 血症可引起闭经泌乳综合征；②在睾酮存在时，PRL 能促进前列腺和精囊腺的生长，增加睾丸间质细胞 LH 受体的数量，增加睾酮的生成量，促进雄性性成熟；慢性高 PRL 血症可导致精子生成减少（不育症）、性兴奋减弱。

3）参与应激反应：应激时，血 PRL 水平与 ACTH 和 GH 的水平同时升高。PRL 很可能是应激反应中的重要激素之一。

4）调节免疫功能：单核细胞、淋巴细胞、胸腺上皮细胞及红细胞表达 PRL 受体。PRL 可促进淋巴细胞增殖，促进 B 淋巴细胞分泌 IgM 和 IgG。一些淋巴细胞和单核细胞能产生 PRL，以旁分泌或自分泌方式调节免疫细胞功能。

5）PRL 也参与生长发育和物质代谢的调节。

（2）分泌调节

1）PRL 的分泌受下丘脑催乳素释放因子（PRF）（促进 PRL 分泌）和催乳素释放抑制因子（PIF）（抑制 PRL 分泌，主要是多巴胺）的双重调控。

2）GHIH、GABA、糖皮质激素、甲状腺激素等可抑制 PRL 分泌；TRH、血管活性肠肽、5-HT、内源性阿片肽和甘丙肽等可促进 PRL 分泌。

3）婴儿吸吮乳头可促进哺乳期妇女 PRL 的分泌（为神经 - 内分泌反射）。

3. 促激素　包括 TSH、ACTH、FSH、LH，分泌入血后都特异性地作用于外周各自的下级内分泌靶腺，再经靶腺激素调节全身组织细胞的活动。

四、下丘脑 - 神经垂体内分泌

1. 下丘脑 - 神经垂体的特点

（1）神经垂体为下丘脑的延伸结构，并非腺组织，也不含腺细胞，因此不能合成激素。

（2）神经垂体的内分泌是指下丘脑视上核和室旁核等部位大细胞神经元轴突延伸投射终止于神经垂体，形成下丘脑 - 垂体束。这些神经内分泌大细胞可合成血管升压素（VP）和缩宫素（OT）。

2. 血管升压素（VP）　也称抗利尿激素（ADH）。

（1）生物作用

1）调节水平衡：①通过肾集合管重吸收水的调节，维持细胞外液量的平衡；②VP 生理水平升高，可促进肾重吸收水，浓缩尿并减少尿量，发挥抗利尿作用；③脱水或失血等情况下，VP 释放量明显增加，使皮肤、肌肉、内脏等处的血管广泛收缩，对于保持体液和维持动脉血压有重要的生理意义。

● 尿崩症：VP 缺乏所致，排出大量低渗尿，引起严重口渴。

● VP 分泌失调综合征：某些脑、肺等部位的肿瘤细胞可异位分泌 VP，使尿量大减且高度浓缩，体内水潴留，出现低钠血症。

2）调节神经系统：可增强记忆、加强镇痛等。

3）VP 受体：为 G 蛋白偶联受体,包括 V_{1A}、V_{1B} 和 V_2 三种亚型。

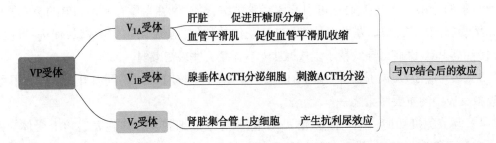

生理状态下,VP 与肾脏集合管上皮细胞膜上 V_2 受体结合,通过 Gs 蛋白激活 AC–cAMP–PKA 信号通路,促使胞质中的水通道蛋白 –2（AQP–2）镶嵌到上皮细胞顶端膜,形成水通道,增大上皮细胞对水的通透性,促进对水的重吸收,使尿液浓缩、减少尿量,产生抗利尿效应。

（2）分泌调节

1）血浆晶体渗透压升高：血浆渗透压仅 1% 的变化就可通过渗透压感受性神经元（位于下丘脑室周器）调节 VP 的分泌。

2）血容量减少：有效血容量降低可通过心肺感受器反射引起 VP 的分泌;但不如渗透浓度升高的作用明显。

> **ⓘ 提示**
>
> 血浆晶体渗透压升高（尤其重要）和血容量减少是刺激 VP 分泌的最重要因素。

3）生物节律调控：清晨最高,逐渐降低,至傍晚最低。

3. 缩宫素（OT）

（1）概述：OT 的化学结构与 VP 相似,生理作用也有部分交叉重叠。与 VP 不同,人体 OT 没有明显的基础分泌,只在分娩、授乳、性交等状态下才通过神经反射引起分泌。

（2）生物作用

1）促进子宫收缩：作用与子宫功能状态和雌激素有关,OT 对非孕子宫肌作用较弱,对妊娠末期子宫作用较强;低剂量 OT 引起子宫肌节律性收缩,大剂量导致强直性收缩。

2）射乳作用：OT 是分娩后刺激乳腺排放乳汁的关键激素;可促进乳腺腺泡周围的肌上皮细胞收缩,使腺泡内压力增高,乳汁由腺泡腔经输乳管从乳头射出。

3）使细胞内 Ca^{2+} 升高：OT 与其受体（属 G 蛋白偶联受体）结合后经 Gq 蛋白激活 PLC,促使细胞内 Ca^{2+} 升高而产生生物学效应。

（3）分泌调节：OT 的分泌受下丘脑调控,属于典型的神经 – 内分泌调节。

1）催产反射：胎儿对子宫颈的机械性扩张是促进 OT 分泌的最有力的刺激。

2）射乳反射：指婴儿吸吮乳头及触觉等刺激使 OT 分泌增加,乳腺排乳的反射过程。母亲见到自己的婴儿、抚摸婴儿或听到婴儿的哭声等,均可引起射乳。OT 还能刺激腺垂体分泌催乳素,故在射乳时泌乳功能也同步增强。哺乳时 OT 释放增加对加速产后子宫复原也有一定作用。

3）忧虑、恐惧、剧痛、高温、噪声及肾上腺素等能抑制 OT 分泌。

五、松果体内分泌

1. 概述　松果体主要合成和分泌激素的代表是褪黑素（MT）。

2. MT 的生物学作用（表 11-7）

表 11-7　MT 的生物学作用

部位	作用
神经系统	主要表现为镇静、催眠、镇痛、抗抑郁等作用
生殖系统	抑制下丘脑 – 垂体 – 性腺轴活动
内分泌系统	抑制下丘脑 – 垂体 – 甲状腺轴活动；对肾上腺皮质和髓质活动也有抑制作用
其他	抗衰老作用（可清除体内自由基,调节免疫功能）；对心血管、消化、呼吸、泌尿等系统都有作用

3. MT 的分泌调节　呈典型的昼夜节律,昼低夜高,凌晨 2 时达最高峰。视交叉上核是控制褪黑素分泌昼夜节律的神经中枢。

提示

生理剂量的褪黑素可促进睡眠。

◦ 经 典 试 题 ◦

（研）1. 下列激素中,能使机体的能量来源由糖代谢向脂肪代谢转移的是

　　A. 胰岛素　　　　　　　　　　B. 皮质醇

　　C. 生长激素　　　　　　　　　D. 甲状腺激素

（研）2. 促进血管升压素合成和分泌的最重要因素是

　　A. 动脉血压降低　　　　　　　B. 循环血量减少

　　C. 血浆晶体渗透压升高　　　　D. 情绪紧张

（执）3. 由下丘脑产生的激素是

　　A. 催乳素　　　　　　　　　　B. 促肾上腺皮质激素

　　C. 血管紧张素　　　　　　　　D. 生长激素

　　E. 血管升压素

【答案】

1. C 2. C 3. E

第三节 甲状腺内分泌

一、概述

1. 甲状腺是人体最大的内分泌腺,正常成人的甲状腺重15~30g,血供十分丰富。

2. 甲状腺是唯一能将生成的激素大量储存于细胞外的内分泌腺。

3. 甲状腺激素由甲状腺滤泡上皮细胞合成和分泌,受腺垂体TSH的调控。

二、甲状腺激素的合成与代谢

1. 甲状腺激素

（1）组成:甲状腺激素（TH）是酪氨酸的碘化物,包括四碘甲腺原氨酸（T_4,或称甲状腺素）、三碘甲腺原氨酸（T_3）和极少量的反式三碘甲腺原氨酸（rT_3）。

（2）特点:T_4分泌量最大,T_3生物活性最强,rT_3不具有TH生物活性。

2. 甲状腺激素合成的条件

（1）碘

1）来源:人体合成TH所需的碘80%~90%来自食物中的碘化物（碘化钠和碘化钾）,其余来自饮水和空气。TH正常合成需碘量为60~75μg/d,供给量<50μg/d时将不能正常合成。

2）碘缺乏:①胎儿期及生后0~2岁会导致胎儿发育不良、流产、早产、死胎畸形等,严重可造成出生后体格发育落后、智力低下（克汀病）。②成人会引起单纯性甲状腺肿、甲状腺结节等。

3）碘超量:可引起甲状腺炎、Graves病等。

4）检测指标:尿碘是检测碘营养状态公认的指标,尿碘中位数（MUI）100~200μg/L是最适宜的碘营养状态。

（2）甲状腺球蛋白（TG）

1）合成:TG首先在滤泡上皮细胞粗面内质网合成,在高尔基体包装储存于囊泡中,以出胞方式释放到滤泡腔成为胶质的基本成分。

2）作用:TG本身无TH的活性,TG上约20%的酪氨酸残基可被碘化,用于合成TH。

 提示

TG是T_4和T_3的前体。

（3）甲状腺过氧化物酶（TPO）

1）合成：TPO 是由甲状腺滤泡上皮细胞合成的以血红蛋白为辅基的膜结合糖蛋白；是催化 TH 合成的关键酶，在滤泡腔面的微绒毛处分布最丰富。

2）调节：TPO 的生成和活性受 TSH 的调控；甲硫氧嘧啶、甲巯咪唑等硫脲类药物可抑制 TPO 活性，抑制 TH 合成，临床常用于治疗甲状腺功能亢进症（甲亢）。

3. TH 的合成过程

（1）聚碘

1）碘捕获：生理情况下，甲状腺滤泡上皮细胞内 I^- 的浓度约为血 I^- 浓度的 30 倍。滤泡上皮细胞摄取碘是逆电 – 化学梯度进行的主动转运过程，称为碘捕获，属于继发性主动转运。碘捕获由钠 – 碘同向转运体（NIS）介导，依赖钠泵，NIS 以 $1I^- : 2Na^+$ 的比例将 I^- 转运进细胞内，然后在细胞顶端膜的碘转运蛋白帮助下转运入滤泡腔中。

2）影响因素：钠泵抑制剂，如哇巴因能抑制 NIS 活动；高氯酸根离子（ClO_4^-）、硫氰酸根离子（SCN^-）、硝酸根离子（NO_3^-）等可与 I^- 竞争 NIS，抑制聚碘；碘转运蛋白基因突变可影响碘转运。

（2）碘的活化：在 H_2O_2 存在时，细胞内聚集的无机碘 I^- 在 TPO 作用下，被活化为有机碘 I^0。活化发生在滤泡上皮细胞顶端膜微绒毛与滤泡腔的交界处（富含 TPO）。

（3）酪氨酸的碘化

1）过程：TG 分子上酪氨酸残基苯环上的氢在 TPO 催化下被活化碘取代。

2）方向：只取代苯环 3 位上的 H^+ →生成一碘酪氨酸（MIT）；取代苯环 3,5 位上的 H^+ →生成二碘酪氨酸（DIT）。

（4）缩合

1）过程：在 TPO 催化下，同一 TG 分子内的 MIT 和 DIT 可继续缩合成 T_4 和 / 或 T_3。$DIT+DIT \rightarrow T_4$；$MIT+DIT \rightarrow T_3$ 及极少量 rT_3。

2）影响因素：甲状腺的碘含量↑时，DIT↑，T_4↑；碘缺乏时，MIT↑，T_3↑。

> ⓘ 提示
>
> 　　碘和甲状腺球蛋白（TG）是 TH 合成的必需原料；甲状腺过氧化物酶（TPO）是 TH 合成的关键酶。

4. 甲状腺激素的分泌

（1）储存：TH 合成后一般以胶质的形式储存于甲状腺的滤泡腔内，储备量可保证 50~120d 的代谢需求。

（2）分泌过程

1）在 TSH 作用下，甲状腺滤泡上皮细胞顶端膜微绒毛伸出伪足，以吞饮方式将含 TG 的胶质滴摄入细胞内。

2）胶质滴与溶酶体融合形成吞噬体,在溶酶体蛋白酶作用下,水解 TG 分子上的肽键,释放出游离的 T_4、T_3 及 MIT 和 DIT 等。

3）胞质内的 MIT 和 DIT 在脱碘酶作用下迅速脱碘,脱下的碘大部分能被重复利用;胞质内的 T_4、T_3 迅速由细胞底部分泌进入循环血液。

5. 甲状腺激素的运输

（1）TH 分泌释放入血后,极少量以游离形式存在,>99% 是以与血浆蛋白结合的形式运输。

（2）血浆中与 TH 结合的蛋白质主要有甲状腺素结合球蛋白（TBG）、甲状腺素转运蛋白（TTR）、白蛋白 3 种,其中与 TBG 结合的 TH 约占结合总量的 75%。

结合意义:在循环血液中形成 TH 的储备库,可缓冲甲状腺分泌活动的急剧变化;防止 TH 从肾小球滤过,避免其过快从尿中丢失。

（3）结合形式的 TH 无生物活性,游离形式的 TH 才有生物活性（约占总量的不到 1%）;游离型与结合型的 TH 之间可互相转化,保持动态平衡。

6. 甲状腺激素的降解

（1）方式:TH 主要在肝、肾、骨骼肌等部位降解,降解途径主要包括脱碘代谢、与葡糖醛酸结合及脱氨基和羧基等方式。

> ⓘ 提示
>
> T_4 的半衰期 6~7d,T_3 的半衰期 1~2d。

（2）脱碘:是 TH 最主要的降解方式。

1）T_4 在外周组织中脱碘酶作用下发生脱碘变成 T_3（占 45%）和 rT_3（占 55%）。影响 T_4 脱碘转化的因素:寒冷时 T_3>rT_3;应激、妊娠、饥饿、代谢紊乱、肝疾病、肾衰竭等 rT_3 转化增多。

2）血液 80% 的 T_3 来源于 T_4 外周脱碘,仅约 20% 来自甲状腺直接分泌。

3）绝大部分的 rT_3 由 T_4 脱碘而来,仅极少量由甲状腺直接分泌。

4）rT_3 或 T_3 可进一步脱碘降解。

三、甲状腺激素的作用机制

1. 概述

（1）TH 属于亲脂性激素,可穿越细胞膜和细胞核膜,与定位于细胞核内的甲状腺激素受体（THR）结合。

（2）THR 有 α 受体（在心脏、骨骼肌和棕色脂肪中高表达）和 β 受体（在脑、肝、肾中高表达）。

（3）THR 与 T_3 的亲和力很高,约是与 T_4 亲和力的 10 倍。

（4）THR 在核内未与 TH 结合时,与 DNA 分子的甲状腺激素反应元件(TRE)片段结合,使相关基因处于沉默状态。

2. 机制 游离 TH 进入靶细胞核内,结合 THR →形成激素受体复合物(TH–THR)→TH–THR 自身聚合形成同二聚体或与视黄酸 X 受体(RXR)聚合形成异二聚体→二聚体复合物结合于靶基因 TRE 上→唤醒沉默基因的转录→翻译表达功能蛋白质,产生生物学效应。此外,TH 对离子通道状态、氧化磷酸化反应、葡萄糖与氨基酸的跨膜转运、第二信使 – 蛋白激酶信号转导等的作用,是非基因组效应。在心肌、骨骼肌、脂肪和垂体等组织可见到 TH 的非基因组效应。

四、甲状腺激素的生物作用

1. 促进生长发育

（1）TH 是胎儿和新生儿脑发育的关键激素:在胚胎期,TH 能促进神经元的增殖和分化以及突触的形成;促进胶质细胞的生长和髓鞘的形成,诱导神经生长因子和某些酶的合成,促进神经元骨架的发育等。

（2）TH 与 GH 协同调控幼年期的生长发育:TH 可刺激骨化中心发育成熟,加速软骨骨化,促进长骨和牙齿生长。TH 还能提高组织细胞对 IGF-1 的反应性,利于促进生长发育。胚胎期及幼儿期缺乏 TH,可导致不可逆的神经系统发育障碍,以及骨骼的生长发育与成熟延迟或停滞,出现明显的智力发育迟缓、身材短小、牙齿发育不全等症状,称为克汀病（呆小症）。

2. 增强能量代谢

（1）作用:TH 能使全身绝大多数组织的基础氧耗量增加,产热量增加;对心脏的效应最为显著,但对脑、性腺（睾丸）、脾等组织影响不明显。整体条件下,$1mg\ T_4$ 可使机体产热增加 4 200kJ（1 000kcal）,基础代谢率提高 28%,耗氧量增加。

（2）TH 促进产热的机制:①促进靶细胞线粒体体积增大、数量增加,加速线粒体呼吸过程,加强氧化磷酸化;②促进靶细胞线粒体膜上的解偶联蛋白（UCP）的激活,使物质氧化与磷酸化解偶联,化学能不能转化生成 ATP 储存,只能以热能形式释放;③促进靶细胞膜上 Na^+、K^+–ATP 酶的转录,使耗氧量增加,细胞耗能增加。

3. 调节物质代谢

（1）糖代谢

1）升高血糖:①加速小肠黏膜对葡萄糖的吸收;②促进肝糖原分解;③促进肝脏糖异生作用;④增强肾上腺素、胰高血糖素、皮质醇和生长激素的升糖效应。

2）降低血糖:加强脂肪、肌肉等外周组织对葡萄糖的利用和葡萄糖的氧化。

（2）脂类代谢

1）生理情况下,TH 对脂肪的促分解作用 > 促合成作用,甲亢时过量的 TH 促分解作用更明显。

2）生理情况下,TH 对胆固醇的促清除作用 > 促合成作用。

3）甲亢时,体脂消耗↑,总体脂量↓,血胆固醇含量 < 正常;甲状腺功能减退时,体脂比例↑,血胆固醇含量↑而易发生动脉粥样硬化。

（3）蛋白质代谢

1）生理情况下,TH 能促进结构蛋白质和功能蛋白质的合成,有利于机体的生长发育及维持各种功能活动,表现为正氮平衡。

2）TH 分泌过多时,促进蛋白质的分解,表现为负氮平衡。

（4）其他:甲亢时,机体对维生素 A、维生素 B_1、维生素 B_2、维生素 B_6、维生素 B_{12}、维生素 C 等的需要量增加,导致这些维生素缺乏。

提示

　　TH 广泛影响物质的合成代谢和分解代谢,常表现为双向作用。

4. 影响器官系统功能

（1）TH 对神经、心血管及消化系统的影响（表 11-8）

表 11-8 TH 对神经、心血管及消化系统的影响

名称	基本生理作用	分泌过度表现	分泌缺乏表现
神经系统	兴奋作用	易激动、烦躁不安、喜怒无常、失眠多梦、注意力分散	记忆力减退、言语和行动迟缓、表情淡漠、少动嗜睡
心血管系统	心率↑、心肌收缩力增强↑、心输出量和心肌耗氧量↑	心动过速、心律失常、甚至心力衰竭	心率↓、搏出量↓
消化系统	消化道运动↑、消化腺分泌↑	食欲↑,进食量↑,胃肠运动↑,顽固性吸收不良性腹泻	食欲↓,进食量↓,胃肠运动↓,腹胀和便秘

（2）呼吸系统:TH 增加呼吸频率和深度,促进肺表面活性物质生成。

（3）泌尿系统:TH 增加肾小球滤过率,促进水排出。

（4）内分泌功能:TH 主要是通过负反馈机制调节 TRH 和 TSH 的合成与分泌,从而影响甲状腺的功能。

（5）生殖功能:TH 可维持正常性欲和性腺功能。

五、甲状腺功能的调节

1. 下丘脑 - 腺垂体 - 甲状腺轴的调节

（1）下丘脑对腺垂体的调节

1）机制:下丘脑室旁核及视前区肽能神经元合成的 TRH 通过垂体门脉系统运至腺垂

体,促进腺垂体 TSH 细胞的活动和 TSH 的合成与释放。下丘脑分泌的生长抑素可抑制 TSH 细胞的分泌,与 TRH 的作用相抗衡。

2)调节:下丘脑广泛的上行和下行神经通路联系,使 TRH 神经元能够接受神经系统其他部位传来的信息,将环境刺激与 TRH 神经元的活动联系起来,并借 TRH 神经元与腺垂体建立神经-体液调节联系。

● TRH 分泌↑:①寒冷刺激可使 TRH↑,进而使腺垂体分泌 TSH↑;②细胞因子,如白细胞介素、肿瘤坏死因子等可促进 NE 释放,间接兴奋 TRH 神经元。

● TRH 分泌↓:①饥饿状态下,瘦素水平↓,对 TRH 分泌的刺激↓,抑制 TH 分泌;②生长激素、生长抑素、多巴胺、5- 羟色胺、阿片肽等,具有抑制 TRH 神经元的作用。

（2）TSH 对甲状腺的作用

1)作用:TSH 可促进 TH 的合成与分泌、维持甲状腺滤泡细胞的生长发育。

2)分泌特点:在 TRH 影响下,TSH 呈脉冲样分泌,同时有日周期变化,在睡眠后开始升高,午夜达高峰,日间降低。

3)分泌调节:①主要受下丘脑分泌的 TRH 对 TSH 细胞的刺激作用,以及外周血中 TH 水平对 TSH 的反馈抑制作用的双重调控。两种作用共同决定了 TSH 的分泌水平。②其他激素,如雌激素可使 TSH 分泌↑,GH 和糖皮质激素可使 TSH 分泌↓。

 提示

　　TSH 是直接调节甲状腺形态和功能的关键激素。

（3）甲状腺激素的反馈调节

1)对腺垂体 TSH 的反馈调节:血 TH 浓度升高时负反馈作用于腺垂体 TSH 细胞,使 TSH 的合成与分泌减少。T_3 对腺垂体 TSH 合成与分泌的反馈抑制作用较强。

2)对下丘脑 TRH 的反馈调节:血 TH 浓度升高可直接抑制下丘脑 TRH 前体原基因的转录,进而抑制 TRH 合成。

总之,在下丘脑-腺垂体-甲状腺轴调节系统中,下丘脑释放的 TRH 通过垂体门脉系统刺激腺垂体的促甲状腺细胞分泌 TSH,TSH 刺激甲状腺腺体的增生以及 TH 的合成与分泌。当血液中游离的 TH 达到一定水平时,又通过负反馈机制抑制 TSH 和 TRH 的分泌,如此形成 TRH-TSH-TH 分泌的自动控制。

2. 甲状腺功能的自身调节

（1）甲状腺能根据血碘的水平,通过自身调节来改变碘的摄取与 TH 合成的能力。

（2）血碘升高时（1mmol/L）,可诱导碘的活化和 TH 合成;当血碘升高到一定水平（10mmol/L）后反而抑制碘的活化过程,使 TH 合成减少。这种过量碘抑制 TH 合成的效应称为碘阻滞效应,是甲状腺固有的一种保护性反应。

（3）碘过量摄入持续一定时间后,碘阻滞效应会消失,TH 的合成再次增加,发生碘阻滞的脱逸现象,说明过量碘对甲状腺的抑制效应不能长久持续。

3. 甲状腺功能的神经调节 交感神经兴奋可促进 TH 的分泌;副交感神经兴奋可抑制 TH 的分泌。

4. 甲状腺功能的免疫调节 甲状腺滤泡细胞膜上存在许多免疫活性物质和细胞因子的受体,因而许多免疫活性物质可影响甲状腺的功能。

多种甲状腺自身免疫性抗体与一些自身免疫性甲状腺疾病相关。甲状腺自身抗体主要有抗甲状腺球蛋白抗体(TGAb)、抗甲状腺过氧化物酶抗体(TPOAb)和促甲状腺素受体抗体(TRAb)。TRAb 有刺激抗体(TSAb)和刺激阻断抗体(TSBAb),TSAb 有致甲状腺毒症的功能,TSBAb 可与 TSH 竞争 TSH 受体,抑制 TSH 的作用,引起甲状腺功能减退。

经典试题

(研)1. 在甲状腺激素合成中,不需要甲状腺过氧化物酶催化的过程是

　　A. 滤泡聚碘　　　　　　　　　　B. 碘的活化

　　C. 酪氨酸碘化　　　　　　　　　D. 碘化酪氨酸缩合

(研)2. 甲状腺素在生理浓度范围内对物质代谢的影响是

　　A. 加强蛋白质分解,出现负氮平衡　　B. 抑制组织利用糖,使血糖浓度升高

　　C. 促进胆固醇合成,更加速其转化　　D. 促进脂肪酸合成,并抑制其降解

(执)3. 直接调节甲状腺激素产生与分泌的激素是

　　A. 糖皮质激素　　　　　　　　　B. 促甲状腺激素

　　C. 甲状旁腺素　　　　　　　　　D. 降钙素

　　E. 甲状腺球蛋白

【答案】

1. A 2. C 3. B

第四节　甲状旁腺、维生素 D 与甲状腺 C 细胞内分泌

一、概述

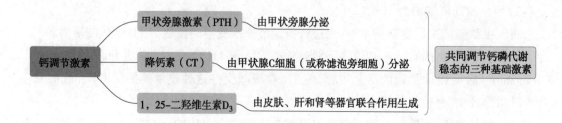

二、甲状旁腺激素的生物作用

1. 总效应　通过作用于靶器官(主要是肾脏和骨),最终使血钙↑和血磷↓。

(1)甲状腺手术时误切甲状旁腺:可引起严重低血钙,神经和肌肉的兴奋性异常增高,发生手足搐搦,严重时呼吸肌痉挛而窒息。

(2)PTH过度分泌(如甲状旁腺功能亢进):将造成骨质过度溶解、骨量减少、骨质疏松症以及血钙过高所致的一系列功能障碍,出现如肾结石、木僵等状态。

2. 对肾脏的作用

(1)血钙↑:PTH促进肾远曲小管和集合管对钙的重吸收,尿钙排泄↓。

(2)血磷↓:PTH抑制近端和远端小管对磷的重吸收,尿磷排泄↑。

(3)其他:①PTH抑制近端小管重吸收 Na^+、HCO_3^- 和水,促进 Cl^- 的重吸收;②PTH激活肾脏1α-羟化酶,催化25-(OH)-D_3进一步羟化并转变为活性更高的1,25-二羟维生素 D_3,间接调节钙、磷代谢。

3. 对骨的作用

(1)大剂量、持续性应用PTH:破骨细胞活动↑,骨吸收↑,骨基质溶解↑,同时将骨钙和骨磷释放到细胞外液中,使血钙和血磷↑,最终导致骨量减少,骨质疏松。PTH对骨的作用表现:①快速效应,在数分钟内即可产生;②延迟效应,在12~14h后出现,一般需几天才能达高峰。

(2)小剂量、间歇性应用PTH:成骨细胞活动↑,骨形成↑,骨量↑。

 提示

　　PTH对骨作用的最终效应取决于PTH应用的方式和剂量。

三、甲状旁腺激素的分泌调节

1. 血钙水平

(1)血钙水平是调节PTH分泌最主要的因素,血钙降低可促进PTH的合成和分泌。

(2)甲状旁腺主细胞分布有钙受体,对血钙变化极敏感,血钙水平轻微下降,在1min内即可增加PTH分泌,促进骨钙释放和肾小管对钙的重吸收,使血钙水平迅速回升,防止低钙血症的发生。

提示

　　血钙水平降到7.0mg/dl,对PTH分泌产生最大兴奋效应;血钙水平升至10.5mg/dl,对PTH分泌产生最大抑制效应。

（3）持续低血钙可使甲状旁腺增生；长时间高血钙可发生甲状旁腺萎缩。

2. 其他

（1）PTH 分泌↑：血磷升高、降钙素大量释放、儿茶酚胺和组胺。

（2）PTH 分泌↓：低镁等。

四、维生素 D 的活化

1. 来源　维生素 D_3 也称胆钙化醇，是胆固醇的开环化合物，可由肝、乳、鱼肝油等食物中获取，也可在紫外线作用下，由皮肤中 7- 脱氢胆固醇转化而来。

ⓘ 提示

　　维生素 D_3 无生物活性，需要经过 2 次羟化才具有生物活性。

2. 活化过程　①维生素 D_3 在肝内 25- 羟化酶催化下生成 25- 羟维生素 D_3［25-（OH）-D_3］；②25-（OH）-D_3 在肾内 1α- 羟化酶作用下进一步生成具有更高生物活性的 1, 25- 二羟维生素 D_3［1, 25-（OH）$_2$-D_3］，即钙三醇。

五、钙三醇的生物作用

1. 对小肠的作用　1, 25-（OH）$_2$-D_3 可促进小肠黏膜上皮细胞对钙的吸收，也能通过 Na^+- 磷转运体，促进小肠黏膜细胞对磷的吸收，故能使血钙↑和血磷↑。

2. 对骨的作用

（1）骨吸收（直接作用）：1, 25-（OH）$_2$-D_3 可促进前破骨细胞分化，增加破骨细胞数量，增强骨基质溶解，使骨钙和骨磷释放入血，使血钙↑和血磷↑。

（2）骨形成（间接作用）：骨吸收引起的高血钙和高血磷又促进骨钙沉积和骨的矿化。1, 25-（OH）$_2$-D_3 还可通过促进成骨细胞合成并分泌骨钙素直接刺激成骨作用，增强骨形成过程。

ⓘ 提示

　　1, 25-（OH）$_2$-D_3 对骨的直接作用 > 间接作用，总的效应是升高血钙和血磷。

（3）协同 PTH 的作用：缺乏 1, 25-（OH）$_2$-D_3 时，PTH 对骨的作用明显减弱。

3. 对肾脏的作用　1, 25-（OH）$_2$-D_3 能与 PTH 协同促进肾小管对钙和磷的重吸收，使钙、磷从尿中排泄减少，血钙↑、血磷↑。

4. 其他　1, 25-（OH）$_2$-D_3 能抑制 PTH 基因转录及甲状旁腺细胞增殖；增强骨骼肌细胞钙和磷的转运，缺乏维生素 D 可致肌无力。

六、钙三醇生成的调节

1. 血钙水平

（1）血钙↓、血磷↓时：肾内 1α- 羟化酶活性↑，使钙三醇生成↑。

（2）血钙↑时：25-（OH）-D_3 转化为 1, 25-（OH）$_2$-D_3 减少，转化为 24, 25-（OH）$_2$-D_3（活性很低）增加，小肠、肾和骨的钙吸收能力↓。

2. 其他 PTH 可诱导肾小管上皮细胞 1α- 羟化酶基因转录，使钙三醇生成↑；当钙三醇生成增加时，在其生成的细胞内即可降低 1α- 羟化酶的活性，以负反馈方式减少钙三醇的生成，形成自动控制环路。

七、降钙素的生物作用

1. 对骨的作用 最终使血钙↓和血磷↓。

（1）CT 直接迅速抑制破骨细胞的活动，减弱骨吸收和溶骨过程，减少骨钙、磷的释放。

（2）CT 同时促进成骨细胞的活动，增强成骨过程，骨组织钙、磷沉积↑，减少骨钙、磷的释放。

 提示

　　CT 对成人血钙浓度的调节作用较小，对儿童血钙的调节作用可能更重要。

2. 对肾脏的作用 CT 能减少肾小管对钙、磷、镁、钠及氯等离子的重吸收，使尿中钙和磷的排出↑，使血钙↓和血磷↓。

八、降钙素的分泌调节

1. 血钙水平

（1）CT 的分泌主要受血钙水平的调节；血钙↑时，CT 分泌↑。

（2）CT 与 PTH 对血钙的调节作用相反，两者共同维持血钙稳态。CT 对血钙的调节作用快速、短暂，启动较快，1h 内即可达高峰；PTH 的分泌则需几个小时达高峰，当 PTH 分泌增多时，可部分或全部抵消 CT 的作用。

（3）CT 对高钙饮食引起血钙浓度升高后血钙水平的恢复起重要作用。

2. 胃肠激素 促胃液素、促胰液素、缩胆囊素等可促进 CT 分泌，以促胃液素的作用最强。

◦ 经 典 试 题 ◦

（执）1. 分泌降钙素的细胞是

　　A. 神经垂体细胞　　　　　　　　　B. 甲状旁腺细胞

C. 甲状腺滤泡旁细胞   D. 甲状腺滤泡细胞

E. 腺垂体细胞

（研）2. 下列激素中，参与机体钙、磷代谢的有

A. 甲状腺激素   B. 甲状旁腺激素

C. 抗利尿激素   D. 1，25- 二羟维生素 D_3

（研）（3~4 题共用备选答案）

A. 以神经调节形式为主

B. 以激素调节为主

C. 以代谢产物反馈调节为主

D. 受靶腺激素及下丘脑的双重调节

3. 缩宫素分泌调节的形式是

4. 甲状旁腺激素分泌调节的形式是

【答案】

1. C   2. BD   3. A   4. C

第五节　胰岛内分泌

一、概述

胰岛为胰腺的内分泌部，胰岛内分泌细胞按形态学特征及分泌的激素至少有 5 种。

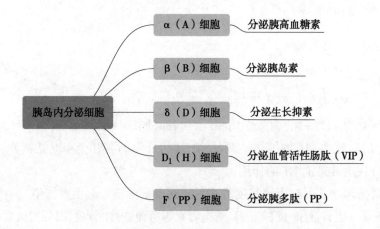

二、胰岛素的作用机制

1. **胰岛素的合成**　胰岛素由 A 和 B 两条多肽链经两个二硫键相连，如果二硫键断开，则胰岛素失去活性。在 β 细胞内，前胰岛素原在粗面内质网中水解为胰岛素原，胰岛素原被运至高尔基复合体进一步加工，最后经剪切形成胰岛素和 C 肽。

> **提示**
>
> C 肽没有胰岛素的生物活性,与胰岛素同步合成、释放,故可通过测定血中 C 肽的含量间接反映胰岛 β 细胞的分泌功能。

2. 胰岛素的作用机制(图 11-3)

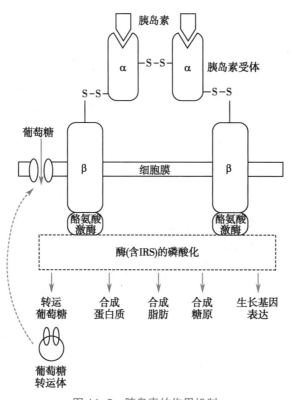

图 11-3 胰岛素的作用机制

(1)胰岛素与靶细胞膜上胰岛素受体 α 亚单位结合。

(2)胰岛素受体 β 亚单位的酪氨酸残基磷酸化,激活受体内酪氨酸蛋白激酶。

(3)激活的酪氨酸蛋白激酶使细胞内偶联的胰岛素受体底物(IRS)蛋白的酪氨酸残基磷酸化。

(4)经过 IRS 下游信号途径,如磷酸肌醇 3 激酶(PI3-K)、丝裂原激活蛋白激酶(MAPK)等逐级信号转导,引发蛋白激酶、磷酸酶的级联反应,最终引起生物学效应。

> **提示**
>
> IRS 是介导胰岛素作用的关键蛋白,分别表达于不同的组织细胞,参与不同的信号转导通路。

三、胰岛素的生物作用

1. 糖代谢　胰岛素的降糖作用主要通过减少血糖的来源及增加血糖的去路实现。

> **ⓘ 提示**
>
> 正常空腹血糖为 3.9~6.1mmol/L,餐后 2h 血糖 <7.8mmol/L。

（1）促进糖原的合成、抑制糖原分解

1）肌糖原和肝糖原是机体最重要的糖原形式。肌肉收缩诱发肌细胞膜对葡萄糖的转运增加,葡萄糖摄入增多,葡萄糖迅速进入肌肉组织,以肌糖原形式储存备用。

2）胰岛素可增加肝脏糖原合成酶的活性,促进肝糖原合成;也能抑制磷酸化酶活性,阻止肝糖原分解。

（2）抑制糖异生

1）糖异生的主要前体物质是乳酸、丙酮酸、甘油及生糖氨基酸等非糖物质,肝脏是糖异生的主要器官。

2）血糖升高时,胰岛素能抑制糖异生途径中关键酶的活性,如葡糖 –6– 磷酸酶、果糖 1, 6– 二磷酸酶等,减少通过糖异生途径转化的葡萄糖。

（3）促进外周组织对葡萄糖的转运和氧化利用

1）胰岛素可促进对胰岛素敏感的靶细胞（骨骼肌、心肌、脂肪等细胞）对葡萄糖的转运。

2）胰岛素可提高葡萄糖激酶、磷酸果糖激酶和丙酮酸激酶等关键酶的活性,加速葡萄糖在细胞中的氧化及生成 ATP,提供组织需要的能量。

2. 脂肪代谢

（1）促进脂肪的合成与储存

1）胰岛素促进葡萄糖进入脂肪细胞,合成脂肪酸和 α– 磷酸甘油等原料物质,再结合生成甘油三酯。

2）肝糖原储存饱和时,进入肝细胞内过多的葡萄糖会转化为脂肪酸,再生成甘油三酯。甘油三酯被运至脂肪组织保存。

（2）抑制脂肪分解与利用

1）胰岛素抑制激素敏感性脂肪酶的活性,减少脂肪细胞中甘油三酯的分解,从而抑制脂肪酸进入血液。

2）增加大多数组织对葡萄糖的利用,从而减少对脂肪的利用。

3. 蛋白质代谢

（1）促进蛋白质合成

1）胰岛素加速氨基酸通过膜转运进入细胞内,为蛋白质的合成提供原料。

2）加速细胞核内 DNA 的复制和转录，增加 mRNA 及蛋白质数量。

3）加强核糖体功能，促进 mRNA 的翻译过程，增加蛋白质合成。

（2）抑制蛋白质分解：阻止氨基酸转化成糖，抑制肝糖异生。

4. 对生长的作用　胰岛素单独对生长的促进作用不明显，只有在与生长激素共同作用时，才能发挥明显的促生长效应。

四、胰岛素的分泌调节

1. 营养成分的调节作用

（1）血糖：胰岛 β 细胞对血糖变化十分敏感，血糖水平是调节胰岛素分泌最重要的因素。血糖浓度升高引起胰岛素分泌，胰岛素又使血糖浓度降低，以维持血糖和胰岛素水平的稳态。

> **ⓘ 提示**
>
> 葡萄糖刺激胰岛 β 细胞分泌胰岛素的机制与 ATP/ADP 比率有关。

（2）氨基酸：许多氨基酸能刺激胰岛素分泌，以精氨酸和赖氨酸的作用最强。血中氨基酸和葡萄糖对胰岛素分泌的刺激作用具有协同效应。

（3）脂肪酸：血中游离脂肪酸和酮体明显增多时，可促进胰岛素的分泌。

长时间高血糖、高氨基酸和高血脂可持续刺激胰岛素分泌，导致胰岛 β 细胞功能衰竭，胰岛素分泌不足而引起糖尿病。

2. 激素的调节作用

（1）胰岛激素

1）胰高血糖素：可直接作用于 β 细胞，以及升高血糖的间接作用促进胰岛素的分泌。

2）生长抑素：可通过旁分泌抑制 β 细胞分泌胰岛素。

3）多肽物质：胰岛分泌的胰抑素、甘丙肽和神经肽 Y 等能抑制胰岛素的分泌。

4）垂体腺苷酸环化酶激活肽（PACAP）：能促进胰岛素分泌。

> **ⓘ 提示**
>
> 胰岛分泌的多种激素可通过旁分泌方式对胰岛 β 细胞的功能进行调节，胰岛素可通过自分泌方式对 β 细胞进行负反馈调节。

（2）胃肠激素：促胃液素、促胰液素、缩胆囊素、抑胃肽（GIP）等可促进胰岛素分泌。GIP 的刺激作用属于生理性调节，其余胃肠激素的作用通过升高血糖的间接作用实现。

> ⓘ 提示
>
> 　　口服葡萄糖引起的胰岛素分泌反应 > 静脉注射等量葡萄糖引起的分泌反应,其原因与胃肠激素的作用(属于前馈控制)有关。

　　(3)其他:生长激素、糖皮质激素、甲状腺激素、GHRH、TRH、CRH、胰高血糖素样肽(GLP)、VIP 等能使胰岛素分泌↑;胰抑素、瘦素能使胰岛素分泌↓。

　　3. 神经调节　胰岛 β 细胞受迷走神经和交感神经的双重支配。

　　(1)右侧迷走神经释放的 ACh 直接作用于 β 细胞的 M 受体,使胰岛素分泌↑;也可刺激胃肠激素的释放而间接使胰岛素分泌↑。

　　(2)交感神经兴奋释放 NE,作用于 β 细胞的 α 受体,使胰岛素分泌↓;也可通过 β 受体刺激胰岛素分泌(在 α 受体阻断的情况下),但以前者为主。

> ⓘ 提示
>
> 　　神经调节主要维持胰岛 β 细胞对葡萄糖的敏感性。运动时交感神经抑制胰岛素分泌可防止低血糖的发生。

五、胰高血糖素的生物作用

　　1. 血糖　使肝糖原分解↑、肝糖原合成↓及糖异生↑,使血糖↑。

　　2. 脂肪　使肝内脂肪酸合成甘油三酯↓,脂肪酸分解↑,使酮体生成↑。

　　3. 蛋白质　肝内蛋白质合成↓,肝内蛋白质分解↑,同时增加氨基酸进入肝细胞的量,加速氨基酸转化为葡萄糖,即增加糖异生。

　　4. 激素　通过旁分泌促进胰岛 β 细胞分泌胰岛素、δ 细胞分泌生长抑素。

> ⓘ 提示
>
> 　　胰高血糖素的主要靶器官是肝脏。

六、胰高血糖素的分泌调节

　　1. 血糖水平　是调节胰高血糖素分泌最重要的因素。饥饿时胰高血糖素分泌增加对维持血糖稳态,保证脑的物质代谢和能量供应具有重要意义。

　　2. 氨基酸水平　氨基酸对胰高血糖素和胰岛素的分泌都具有刺激作用。血中氨基酸↑时,在促进胰岛素分泌↑降血糖的同时,还刺激胰高血糖素分泌↑而使血糖↑,从而防止低血糖。

3. 激素调节

（1）胰岛素和生长抑素：可直接抑制相邻的 α 细胞,使之分泌胰高血糖素↓。

（2）胰岛素可通过降低血糖,间接刺激胰高血糖素↑。

（3）缩胆囊素和促胃液素可使胰高血糖素分泌↑,促胰液素可使胰高血糖素分泌↓。

4. 神经调节

（1）交感神经兴奋：通过胰岛 α 细胞膜上的 β 受体使胰高血糖素↑。

（2）迷走神经兴奋：通过 M 受体使胰高血糖素分泌↓。

───○ 经 典 试 题 ○───

（研）1. 口服葡萄糖比静脉注射等量葡萄糖引起更多的胰岛素分泌,其原因是

　　A. 小肠吸收葡萄糖非常完全

　　B. 小肠分泌抑胃肽刺激胰岛素分泌

　　C. 流经胰岛的血流量很少

　　D. 血流经胰岛时葡萄糖浓度已很低

（执）2. 调节胰岛素分泌最重要的因素是

　　A. 血中氨基酸浓度　　　　　　B. 血糖浓度

　　C. 血中脂肪酸浓度　　　　　　D. 迷走神经

　　E. 胰高血糖素

（研）3. 胰岛素降低血糖浓度的机制有

　　A. 促进组织细胞对糖的摄取和利用

　　B. 抑制蛋白质分解,减少糖的来源

　　C. 促进肝糖原和肌糖原的合成,并抑制糖异生

　　D. 促进葡萄糖转变为脂肪酸,并储存于脂肪组织

【答案】

1. B　2. B　3. ABCD

第六节　肾上腺内分泌

一、肾上腺皮质类固醇合成的主要步骤

肾上腺皮质由外向内依次分为球状带、束状带和网状带,球状带分泌以醛固酮为代表的盐皮质激素（MC）,束状带与网状带分泌以皮质醇为代表的糖皮质激素（GC）和极少量的雄激素。这些激素都属于类固醇激素（图 11-4）。

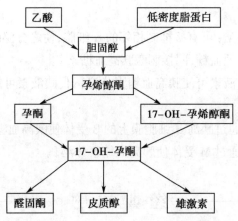

图 11-4　肾上腺皮质类固醇合成的主要步骤

二、糖皮质激素的生物学作用

1. 糖代谢　GC 可显著使血糖↑,通过加速肝糖异生、降低外周组织细胞对葡萄糖的利用、抑制胰岛素与其受体结合来实现。

2. 脂肪代谢

（1）GC 提高四肢部分的脂肪酶活性,使脂肪分解↑,使血浆中脂肪酸浓度增加,并向肝脏转移,增强脂肪酸在肝内的氧化,以利于肝糖异生。GC 也能加强细胞内脂肪酸氧化供能。

（2）肾上腺皮质功能亢进或大剂量应用 GC 类药物时,可出现库欣综合征的表现,机体内脂肪重新分布,沉积于面、颈、躯干和腹部,而四肢分布减少,形成"满月脸""水牛背""向心性肥胖"的体征。

3. 蛋白质代谢

（1）肝内:GC 促进肝外组织产生的氨基酸转运入肝,提高肝内蛋白质合成酶的活性,使肝内蛋白质合成↑,血浆蛋白相应↑。

（2）肝外:GC 使肝外组织细胞内的蛋白质合成↓,蛋白质分解↑,减少氨基酸转运入肌肉等肝外组织,为肝糖异生提供原料。

 提示

GC 分泌过多时,可出现肌肉消瘦、骨质疏松、皮肤变薄等体征。

4. 参与应激反应

（1）应激反应:指机体遭受到一定程度的伤害性刺激时（如创伤、手术、感染、中毒、疼痛、缺氧、寒冷、强烈精神刺激、精神紧张等）,腺垂体立即释放大量 ACTH,并使 GC 快速大量分泌,引起机体发生非特异性的适应反应。

（2）参与应激反应的激素:ACTH、GC、儿茶酚胺、催乳素、生长激素、血管升压素、β- 内啡肽、胰高血糖素和醛固酮等。

（3）作用：一定程度的应激反应有利于提高机体对有害刺激的耐受能力，强烈或持久的应激刺激可对机体造成伤害，甚至导致应激性疾病，如严重创伤、大面积烧伤、大手术等可引起应激性溃疡。

5. 对组织器官活动的影响

（1）血细胞：使红细胞↑、中性粒细胞↑和血小板↑；淋巴细胞↓和嗜酸性粒细胞↓。

（2）循环系统

1）提高心肌、血管平滑肌对儿茶酚胺类激素的敏感性（允许作用），加强心肌收缩力，以维持正常血压。

2）抑制前列腺素合成，降低毛细血管通透性，减少血浆滤过，有利于维持循环血量。

（3）胃肠道：促进胃腺分泌胃酸和胃蛋白酶原，增高胃腺细胞对迷走神经与促胃液素的反应性。

（4）调节水盐代谢

1）促进肾远曲小管和集合管保 Na^+ 排 K^+；降低入球小动脉的血流阻力，增加肾血浆流量和肾小球滤过率，使抗利尿激素的分泌↓，利于肾排水。

2）大量服用 GC 可减少小肠黏膜吸收钙，抑制肾近端小管对钙、磷的重吸收，增加其排泄量。

6. 其他

（1）促进胎儿肺泡发育及肺表面活性物质的生成，防止新生儿肺透明膜病的发生。

（2）维持中枢神经系统的正常兴奋性，改变行为和认知能力，影响胎儿和新生儿的脑发育，过量使用 GC 还可引起失眠、情绪激动或压抑，记忆力减退等。

（3）药理剂量（大剂量）GC 能抑制炎症反应和免疫反应，具有抗炎、抗毒、抗过敏和抗休克等作用。

三、糖皮质激素的分泌调节

1. 下丘脑 - 腺垂体 - 肾上腺皮质轴的调节

（1）下丘脑室旁核分泌 CRH 与 VP，通过垂体门脉系统到达腺垂体，分别与 ACTH 细胞 CRH 受体 1（CRH-R1）和 V_3R 结合，促进腺垂体分泌 ACTH，继而促进 GC 分泌。缺乏 CRH，ACTH 释放量将大大减少。

 提示

ACTH 对维持肾上腺皮质正常的结构和 GC 的合成与分泌具有重要作用。

（2）CRH、ACTH、GC 的分泌具有昼夜节律：分泌量于清晨觉醒前最高，随后逐渐降低，至午夜降至最低水平，然后逐渐升高。

2. 反馈调节

（1）长反馈：生理情况下血 GC 浓度↑，反馈抑制腺垂体 ACTH 细胞和下丘脑 CRH 神经元的活动，使 ACTH、CRH 的合成和释放↓，ACTH 细胞对 CRH 的敏感性↓，使血 GC↓。

（2）短反馈：腺垂体 ACTH 分泌过多，可反馈性地抑制下丘脑 CRH 神经元的活动。

（3）超短反馈：下丘脑 CRH 神经元可通过分泌 CRH 反馈影响自身的活动。

临床上长期大剂量应用 GC，可通过长反馈抑制下丘脑 CRH 神经元及腺垂体 ACTH 细胞，使 CRH 与 ACTH 的合成和分泌减少，导致肾上腺皮质束状带和网状带的萎缩，分泌功能减退或停止。如此时突然停药，可因体内 GC 突然减少而出现急性肾上腺皮质功能减退的严重后果，甚至危及生命。故应逐渐减量停药或在治疗过程中间断补充 ACTH，防止肾上腺皮质萎缩。

3. 应激性调节　应激情况下，中枢神经系统通过增强 CRH–ACTH–GC 系统的活动，使 ACTH 和 GC 的分泌量明显↑，完全不受上述轴系负反馈的影响。此外，血管升压素、缩宫素、5–HT、血管紧张素Ⅱ和儿茶酚胺等多种激素与神经肽也参与应激时 ACTH 分泌的调节。

 提示

应激时 ACTH 分泌的增加几乎全部受控于下丘脑室旁核所释放的 CRH。

四、盐皮质激素（MC）

1. 种类　肾上腺皮质球状带分泌的 MC 主要包括醛固酮（生物活性最强）、11- 去氧皮质酮和 11- 去氧皮质醇等。以下主要介绍醛固酮。

2. 靶器官　醛固酮的靶器官包括肾脏（最重要）、唾液腺、汗腺和胃肠道外分泌腺体等。

3. 生物作用

（1）促进肾远曲小管和集合管上皮细胞重吸收 Na^+ 和分泌 K^+，即保 Na^+ 排 K^+，继而使水重吸收增多。

（2）增强血管平滑肌对缩血管物质的敏感性，该作用强于 GC。

4. 分泌调节

（1）肾素 – 血管紧张素系统的调节：血管紧张素（主要是 AngⅡ）促进醛固酮的合成和分泌。

（2）血 K^+↑、血 Na^+↓：均能刺激醛固酮分泌。

（3）应激性调节：ACTH 缺乏可显著减少醛固酮的分泌，而发生应激反应时，ACTH 可促进醛固酮分泌。

五、肾上腺雄激素

1. 种类　肾上腺皮质合成和分泌的雄激素主要有脱氢表雄酮（DEHA）和雄烯二酮等。

2. 作用

（1）在青春期前 1~2 年分泌增多,称为肾上腺功能初现;雄激素使生长加速,促使外生殖器发育和第二性征出现。

（2）对成年男性影响不明显,男童可因分泌过多引起性早熟。

（3）肾上腺雄激素是女性体内雄激素的主要来源,具有刺激女性腋毛和阴毛生长,维持性欲和性行为等作用。

六、肾上腺髓质激素

1. 种类　主要为肾上腺素、NE、少量的多巴胺。

2. 生物作用　调节物质代谢,参与应急反应。

3. 分泌调节

（1）交感神经兴奋,促使肾上腺髓质激素的分泌,同时也促进儿茶酚胺的合成。

（2）ACTH 可直接或间接（通过引起 GC 分泌）提高嗜铬细胞内催化儿茶酚胺有关合成酶的活性,促进儿茶酚胺的合成及分泌量。

（3）自身反馈性调节:NE 或多巴胺含量增多到一定水平,可负反馈抑制酪氨酸羟化酶的活性;肾上腺素合成增多到一定程度,可负反馈抑制苯乙醇胺氮位甲基移位酶（PNMT）的活性,阻止儿茶酚胺的进一步合成。

（4）机体代谢状态:如低血糖时,嗜铬细胞分泌肾上腺素和 NE 增加,促进糖原分解,使血糖升高。

○─ 经 典 试 题 ─○

（研）1. 机体受到刺激时,发生应激反应的主要系统是

　　A. 交感 – 肾上腺髓质系统

　　B. 下丘脑神经垂体系统

　　C. 肾素 – 血管紧张素 – 醛固酮系统

　　D. 下丘脑 – 腺垂体 – 肾上腺皮质系统

（执）2. 患者长期大量使用糖皮质激素时,下列变化正确是

　　A. 血中 CRH 增加　　　　　　　B. 血中 ACTH 减少

　　C. 血中 TSH 增加　　　　　　　D. 血中 GH 减少

　　E. 血中 PRL 增加

（研）3. 下列激素中,促使血糖升高的有

　　A. 胰高血糖素　　　　　　　　B. 糖皮质激素

　　C. 肾上腺素　　　　　　　　　D. 雌激素

【答案】

　1. D　2. B　3. ABC

第七节 组织激素及功能器官内分泌

一、前列腺素（PG）

1. 合成过程

（1）细胞膜的磷脂在磷脂酶 A_2 的作用下生成 PG 的前体物质花生四烯酸（AA）。

（2）AA 在环加氧酶（COX）的催化下，形成不稳定的环过氧化合物 PGG_2，随即又转变为 PGH_2。

（3）PGH_2 在血栓烷合成酶的作用下生成血栓烷 A_2（TXA_2），也可在前列环素合成酶的作用下转变为前列环素（PGI_2）。

（4）AA 的后续活性产物不仅是 PG 和 TXA_2，还有白三烯等。在细胞内 AA 也可经其他途径生成。

 提示

COX 是催化花生四烯酸转变为廿烷酸衍生物的关键酶。

2. 生物作用

（1）PG 中除 PGA_2 和 PGI_2 等少数可经血液循环产生作用外，其余大多作为组织激素产生局部调节作用。

（2）PG 对各系统的基本作用（表 11-9）

表 11-9 PG 对各系统的基本作用

器官系统	主要作用
循环系统	升高或降低血小板聚集、影响血液凝固，使血管平滑肌收缩或舒张
呼吸系统	使气管平滑肌收缩或舒张
消化系统	抑制胃腺分泌，保护胃黏膜，促进小肠运动
泌尿系统	调节肾血流量，促进水、钠排出
神经系统	调制神经递质的释放和作用，影响下丘脑体温调节，参与睡眠活动，参与疼痛与镇痛过程
内分泌系统	促进皮质醇的分泌，促进组织对激素的反应性，参与神经内分泌调节过程
生殖系统	调节生殖道平滑肌活动，加快精子在男、女性生殖道的运行，参与调制月经、排卵、胎盘及分娩等生殖活动
脂代谢	降低脂肪分解
防御系统	参与炎症反应，如发热和疼痛的发生等

二、瘦素

1. 生物作用 可抑制机体摄食,抑制脂肪合成,并动员脂肪,促进其储存的能量转化、释放,避免肥胖的发生。瘦素的生物效应比较广泛,不但影响下丘脑－垂体－性腺轴的活动,还对 GnRH、LH 和 FSH 的释放有双相调节作用,也影响下丘脑－垂体－甲状腺轴和下丘脑－垂体－肾上腺皮质轴的活动。

2. 分泌调节 瘦素的表达和分泌受多种因素影响,除体脂量的刺激作用外,胰岛素和肾上腺素也可刺激脂肪细胞分泌瘦素。

三、功能系统器官内分泌

功能系统器官主要指直接发挥维持内环境稳态作用的循环、呼吸、营养和排泄等系统的器官及其组织。这些器官不仅是激素的靶器官,而且多兼有内分泌功能,并在机体宏观活动的整合中发挥重要的调节作用。如肺具有复杂的内分泌活动,可分泌和转化多种激素,并广泛参与激素的代谢;而且肺是前列腺素含量最高的器官,其多种细胞都能合成和分泌 PG。

○ 温 故 知 新 ○

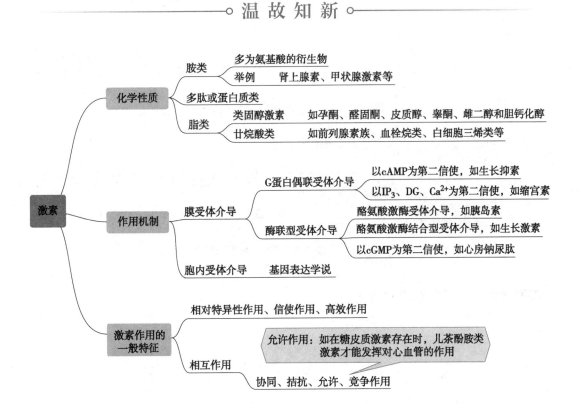

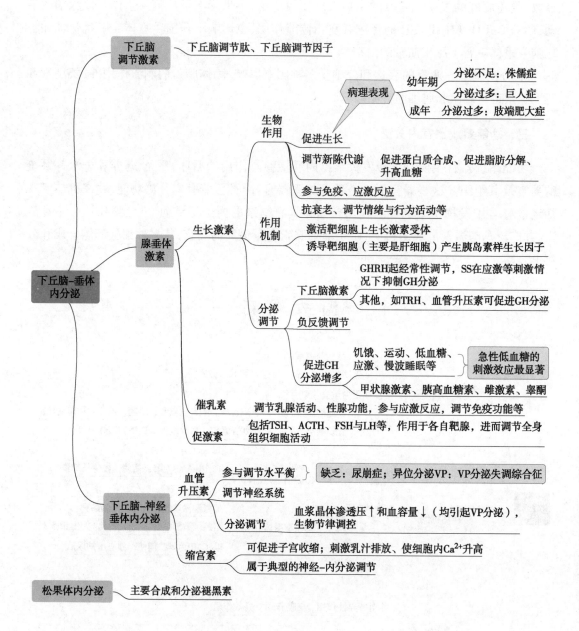

下丘脑-垂体内分泌

- 下丘脑调节激素 —— 下丘脑调节肽、下丘脑调节因子
- 腺垂体激素
  - 生长激素
    - 生物作用
      - 促进生长
        - 病理表现
          - 幼年期
            - 分泌不足：侏儒症
            - 分泌过多：巨人症
          - 成年 分泌过多：肢端肥大症
      - 调节新陈代谢 —— 促进蛋白质合成、促进脂肪分解、升高血糖
      - 参与免疫、应激反应
      - 抗衰老、调节情绪与行为活动等
    - 作用机制
      - 激活靶细胞上生长激素受体
      - 诱导靶细胞（主要是肝细胞）产生胰岛素样生长因子
    - 分泌调节
      - 下丘脑激素
        - GHRH起经常性调节，SS在应激等刺激情况下抑制GH分泌
        - 其他，如TRH、血管升压素可促进GH分泌
      - 负反馈调节
      - 促进GH分泌增多
        - 饥饿、运动、低血糖、应激、慢波睡眠等 —— 急性低血糖的刺激效应最显著
        - 甲状腺激素、胰高血糖素、雌激素、睾酮
  - 催乳素 —— 调节乳腺活动、性腺功能，参与应激反应，调节免疫功能等
  - 促激素 —— 包括TSH、ACTH、FSH与LH等，作用于各自靶腺，进而调节全身组织细胞活动
- 下丘脑-神经垂体内分泌
  - 血管升压素
    - 参与调节水平衡 —— 缺乏：尿崩症；异位分泌VP：VP分泌失调综合征
    - 调节神经系统
    - 分泌调节 —— 血浆晶体渗透压↑和血容量↓（均引起VP分泌），生物节律调控
  - 缩宫素
    - 可促进子宫收缩；刺激乳汁排放、使细胞内Ca^{2+}升高
    - 属于典型的神经-内分泌调节
- 松果体内分泌 —— 主要合成和分泌褪黑素

甲状腺激素

概述
- 组成　包括T_4（分泌量最大）、T_3（生物活性最强）和rT_3（不具有TH生物活性）
- 合成条件　碘、甲状腺球蛋白（TG）、甲状腺过氧化物酶（关键酶）
- 合成过程　聚碘、碘的活化、酪氨酸的碘化、缩合
- 运输　结合形式、游离形式（有生物活性）
- 降解　主要发生在肝、肾、骨骼肌等部位，最主要方式是脱碘

生物作用
- 促进生长发育
  - 胚胎期或胎儿期TH缺乏可导致呆小症
  - TH是胎儿和新生儿脑发育的关键激素
- 增强能量代谢
- 调节物质代谢
  - 糖代谢
    - 升高血糖（肠吸收葡萄糖↑，肝糖原分解↑，肝脏糖异生↑等）
    - 降低血糖（外周组织利用葡萄糖↑）
  - 脂类代谢
    - 对脂肪的促分解作用＞促合成作用
    - 对胆固醇的促清除作用＞促合成作用
  - 蛋白质代谢
    - 生理情况下，促进合成，为正氮平衡
    - 分泌过多时，促进分解，为负氮平衡
- 影响器官系统功能
  - 神经系统：有兴奋作用
  - 心血管系统：心率↑、心肌收缩力↑、心输出量和心肌耗氧量↑
  - 消化系统：消化道运动↑、消化腺分泌↑
  - 其他：使呼吸频率↑和深度↑，肾小球滤过率↑、维持正常性欲和性腺功能等

分泌调节
- 下丘脑-腺垂体-甲状腺轴的调节
  - 下丘脑对腺垂体的调节
    - 促进腺垂体TSH细胞的活动和TSH的合成与释放
    - 生长抑素可抑制TSH细胞的分泌
  - TSH对甲状腺的作用
    - TSH促进TH的合成与分泌、维持甲状腺滤泡细胞的生长发育
  - 甲状腺激素的反馈调节
- 自身调节
  - 碘阻滞效应（为一种保护性反应）
  - 脱逸现象
- 神经调节和免疫调节

甲状旁腺激素

生物作用
- 肾脏
  - 主要作用　血钙↑、血磷↓
  - 其他　激活肾脏1α-羟化酶，间接调节钙、磷代谢等
- 骨
  - 大剂量、持续性应用：骨吸收↑，血钙↑、血磷↑，骨量↓，骨质疏松
  - 小剂量、间歇性应用：骨形成↑、骨量↑

分泌调节
- 血钙水平：最主要
- 其他：血磷↑、儿茶酚胺、组胺等可使PTH分泌↑，低镁可抑制其分泌

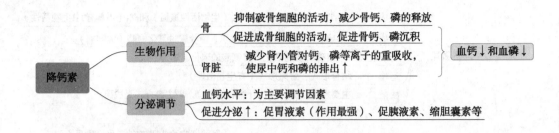

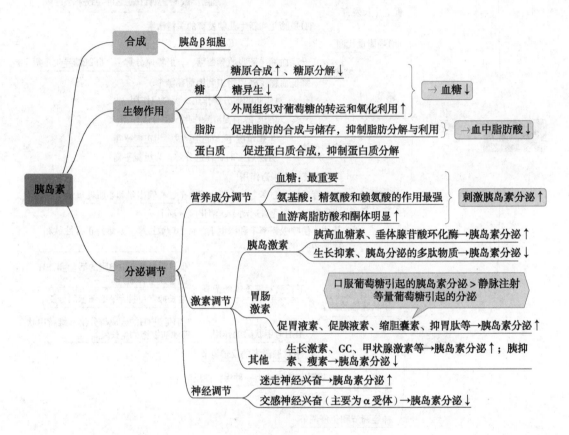

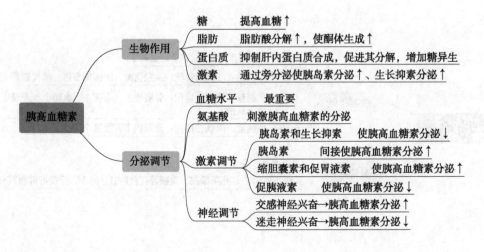

生物学作用 ┬ 糖代谢 ── 血糖↑ ┬ 加速肝糖异生
　　　　　　　　　　　　　　├ 抑制胰岛素与其受体结合
　　　　　　　　　　　　　　└ 降低外周组织细胞对葡萄糖的利用
　　　　　├ 脂肪代谢 ┬ 脂肪分解↑
　　　　　│　　　　　└ 形成"满月脸""水牛背""向心性肥胖"
　　　　　└ 蛋白质代谢 ── 使肝内蛋白质合成↑；使肝外组织细胞内蛋白质合成↓，加速其分解

GC ┬ 生物学作用

　├ 参与应激反应 ── 提高机体对有害刺激的耐受能力

　├ 对组织器官活动的影响 ┬ 血细胞 ┬ 红细胞、中性粒细胞和血小板数量↑
　　　　　　　　　　　　　│　　　　└ 淋巴细胞和嗜酸性粒细胞数量↓
　　　　　　　　　　　　　├ 循环系统 ┬ 允许作用
　　　　　　　　　　　　　│　　　　　└ 抑制前列腺素合成，降低毛细血管通透性，利于维持循环血量
　　　　　　　　　　　　　├ 胃肠道 ── 促进盐酸和胃蛋白酶原的分泌，增高胃腺细胞对迷走神经与促胃液素的反应性
　　　　　　　　　　　　　├ 水盐代谢 ── 有保Na⁺排K⁺作用，利于肾排水；减少小肠黏膜吸收钙，抑制钙、磷重吸收
　　　　　　　　　　　　　└ 其他 ┬ 促进胎儿肺泡发育及肺表面活性物质的生成
　　　　　　　　　　　　　　　　├ 维持中枢神经系统的正常兴奋性
　　　　　　　　　　　　　　　　└ 抗炎、抗毒、抗过敏和抗休克等作用

　└ 分泌调节 ── 下丘脑–腺垂体–肾上腺皮质轴的调节、反馈调节、应激性调节

糖代谢 ── 血糖↑ ┬ 加速肝糖异生
　　　　　　　　　├ 抑制胰岛素与其受体结合
　　　　　　　　　└ 降低外周组织细胞对葡萄糖的利用

对组织器官活动的影响 ┬ 水盐代谢 ── 有保Na^+排K^+作用，利于肾排水；减少小肠黏膜吸收钙，抑制钙、磷重吸收

钙三醇 ┬ 即 $1,25-(OH)_2-D_3$
　　　├ 生物作用 ┬ 小肠、肾 ── 使血钙↑和血磷↑
　　　│　　　　　├ 骨 ── 总效应是使血钙↑和血磷↑
　　　│　　　　　└ 协同 PTH 的作用
　　　└ 调节 ┬ 血钙↓、血磷↓
　　　　　　　└ PTH 诱导肾小管上皮细胞 1α–羟化酶基因转录 ┤ 钙三醇生成↑

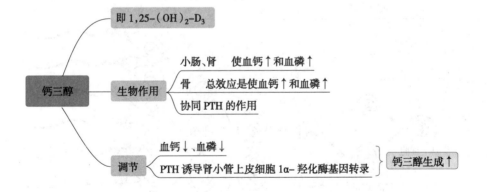

第十二章

生　殖

第一节　男性生殖功能及其调节

一、睾丸的功能

1. 概述　睾丸实质由生精小管（生精）和结缔组织间质（可合成和分泌雄激素）构成。睾丸生精小管上皮主要由支持细胞及镶嵌在支持细胞之间的各级生精细胞构成，管周有基膜和肌上皮细胞。

2. 生精功能

（1）概念：精子生成（简称生精）是生精上皮中的精原细胞发育为外形成熟的精子的过程。

（2）生精过程：睾丸生精自青春期开始启动，是一个连续的过程，包括精原细胞有丝分裂、精母细胞减数分裂、精子细胞形态变化三个阶段（图12-1）。

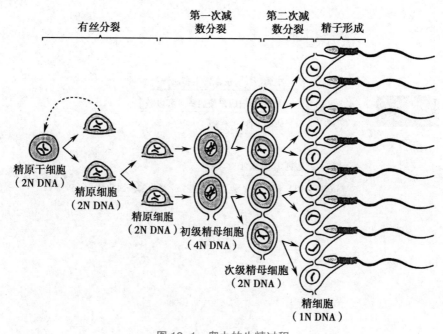

图 12-1　睾丸的生精过程

　　睾丸生成的精子功能尚未成熟,只有当其被输送至附睾,在其中停留 18~24h 后才获得运动和受精能力,但附睾同时也分泌一些抑制精子运动和受精的因子使其功能活动暂时处于静止状态。

　　(3)支持细胞在生精中的作用

　　1)支持、保护和营养作用:支持细胞伸出一些细长的突起,包围各级生精细胞并与其形成缝隙连接及其他连接复合体,既对生精细胞起机械支持和保护作用,又有利于细胞间的物质转运和信号传递。支持细胞表达 FSH 受体和雄激素受体,这些激素首先作用于支持细胞,进而间接调控精子的生成。

　　2)参与形成血–睾屏障:支持细胞间紧密连接是构成血–睾屏障的主要结构基础。

　　3)分泌及内分泌功能

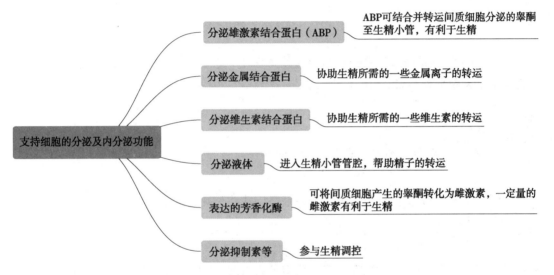

　　4)吞噬功能:支持细胞能吞噬精子细胞变形阶段所丢失的多余胞质及退变、死亡的精子。

　　3. 内分泌功能

　　(1)雄激素:由睾丸间质细胞分泌,包括脱氢表雄酮(DHEA)、雄烯二酮和睾酮(T)。

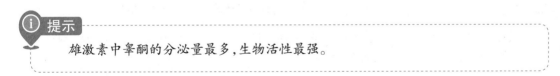

提示

　　雄激素中睾酮的分泌量最多,生物活性最强。

　　(2)雄激素的合成途径(图 12-2)

　　(3)睾酮的代谢和利用

　　1)存在形式:①游离睾酮(约 2%),只有游离的睾酮具有生物活性;②睾酮(约 65%)与血浆中的性激素结合球蛋白(SHBG)结合;③睾酮(约 33%)与血浆白蛋白或皮质醇结合蛋白结合。

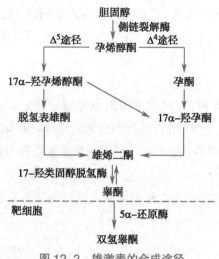

图 12-2　雄激素的合成途径

2）利用：游离睾酮进入靶组织可直接发挥作用，或经靶细胞内 5α- 还原酶作用转化为活性更强的双氢睾酮发挥作用。

提示

5α- 还原酶抑制药在临床上被用于治疗前列腺肥大。

3）代谢：睾酮主要在肝脏代谢、灭活，最终的代谢产物随尿液排出。

（4）睾酮的生理作用（表 12-1）

表 12-1　睾酮的生理作用

作用	内容
影响胚胎性别分化	睾酮诱导男性胎儿内、外生殖器发育，促使男性第一性征形成
促进男性第二性征发育	男性青春期后随睾酮的分泌，性器官开始发育，特有体征（阴毛、胡须，喉头隆起等）出现，睾酮还刺激和维持正常的性欲
影响生精过程	睾酮或双氢睾酮可与雄激素受体结合，促进精子的生成
影响蛋白质代谢	睾酮促进蛋白质合成（包括肌肉、生殖器官等的蛋白质合成）、抑制其分解，加速机体生长
影响脂代谢	血中低密度脂蛋白增加，高密度脂蛋白减少；使男性患心血管疾病的风险高于绝经前的女性
调节机体水和电解质的平衡	可使体内水、钠潴留
其他	①促进肾合成促红细胞生成素；②刺激骨骼生长、骨骺闭合；③作用于中枢神经系统，参与调节具有雄性特征的行为活动

二、睾丸功能的调节

1. 下丘脑 – 垂体 – 睾丸轴的调节

青春期开始后,下丘脑合成并以脉冲式释放的形式分泌 GnRH,GnRH 经垂体门脉系统作用于腺垂体,促使其分泌 FSH 和 LH（表 12–2、图 12–3）。

表 12–2　FSH 和 LH

	FSH	LH
分泌特点	分泌量波动幅度很小	呈明显的脉冲式分泌
功能	①主要作用于生精小管的支持细胞,促进其合成分泌精子生成所需的物质,启动生精过程 ②FSH 可促进支持细胞合成分泌雄激素结合蛋白（ABP）	①主要作用于睾丸间质细胞,促进睾酮的合成 ②间质细胞分泌的睾酮入血,以内分泌的形式作用于靶器官,同时也与支持细胞分泌的 ABP 结合被运输到生精小管,使生精小管局部具有高浓度的睾酮,以旁分泌的形式促进生精过程,尤其对生精维持起重要作用
调节	①当血中睾酮浓度达一定水平后,可负反馈直接抑制腺垂体分泌 LH ②当血中睾酮浓度达一定水平后,可负反馈抑制下丘脑分泌 GnRH,间接抑制腺垂体 FSH 和 LH 的分泌 ③抑制素（为糖蛋白激素）可选择性抑制 FSH 的合成和分泌,但对 LH 的分泌无明显影响	

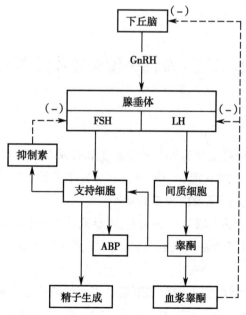

图 12–3　下丘脑 – 垂体 – 睾丸轴的调节
抑制素由睾丸支持细胞在 FSH 的作用下分泌。

> **ⓘ 提示**
>
> FSH 启动生精过程,睾酮维持生精过程。

2. 睾丸内的局部调节 睾丸内各种细胞分泌的局部调节因子(生长因子、胰岛素样因子、免疫因子等)以自分泌或旁分泌的形式参与睾丸功能的调控。

—————◦ **经典试题** ◦—————

(研)1. 分泌雄激素结合蛋白的细胞是

    A. 睾丸精细胞   B. 睾丸间质细胞

    C. 睾丸支持细胞   D. 睾丸生精细胞

(研)2. 灭活睾酮的器官是

    A. 肾脏   B. 肺脏

    C. 肝脏   D. 靶组织细胞

(执)3. 下列有关睾酮功能的叙述,错误的是

    A. 促进精子生长发育   B. 抑制蛋白质合成

    C. 促进骨骼生长   D. 促进副性征的出现

    E. 维持正常性欲

【答案】

1. C   2. C   3. B

第二节 女性生殖功能及其调节

一、卵巢的生卵作用

1. 概述 女性生殖功能主要是卵巢产生卵子和分泌女性激素,输卵管、子宫、阴道分别在精子与卵子的输送,精子的获能、受精、妊娠和分娩中发挥重要作用。卵泡是卵巢的基本结构和功能单位,具有产生卵子及内分泌的功能。

2. 卵子的生成 卵子的生成始于胚胎期,青春期后随卵泡成熟,于排卵前在 LH 峰的作用下卵母细胞重新恢复并经历 2 次减数分裂,成为成熟卵子或死亡(没有受精时)。

3. 卵泡的生长发育

(1)卵泡的结构:卵泡由卵母细胞和围绕在周围的卵泡细胞构成。根据不同生长阶段的结构功能特点,将其分为原始卵泡、初级卵泡、次级卵泡和成熟卵泡。

(2)卵泡的生长过程(图12-4)

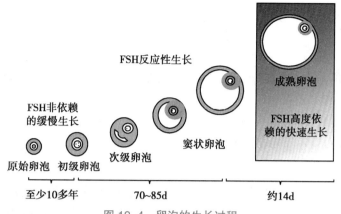

图 12-4　卵泡的生长过程

1）FSH 非依赖的缓慢生长：这一阶段的卵泡生长完全不依赖垂体促性腺激素。

2）FSH 反应性生长：青春期后，在垂体 FSH 基础分泌量作用下，陆续有卵泡对 FSH 作出反应加快生长速度。这一阶段的卵泡生长需要一定量 FSH 支持，但与月经周期中 FSH 水平波动无关。

3）FSH 高度依赖的快速生长：青春期后，在每个月经周期的黄体期向卵泡期转化时，由于垂体 FSH 分泌增加，一群 10~20 个小窦状卵泡进入 FSH 高度依赖性的快速生长，此为周期性募集。在被募集的卵泡中，一般仅有一个成为优势卵泡，最后成熟并排卵，此为优势卵泡的选择。

选择的机制（FSH 阈值学说）：卵泡期开始时，血中 FSH 水平升高，能达到被募集的一群卵泡继续生长所需的 FSH 阈值。随着卵泡生长，雌激素合成分泌增加，卵泡颗粒细胞产生抑制素对腺垂体的负反馈调节作用，使其 FSH 分泌有所减少。这时的 FSH 血中浓度一般仅能满足一个发育最快，其 FSH 阈值最低的卵泡继续生长的需要，其他卵泡因得不到足够的 FSH 的支持而发生闭锁。此过程一般发生在月经周期的 5~7d。

4. 排卵　排卵是指成熟卵泡的卵泡壁破裂，卵母细胞与放射冠一起随同卵泡液排出卵泡。<u>排卵由月经周期中的 LH 峰触发</u>。

5. 黄体的形成和退化

（1）卵泡排卵后剩余的颗粒细胞和泡膜细胞在 LH 的作用下发生黄素化，分化为黄体细胞，形成一个暂时性内分泌结构即黄体，<u>黄体的主要功能是分泌孕激素和雌激素</u>。

（2）若排出的卵子受精，则黄体在人绒毛膜促性腺激素（hCG）作用下继续发育成为妊娠黄体。如卵子没有受精，黄体于 2 周后开始退化，被白体取代。

6. 卵泡闭锁　妇女一生中仅有 400~500 个卵泡能最后发育成熟排卵。自胚胎时期开始就不断有卵泡在发育的各个阶段退化，这一过程叫卵泡闭锁。卵泡闭锁是由于细胞凋亡所致。

二、卵巢的内分泌功能

1. 卵巢分泌的激素

（1）排卵前的卵泡：主要分泌雌激素，包括雌酮、雌二醇（E_2，活性最强），两者可相互转化。

（2）排卵后的黄体：分泌雌激素和孕激素（主要为孕酮）。

（3）其他：卵巢也合成少量雄激素、抑制素等。

2. 卵巢性激素的合成

（1）卵巢雌激素的合成过程：卵泡雌激素合成由泡膜细胞和颗粒细胞共同完成。

1）按照双重细胞学说，首先是内泡膜细胞在 LH 作用下以胆固醇为原料合成孕烯醇酮，孕烯醇酮再分别经 Δ^4 和 Δ^5 途径转化为雄激素，包括雄烯二酮和睾酮，这一过程在不同大小的卵泡中均能进行（图 12-5）。

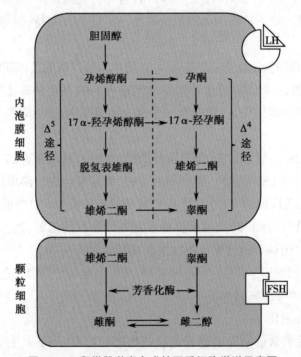

图 12-5 卵巢雌激素合成的双重细胞学说示意图

2）只有发育到一定程度的卵泡的颗粒细胞才在 FSH 作用下表达雌激素合成必需的芳香化酶，该酶能将由泡膜细胞扩散而来的雄激素分别转变为雌酮和雌二醇分泌进入血液或卵泡液。

3）随卵泡的生长，合成雌激素的量逐渐增加，而雄激素减少。

（2）排卵后，由卵巢黄体细胞分泌大量孕酮，同时也分泌较多的雌激素。

3. 性激素的转运 血中雌激素和孕激素主要与性激素结合蛋白或血浆白蛋白结合运

输,少量以游离形式存在。结合的激素很容易释放出来进入靶组织发挥作用。

4. 性激素的代谢　雌、孕激素主要在肝脏代谢失活,以葡糖醛酸盐或硫酸盐的形式由尿排出,小部分经粪便排出。

5. 雌激素的作用(表 12-3)

表 12-3　雌激素的作用

项目	内容
子宫	①促进子宫发育,子宫内膜增生,使内膜具有对胚胎的接受性 ②使排卵期子宫颈口松弛,子宫颈分泌大量清亮稀薄的黏液,利于精子穿过进入宫腔 ③促进子宫平滑肌细胞增生肥大,收缩力增强,对缩宫素的敏感性增加
输卵管	促进输卵管上皮纤毛细胞和分泌细胞的增生,促进输卵管的收缩和纤毛摆动,有利于精子在其中的运行
阴道	促进阴道上皮增生和角化,使阴道分泌物呈酸性,增强对感染的抵抗力
卵泡	与 FSH 协同促进卵泡发育,诱导排卵前 LH 峰的出现而诱发排卵
外生殖器	促进其发育
乳腺	刺激乳腺导管和结缔组织增生,促进脂肪组织在乳腺的聚集,形成女性乳房特有的外部形态
副性征	促进其他女性第二性征的形成,如全身脂肪和毛发的分布、女性体态、音调增高等
骨骼	刺激成骨细胞的活动,加速骨生长,促进骨钙、磷的沉积
心血管系统	提高血中高密度脂蛋白含量,降低低密度脂蛋白含量,改善血脂成分,防止动脉硬化,对心血管具有保护作用
其他	①对蛋白质和脂肪代谢以及水盐平衡有一定作用 ②高浓度雌激素导致水、钠潴留

6. 孕激素的作用(表 12-4)

表 12-4　孕激素的作用

项目	内容
子宫	①抑制子宫内膜细胞增殖,促进子宫内膜上皮的分泌功能及内膜基质细胞的蜕膜化,利于早期胚胎的发育和着床 ②使子宫肌兴奋性降低,抑制其收缩,防止妊娠期胚胎排出 ③使子宫颈黏液分泌减少、变稠,阻止精子通过
输卵管	促进输卵管上皮分泌黏性液体,为受精卵及卵裂球提供营养
阴道	抑制阴道上皮增生,使其角化程度降低
乳腺	在雌激素作用的基础上进一步促进乳腺小叶及腺泡发育,在妊娠后为泌乳做准备
抑制排卵	负反馈抑制腺垂体 FSH 和 LH 的分泌,使妊娠期间女性的卵泡发育和排卵均受抑制

续表

项目	内容
产热作用	①孕激素可增强能量代谢,也可使体温调定点水平提高 ②排卵后孕激素分泌增加可使基础体温升高 0.2~0.5℃ ③临床将基础体温的双相变化作为判断排卵的标志之一
其他	①促进水、钠排泄 ②使血管和消化道肌张力下降。故妊娠期易发生静脉曲张、痔疮、便秘、输卵管积液等

三、月经周期及调控

1. 概念

（1）月经:育龄妇女卵巢的卵泡生长、排卵和黄体形成及伴随雌激素、孕激素分泌具有明显的周期性特征,由此引起子宫内膜周期性剥脱、出血的现象,称为月经。

（2）月经周期:以月经为特征的这种周期性变化,称为月经周期。一般指两次月经第一天之间的时间,平均为 28d。

2. 月经周期的分期（表 12-5）

表 12-5 月经周期的分期

分期	时间	特点
卵泡期（又称增殖期）	第 6~14 天	①卵泡快速生长,雌激素分泌逐渐增加,使子宫内膜生长增厚,子宫腺体增多,间质中向内膜供血的螺旋动脉也变长、扩大、弯曲 ②子宫颈分泌黏液增加,接近排卵时呈大量稀薄、透明黏液,拉丝度好
黄体期（又称分泌期）	第 15~28 天	①黄体分泌大量雌激素和孕激素,子宫内膜继续增厚,分泌功能增强,腺体分泌含大量黏液,腺体和血管更弯曲,内膜基质水肿,腺上皮基底部出现含糖原的小泡 ②子宫颈分泌黏液减少,黏稠、混浊,拉丝度差
月经期	第 1~5 天	排卵后黄体退化,雌激素、孕激素突然降低,螺旋小动脉收缩,子宫内膜靠腔面 2/3 的功能层组织缺血、坏死、剥脱、出血

（1）月经周期中的黄体期的时间长度相对稳定,而卵泡期的长短变化较大,故临床上常将月经来潮的第 14 天推算为排卵日。

（2）月经周期中,除上述变化外,阴道黏膜、乳房受月经周期中雌、孕激素的影响也会相应的发生周期性变化。

3. 月经周期的调控

（1）下丘脑 – 垂体 – 卵巢轴的功能联系（图 12-6）

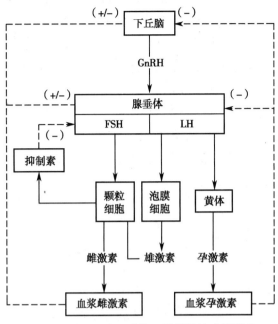

图 12-6 下丘脑 – 垂体 – 卵巢轴的功能联系

1）青春期前的下丘脑 – 垂体 – 卵巢轴的活动都处在一个很低的水平。

2）进入青春期后，下丘脑 GnRH 神经元发育成熟，开始脉冲式释放 GnRH。正常的 GnRH 脉冲式释放可上调腺垂体促性腺激素细胞 GnRH 受体，并促进其分泌 FSH 和 LH，进而影响卵巢的功能活动，形成女性特有的周期性活动。

3）卵巢分泌的雌、孕激素以及抑制素又对下丘脑和垂体进行反馈调节。

● 雌、孕激素除排卵前短时间内对下丘脑及腺垂体进行正反馈调节外，主要进行负反馈调节。

● 抑制素主要选择性抑制性 FSH 合成与分泌。

（2）月经周期各期的内分泌调控

1）卵泡期：卵泡期早期，孕激素及雌激素处于低水平，解除了对下丘脑和腺垂体的抑制，FSH 及 LH 增加，以 FSH 增加更明显。一群卵泡被周期性募集进入快速生长阶段，合成分泌雌激素增加，子宫内膜增生。当雌激素增加到一定程度，分别对下丘脑及腺垂体进行负反馈调节，抑制素也选择性地抑制腺垂体 FSH 分泌，大多数卵泡退化闭锁，只有一个优势卵泡继续发育。

2）月经周期中期：随优势卵泡成熟，体内雌激素水平进一步增加，于排卵前 1d 达到高峰。此时血中高浓度的雌激素对下丘脑及腺垂体产生正反馈调节作用，触发下丘脑 GnRH 大量释放，刺激腺垂体分泌的 LH 和 FSH 大幅增加达峰值，尤以 LH 峰更明显。一般在 LH 峰值出现后 16~24h 排卵。

3）黄体期：雌激素分泌先有一过性下降，在 LH 作用下黄体发育，分泌孕、雌激素增加，以孕激素增加更明显。一般在排卵后7~8d形成雌激素的第二个高峰及孕激素分泌峰。大量孕激素的作用使子宫内膜发生分泌期改变。同时,增加的雌、孕激素可负反馈调节下丘脑和腺垂体,使 LH 和 FSH 分泌处于低水平。若排卵后卵子没有受精,则黄体退化,雌、孕激素分泌减少,对腺垂体的负反馈作用减弱,FSH 和 LH 分泌又开始增加,进入下一个月经周期。

（3）其他内分泌激素对月经周期的影响:如催乳素、甲状腺素和胰岛素也参与调节卵巢的功能活动,这些激素分泌异常也会影响到月经周期及月经。

4. 月经周期中生殖激素、卵巢和子宫内膜变化（图 12-7）

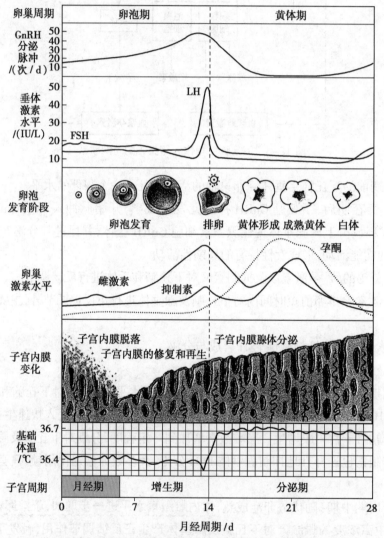

图 12-7　月经周期中生殖激素、卵巢和子宫内膜变化

○ 经 典 试 题 ○

（研）1. 女性月经周期中出现两次分泌高峰的激素是

    A. 雌激素　　　　　　　　　　　　B. 卵泡刺激素

    C. 黄体生成素　　　　　　　　　　D. 孕激素

（执）2. 卵巢性激素以胆固醇为原料的合成途径，正确的是

    A. 雄激素→雌激素→孕激素　　　　B. 雌激素→孕激素→雄激素

    C. 孕激素→雄激素→雌激素　　　　D. 雌激素→雄激素→孕激素

    E. 孕激素→雌激素→雄激素

（执）3. 与排卵后基础体温升高有关的激素是

    A. 卵泡刺激素　　　　　　　　　　B. 缩宫素

    C. 雌激素　　　　　　　　　　　　D. 黄体生成素

    E. 孕激素

（执）4. 月经周期中，促进卵泡发育成熟的主要激素是

    A. 卵泡刺激素　　　　　　　　　　B. 人绒毛膜促性腺激素

    C. 黄体生成素　　　　　　　　　　D. 雌激素

    E. 孕激素

【答案】

1. A　2. C　3. E　4. A

第三节　妊　娠

一、概念

妊娠是新个体产生的过程，包括受精、着床妊娠的维持以及胎儿分娩。

二、受精

1. 受精　是指精、卵识别，精子穿入卵细胞及两者融合的过程，一般发生在输卵管的壶腹部。

2. 精子运动　精子射入阴道后，经过子宫颈、子宫腔、输卵管，到达受精部位（输卵管壶腹部）。

（1）正常男性每次射出上亿个精子，但在经过女性生殖道的几个屏障后，只有极少数活动力强的精子（一般不超过200个）能到达受精部位，而最后一般只有一个精子与卵子受精。

（2）精子运动过程

1）排卵前，雌激素使子宫颈分泌的黏液清亮、稀薄，有利于精子的穿行。雌激素还可刺

激输卵管由子宫向卵巢方向蠕动,推动精子由峡部运行至壶腹部。

2）排卵后黄体产生的孕激素一方面促使子宫颈黏液变黏稠,进而阻止精子通过,另一方面它还可抑制输卵管的蠕动,使精子不易到达壶腹部。

3）精液也可帮助精子运动,精液中高浓度的前列腺素刺激子宫收缩,可把精子吸入宫腔内。

3. 精子获能　指精子进入阴道后,在女性生殖道内停留一段时间,发生一系列形态及功能变化,最后获得受精能力的过程。

获能的本质:暴露精子表面与卵子识别的装置;解除对顶体反应的抑制;增强膜的流动性,便于精卵的融合;运动形式发生超激活变化,为精子穿过输卵管黏稠的介质及卵细胞外基质提供一种力学优势。

4. 顶体反应　指获能的精子与卵子相遇后,精子头部的顶体外膜与精子细胞膜融合、破裂,形成许多小孔,释放出包含多种蛋白水解酶的顶体酶,使卵子外围放射冠及透明带溶解的过程。只有完成顶体反应的精子才能与卵母细胞融合,实现受精(图12-8)。

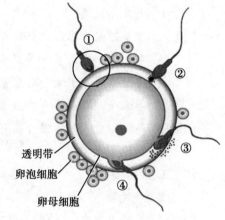

图 12-8　精子与卵子相互作用示意图
①精子与卵子透明带接触;②精子发生顶体反应;③精子穿过透明带;④精子与卵子开始融合。

透明带
卵泡细胞
卵母细胞

> ⓘ 提示
>
> 顶体反应是精子能与卵母细胞融合而实现受精的关键变化。

---

5. 受精卵的形成

（1）精子通过头部的摆动穿过卵周的放射冠到达透明带,精子细胞膜受体与透明带蛋白,如 ZP3 相互作用,诱发顶体反应。

（2）在顶体酶的作用下以及精子本身的机械运动,精子穿过透明带。

（3）精子以头部暴露的顶体后膜与卵膜结合,进而融合,精子头部的核物质随即进入卵子。

（4）精子进入卵内,使卵内 Ca^{2+} 浓度升高,触发卵内的皮质反应,卵膜下的皮质颗粒以出胞的形式释放出特殊酶使透明带变硬,阻止其多次受精。

（5）卵内 Ca^{2+} 浓度升高导致卵的激活,迅速完成第二次减数分裂,释放出第二极体,细胞核的染色体随即解聚形成雌原核,进入卵内的精子核也解聚形成雄原核。

（6）雌、雄原核融合形成一个新的细胞,即合子,来自雌、雄配子的染色体合在一起,恢复为体细胞的染色体构成,即 23 对染色体,其中一对为性染色体。

三、着床

1. 概述　着床是胚泡通过与子宫内膜相互作用,侵入子宫内膜的过程。着床开始于受精后的第 6~7 天,至第 11~12 天完成。最常见的植入部位为子宫后壁靠中线的上部。

2. 胚胎发育与子宫内膜的蜕膜化 成功的着床需要胚胎的发育与子宫内膜的蜕膜化彼此同步。

3. 着床过程 包括定位、黏着和穿透三个阶段。胚泡向子宫内膜的植入是一个同种异体植入过程,必须克服母体免疫系统的排斥反应。人绒毛膜促性腺激素(hCG)是胚泡最早分泌的激素之一,临床上通过检测母体血液或尿液中的 hCG 可帮助诊断早期妊娠。

四、妊娠的维持

1. 胎盘的物质转运功能 是母体血液中的物质与胎儿血液中的物质相互交换的过程,是胎盘最重要的功能之一。

2. 胎盘的内分泌功能

(1)hCG:是早期胚泡和胎盘的合体滋养层细胞分泌的一种糖蛋白。可以促进胚泡植入;使母体卵巢中的黄体变成妊娠黄体,继续分泌孕激素和雌激素。

(2)人绒毛膜促生长激素(hCS):又称人胎盘生乳素(hPL),主要是促进胎儿生长。

(3)雌激素:人类胎盘分泌的雌激素主要是雌三醇,雌二醇和雌酮较少。

1)雌三醇的生成涉及胎儿、胎盘的共同参与,临床检测母体尿中雌三醇的水平以反映胎儿在宫内的情况。

2)雌激素可调控胎盘、子宫、乳腺和胎儿器官的生长。

3)妊娠晚期雌激素通过促使子宫的激活为分娩做好准备。

(4)孕激素:胎盘从妊娠第 6 周开始分泌孕酮,10 周后,胎盘将代替卵巢持续分泌孕酮。孕酮是维持妊娠期子宫处于静息状态的主要激素。

（i）提示

胎盘的形成使妊娠得以维持。

3. 母体的适应性生理变化 妊娠期间,在各种激素和逐渐增大的子宫影响下,母体出现一系列适应性生理变化,包括心血管、呼吸和能量代谢的改变等。

五、分娩

1. 概念 分娩是胎儿和胎盘通过母体子宫和阴道排出体外的过程。

2. 分娩的过程 是一个正反馈过程。妊娠末期,子宫颈软化,子宫肌出现有节律的阵发性收缩,促使子宫颈充分开大,并迫使胎儿挤向子宫颈。一旦子宫开始了强有力的阵发性收缩,同时还有从产道来的刺激可通过脊髓的神经反射引起腹壁肌肉和膈肌收缩,促使胎儿的娩出。

> **(i) 提示**
>
> 　　子宫阵发性收缩的生理意义在于保障胎儿的血液供应,胎儿不会因子宫肌持续收缩而发生窒息。

3. 分娩启动的机制　分娩启动的关键是子宫从舒张期(静息期)进入激活期。分娩启动不是某个单一因素引起的,而是需要胎儿、胎盘和母体因素的共同作用。

(1)胎儿信号的作用:一些动物如羊,胎儿的成熟决定分娩启动的时间。随着胎儿的成熟,一方面胎儿迅速生长对子宫的机械性扩张作用可促进子宫激活;另一方面,胎儿下丘脑 – 垂体 – 肾上腺轴的激活,糖皮质激素逐渐增多,促进胎盘的孕激素向雌激素转化,使孕激素水平下降,而雌激素水平上升。

(2)胎盘激素的作用:胎盘分泌的雌激素和孕激素在子宫激活中起重要作用。前列腺素(PG)能诱发宫缩,促进子宫颈成熟,在分娩发动中起重要作用。妊娠期子宫蜕膜、子宫肌层、子宫颈黏膜、羊膜、绒毛膜、脐带、血管、胎盘均能合成和释放 PGs。

(3)母体来源的激素:缩宫素是分娩中起重要作用的母体来源激素。缩宫素不是分娩发动的决定因素。

第四节　性生理与避孕

一、性成熟

1. 概念　性成熟是指生殖器官的形态和功能以及第二性征已经发育成熟,且基本具备正常的生育能力。

2. 标志　女性的第一次月经来潮和男性第一次夜间遗精是性成熟的标志。

3. 调节　性成熟启动是一个复杂的过程,主要受到了下丘脑 – 垂体 – 性腺轴的调控,遗传、环境、情绪、营养疾病等因素对其也有影响。下丘脑被认为是青春期的始动者。随着青春期的到来,促性腺激素释放激素(GnRH)神经元日渐成熟,其分泌呈脉冲式释放,这是性成熟的重要标志。

二、性兴奋与性行为

1. 性兴奋反应　男性性兴奋反应除心理性活动外,主要表现为阴茎勃起和射精。女性的性兴奋反应主要包括阴道润滑、阴蒂勃起及性高潮。

2. 性行为调节　人类性行为受中枢神经系统与内分泌激素的调节,也受环境及心理等因素的影响。

3. 性功能障碍　性功能是一个复杂的生理和心理过程。性功能障碍可按发病原因分为器质性性功能障碍、功能性性功能障碍两大类。

三、避孕

1. 避孕机制　抑制精子与卵子产生；阻止精子与卵子结合；使女性生殖道内环境不利于精子获能、生存，或不适宜受精卵着床和发育。

2. 目前常用避孕方法　包括避孕药、屏障避孕法、宫内节育和绝育等。

○ 经 典 试 题 ○

（研）维持妊娠黄体功能的主要激素是

　　A. 雌激素　　　　　　　　　　　B. 孕激素

　　C. 人绒毛膜促性腺激素　　　　　D. 黄体生成素

【答案】

C

○ 温 故 知 新 ○

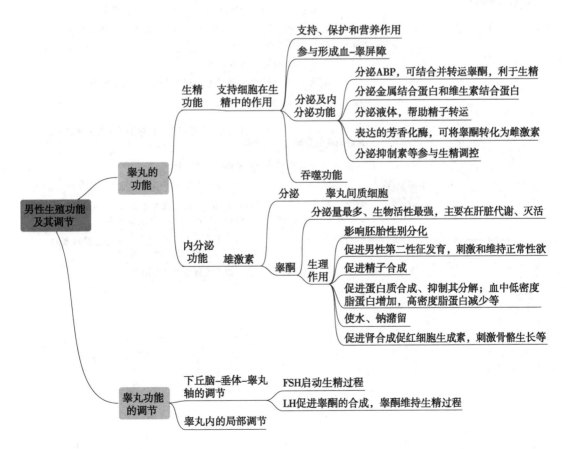

女性生殖功能及其调节

卵巢的生卵作用
- 卵泡的生长发育：原始卵泡→初级卵泡→次级卵泡→窦状卵泡→成熟卵泡
- 排卵：由月经周期中的LH峰触发
- 黄体
  - 在LH作用下形成
  - 如卵子没有受精，黄体于2周后开始退化

卵巢的内分泌功能
- 雌激素
  - 合成：卵巢雌激素合成的双重细胞（泡膜细胞和颗粒细胞）学说
  - 促进子宫、乳腺导管及结缔组织的发育，使子宫颈分泌清亮稀薄的黏液
  - 促进其他女性第二性征的形成
  - 加速骨生长
  - 提高高密度脂蛋白含量，降低低密度脂蛋白含量
  - 可致水、钠潴留等
- 孕激素
  - 抑制子宫内膜细胞增殖，促进子宫内膜的分泌及蜕膜化，利于受精卵着床
  - 促进乳腺小叶及腺泡发育，为妊娠后泌乳做准备
  - 负反馈抑制腺垂体FSH和LH的分泌，抑制妊娠期间卵泡发育和排卵
  - 可使基础体温升高0.2~0.5℃
  - 促进水、钠排泄；能使血管和消化道肌张力下降等
- 其他：少量雄激素、抑制素等

月经周期及调控
- 月经周期的分期：卵泡期（又称增殖期）、黄体期（又称分泌期）、月经期
- 调控
  - 下丘脑–垂体–卵巢轴的功能联系
  - 内分泌调控
    - 卵泡期：只有一个优势卵泡继续发育
    - 月经周期中期：雌激素水平于排卵前1d达高峰，LH峰是排卵的关键因素
    - 黄体期：一般在排卵后7~8d形成雌激素的第二个高峰及孕激素分泌峰
  - 其他内分泌激素 如泌乳素等也参与调节

受精
- 一般发生在输卵管的壶腹部
- 主要涉及精子运动、精子获能、顶体反应、受精卵的形成

着床
- 最常见的植入部位为子宫后壁靠中线的上部
- 包括定位、黏着和穿透三个阶段

妊娠的维持
- 胎盘的形成使妊娠得以维持

分娩
- 是正反馈过程，需胎儿、胎盘和母体因素的共同作用

妊娠

胎盘的内分泌功能

hCG
- 促进胚泡植入
- 使母体卵巢中的黄体变成妊娠黄体

hPL
- 主要促进胎儿生长

雌激素
- 主要是雌三醇，可反映胎儿在宫内的情况

孕激素
- 孕酮是维持妊娠期子宫处于静息状态的主要激素